高等院校网络教育系列教材

中药方剂学基础

主　编　王春丽

副主编　顾江萍

主　审　刘建文

编　委　韩　伟　金　郁　张　敏

华东理工大学出版社
EAST CHINA UNIVERSITY OF SCIENCE AND TECHNOLOGY PRESS

·上海·

图书在版编目(CIP)数据

中药方剂学基础 / 王春丽主编. —上海：华东理
工大学出版社,2013.8
高等院校网络教育系列教材
ISBN 978-7-5628-3625-4

Ⅰ.①中… Ⅱ.①王… Ⅲ.①方剂学—高等学校—教
材 Ⅳ.①R289

中国版本图书馆 CIP 数据核字(2013)第 182910 号

内容提要

本书内容分为总论、中药学、方剂学三部分：总论分 3 章；中药学、方剂学部分各分 14 章展开。总论介绍代表性方药著作，按照中药核心理论(四气、五味、归经、升降浮沉等)、方剂核心理论(君、臣、佐、使、配伍原则等)探讨影响其功效的因素。中药学部分依据功效分类，将中药分别按照解表、清热、泻下、温里、理气、消食、止血、活血、祛湿、化痰、安神、祛风、补虚、收涩等类别，讲述常用中药(215 味)的来源、性味归经、功效、主要应用、备注、现代研究(包括成分分析、药理作用、提取分离等方面的相关新成果)等项。方剂学部分依据功效分类，分别按照解表、清热、泻下、和解、温里、理气、消食、理血、祛湿、祛痰、安神、治风、补虚、固涩等类别，讲述常用方剂(近 80 首)的方源、组成、功效、主治、病机、方解、方歌、用法、应用、备注等项，并对麻黄汤、白虎汤、四物汤、四君子汤、六味地黄汤等衍化应用很多的方剂专列其类方。

本书适合药学、制药工程、药物制剂等相关专业的专科生、本科生学习使用，也可作为从事相关领域的科研和实验工作者的参考用书。

高等院校网络教育系列教材

中药方剂学基础

· ·

主　编 / 王春丽
副 主 编 / 顾江萍
责任编辑 / 焦婧茹
责任校对 / 金慧娟
封面设计 / 陆丽君　裘幼华
出版发行 / 华东理工大学出版社有限公司
　　　　　地　　址：上海市梅陇路 130 号,200237
　　　　　电　　话：(021)64250306(营销部)
　　　　　　　　　　(021)64252344(编辑室)
　　　　　传　　真：(021)64252707
　　　　　网　　址：press. ecust. edu. cn
印　　刷 / 上海展强印刷有限公司
开　　本 / 787 mm×1092 mm　1/16
印　　张 / 14.5
字　　数 / 350 千字
版　　次 / 2013 年 8 月第 1 版
印　　次 / 2013 年 8 月第 1 次
书　　号 / ISBN 978-7-5628-3625-4
定　　价 / 36.00 元

联系我们：电子邮箱 press@ecust. edu. cn
官方微博 e. weibo. com/ecustpress
淘宝官网 http://shop61951206.taobao.com

序

　　网络教育是依托现代信息技术进行教育资源传播、组织教学的一种崭新形式,它突破了传统教育传递媒介上的局限性,实现了时空有限分离条件下的教与学,拓展了教育活动发生的时空范围。从 1998 年 9 月教育部正式批准清华大学等 4 所高校为国家现代远程教育第一批试点学校以来,我国网络教育历经了若干年发展期,目前全国已有 68 所普通高等学校和中央广播电视大学开展现代远程教育。网络教育的实施大大加快了我国高等教育的大众化进程,使之成为高等教育的一个重要组成部分;随着它的不断发展,也必将对我国终身教育体系的形成和学习型社会的构建起到极其重要的作用。

　　华东理工大学是国家"211 工程"重点建设高校,是教育部批准成立的现代远程教育试点院校之一。华东理工大学网络教育学院凭借其优质的教育教学资源、良好的师资条件和社会声望,自创建以来得到了迅速的发展。但网络教育作为一种不同于传统教育的新型教育组织形式,如何有效地实现教育资源的传递,进一步提高教育教学效果,认真探索其内在的规律,是摆在我们面前的一个新的、亟待解决的课题。为此,我们与华东理工大学出版社合作,组织了一批多年来从事网络教育课程教学的教师,结合网络教育学习方式,陆续编撰出版一批包括图书、课程光盘等在内的远程教育系列教材,以期逐步建立以学科为先导的、适合网络教育学生使用的教材结构体系。

　　掌握学科领域的基本知识和技能,把握学科的基本知识结构,培养学生在实践中独立地发现问题和解决问题的能力是我们组织教材编写的一个主要目的。系列教材包括了计算机应用基础、大学英语等全国统考科目,也涉及了管理、法学、国际贸易、机械、化工等多学科领域。

　　根据网络教育学习方式的特点编写教材,既是网络教育得以持续健康发展的基础,也是一次全新的尝试。本套教材的编写凝聚了华东理工大学众多在学科研究和网络教育领域中有丰富实践经验的教师、教学策划人员的心血,希望它的出版能对广大网络教育学习者进一步提高学习效率予以帮助和启迪。

华东理工大学副校长　涂善东

前　言

本书内容分为总论、中药学、方剂学三部分：总论分三章；中药学、方剂学部分各分十四章展开。

总论介绍代表性方药著作，按照中药核心理论(四气、五味、归经、升降浮沉等)、方剂核心理论(君、臣、佐、使、配伍原则等)探讨影响其功效的因素。中药学部分依据功效分类，将中药分别按照解表、清热、泻下、温里、理气、消食、止血、活血、祛湿、化痰、安神、祛风、补虚、收涩等类别，讲述常用中药(215 味)的来源、性味归经、功效、主要应用、备注、现代研究(包括成分分析、药理作用、提取分离等方面相关新成果)等项。方剂学部分依据功效分类，分别按照解表、清热、泻下、和解、温里、理气、消食、理血、祛湿、祛痰、安神、治风、补虚、固涩等类别，讲述常用方剂(近 80 首)的方源、组成、功效、主治、病机、方解、方歌、用法、应用、备注等项，并对麻黄汤、白虎汤、四物汤、四君子汤、六味地黄汤等衍化应用很多的方剂专列其类方。

与同类教材相比，本书所选中药、方剂具有应用广泛、研究开发较多等特点。内容紧扣重点、层层展开、深入浅出、易于理解。本书特色有：①突出了要药、代表方、备注等；②中药往往以方剂形式运用，以方类方形式，使学习者在方剂加减化裁中，体会配伍之义；③相关研究新成果能为学生完成中药方面的毕业论文提供思路；④标注药食同源之品，使读者在日常应用强身健体方面受益；⑤在每个学习单元加入"本章学习目标"，更方便读者把握知识重点；⑥每章"拓展阅读"指导学习者自行阅读、拓展知识面；⑦每章复习题以填空题为主，基本涵盖了重要的知识点。全书由刘建文主审。

本书适合药学、制药工程、药物制剂等相关专业的专科生、本科生学习使用。由于编者水平有限，不足之处在所难免，欢迎读者斧正。

编　者

2013 年 5 月于上海

目　　录

第一部分　总　　论

第二部分　中　药　学

第三部分　方　剂　学

第一部分　总　论

中药方剂学是研究中药和方剂的基本理论、功效、配伍、应用等基础知识的一门学科。

第1章 中药学、方剂学的起源与发展

学习目标 通过历代本草名著的学习,了解中药学历史演变特点,并为中药的运用提供重要参考。通过历代方剂名著的学习,了解方剂学历史演变特点,为方剂的运用提供重要参考。重点掌握《神农本草经》《本草纲目》《中华本草》等著作的载药数,熟悉其对本草学贡献。重点掌握《黄帝内经》《伤寒杂病论》《温病条辨》《中医方剂大辞典》等著作对方剂学的贡献。

1.1 中药学的起源与发展

中药是指在中医理论指导下,用来诊断、预防、治疗疾病,具有康复与保健作用的药物。

中药药源有植物、动物和矿物,其中以植物药占绝大多数,使用也最普遍,因此古代把药学叫做"本草学"。这些药物的应用充分反映了中国历史、文化、自然资源等方面的若干特点,有着独特的理论体系和应用形式,所以称之为"中药"。而"本草学"也相应地被称为"中药学"或"中草药学"。中药学是专门介绍各种中药的采制、性能、功效及应用方法等知识的一门学科。

几千年来,中药一直被我国人民用作防治疾病的主要工具,日渐积累宝贵的用药知识,并形成一整套中药理论体系。在先秦时期,已有不少关于药物的文字记载。自汉代到清代,各个时代都有它的成就、特色、代表性著作,而且历代相承,日渐丰富。

东汉末期(公元 2 世纪),中国第一部本草学著作《神农本草经》诞生,简称《本经》,载药365 种,包括"根茎华实,草石骨肉",即动物、植物、矿物三大类。其中动物药 65 种,植物药251 种,矿物药 41 种,是汉朝以前药学知识和经验的总结。书中还简要而完备地记述了药学的基本理论。《本经》创三品分类法,将药物分为三类:上品主养命以应天,无毒,大多属滋补之品;中品主养性以应人,无毒或有毒,其中有补虚者,有祛邪者;下品主治病以应地,多毒,可除寒热邪气、破积聚愈疾。三品分类法以三品定位为纲,依次介绍药物正名、性味、主治功效。逐一条陈,目随纲举,较好地解决了药物汇集的编写体例,展示了中药的性能归类。后世许多综合性本草著作,如《本草经集注》《新修本草》《证类本草》都是在它的基础上增补而成的。药物配伍方面,《本经》认为"药有阴阳配合,子母兄弟","有单行者,有相须者,有相使者,有相畏者,有相恶者,有相反者,有相杀者。"创立了药物七情合和配伍原则,为后世遵循而沿用至今。药性理论方面,《本经》集前人之大成,奠定了药性理论的基础。它明确提出"药有酸咸甘苦辛五味,又有寒热温凉四气及有毒无毒。"《本经》指出"治寒以热药,治热以寒药",成为后世临床用药的总则。

梁代陶弘景(公元 456—536 年)著《神农本草经集注》,系统而全面地整理补充了《本经》的内容,并按照药物自然属性分为玉石、草木、虫兽、果、菜、米食、有名未用等七类,对魏晋以来三百余年间药学的发展做了总结,载药达 730 种。南北朝时期,雷敩著《雷公炮炙论》指出各种中药通过适宜的炮制,可以提高药效,减轻毒性或烈性,从而发展了药物加工技术,收录了 300 种药物的炮制方法,是我国第一部关于中药炮制的专著。

唐代显庆四年(公元 659 年),李勣、苏敬等主持编写了《新修本草》。全书卷帙浩繁,收载中国和外国输入药物达 844 种,并增加药物图谱。该书是我国历史上第一部官修本草,全面总结了唐以前的本草学成就,也是世界上颁行最早的药典。唐开元年间(公元 713—741年),陈藏器编成了《本草拾遗》,书中将各种药物功效概括为十类,提出了著名的"十剂"(宣、通、补、泻、轻、重、滑、涩、燥、湿),为中药临床分类最早的设想。宋代本草学,以唐慎微的《经史证类备急本草》最具代表性,是现存最早的保存大量药学史料的著作,具有极高的文献价值,载药 1 558 种,附方 3 000 余首。元代忽思慧所著的《饮膳正要》则总结和发展了饮食疗法。

明代是中草药发展史上最辉煌的时期。李时珍(公元 1518—1593 年),字东璧,号濒湖,明代药学家(今湖北蕲春县人),著有医学巨著《本草纲目》,另著有《濒湖脉学》、《奇经八脉考》等书。公元 1552 年始,历经 27 年,李时珍对古代本草学进行全面整理、总结和提炼,并吸取了大量的民间药和外来药,著成《本草纲目》。该书载药 1 892 种,收方 11 096 首,附图 1 160 幅。按药物的自然属性,分为十六纲、六十类,是中国本草学最完备的分类方法。每味药下均排出 10 个项目,包括正名、释名、集解、辨疑、正误、修制、气味、主治、发明、附方等,重点是医药结合及应用的论述。其涉及内容极为广泛,如在生物、化学、天文、地理、地质、采矿及历史学等方面都有一定的成就,可以说是一部有着世界性影响的博物学著作。《本草纲目》集中体现了中国古代医学所取得的最高成就,素享"医学之渊海""格物之通典"之美誉。作为中国古代药学史上的巨著,它曾被英国生物学家达尔文誉为"中国的百科全书"。

继李时珍之后,清代的赵学敏(约公元 1719—1805 年)对民间草药和外来药做了广泛搜集和整理,于 1765 年刊行《本草纲目拾遗》,载药 921 种,较之《本草纲目》,新增药物达 716种,可以说对《本草纲目》做了重要的补充和订正。

民国期间陈存仁主编的《中国药学大辞典》(1935 年),全书约 200 万字,收录词目约4 300 条,资料丰富,是一部具有重要影响的大型药学辞典。江苏新医学院编写的《中药大辞典》(1977 年),载药 5 767 种,是一部实用的中药学工具书。

《中华本草》编纂于 1989—1999 年间,全书分 34 卷,其中前 30 卷为中药,后 4 卷为民族药专卷,分为藏药、蒙药、维药和傣药。全书共收载药物 8 980 味,插图 8 534 幅,篇幅约2 200 万字,引用古今文献 1 万余种,被称为"本草学发展史上的一座丰碑"。《中华本草》对我国历代本草进行了一次全面系统的总结,通过广搜博采,增订纠错,正本清源,去芜存精,集两千年本草学之大成,填补了《本草纲目》问世 400 年来的历史空白。

《中华人民共和国药典》简称《药典》,2010 年版为最新版本,分一部、二部和三部。其中,第一部收载药材、饮片、植物油脂及提取物、成方制剂、单味制剂,收载 2 136 种中药,其中新增 990 种,修订 612 种。

现将历代中药学代表论著总结见表1-1。

表1-1 历代中药学代表论著

年 代	代表著作	特 色
东汉末期	《神农本草经》	现存最早的药学专著,载药365种
梁代	《本草经集注》	出现"洋中药",载药730种
南北朝	《雷公炮炙论》	我国第一部关于中药炮制的专著
唐代	《新修本草》	第一部国家药典,载药844种
宋代	《经史证类备急本草》	现存最早保存大量药学史料的著作,载药1558种
明代	《本草纲目》	历时27年,载药1892种
清代	《本草纲目拾遗》	载药921种(其中新增716种)
当代	《中华本草》	载药8980种,对我国历代本草进行了一次全面系统的总结,通过广搜博采,增订纠错,正本清源,去芜存精,集两千年本草学之大成,填补了《本草纲目》问世400年来的历史空白
	《中华人民共和国药典》(简称《药典》)	已发行共6版,2010年版为最新版本,第一部:2136种中药,其中新增990种,修订612种

1.2 方剂学的起源与发展

方剂是由药物组成的,是在辨证审因、决定治法之后,选择适宜的药物,按照组方原则,酌定用量、用法,妥善配伍而成的。如六味地黄丸由熟地黄、山药、山茱萸、牡丹皮、茯苓、泽泻等六味中药按8:4:4:3:3:3的比例配伍而成。方剂是应用中药防治疾病的主要形式,是中医理、法、方、药理论体系的重要组成部分。方剂学是研究和阐明方剂的制方原理、药物配伍及临床应用规律的一门中医基础应用学科。方剂学的基本理论和知识是中医理论指导下应用中药防治疾病的经验总结。

《五十二病方》约成书于战国时期,是我国现存最早的记载方剂的医书,载方283首。《黄帝内经》载方13首,但在剂型上已有汤(如生铁落饮、泽泻饮、兰草汤、葭翘饮、半夏秫米汤),丸(如乌鲗则骨蔗茹丸),散(鸡矢醴),膏(如豕膏、马膏膏法),丹(如小金丹),酒(如汤液醪醴、左角发酒、寒痹熨法)是我国现存最早的中医理论经典著作。

东汉张仲景《伤寒杂病论》(分《伤寒论》和《金匮要略》),又名《伤寒卒病论》。在《内经》理论指导下,总结了东汉以前众多医家的临床经验。以六经论伤寒,以脏腑论杂病,创造性地融理法方药于一体,共收载方剂314首,被后世尊为"方书之祖"。其中,《伤寒论》载方112首,《金匮要略》载方262首。除去重复内容,实际收方314首,使用药物214味,已基本涵盖临床各科的常用方剂,在我国方药学史上做出了突出贡献。其立方严谨,用药精当,化裁灵活。药味的变化常以方类方,如麻黄汤、桂枝汤、白虎汤、茵陈蒿汤、承气汤等,均衍化出系列类方;以药类方如桂枝类方100余首;药量的变化,如小承气汤、厚朴大黄汤、厚朴三物汤;剂型的更换,如人参汤和理中丸;并强调药物的煎服方法,如火候、时间、煎药的媒介质、服药时间等。后世医家在组方用药时,从方名的确立、组方立意到药物的配伍组成和加减变化,无不效法、借鉴《伤寒杂病论》。仲景的制方大法成为千古不变的准绳,对汉代以后方剂学发展影响深远,如清代吴鞠通《温病条辨》的许多方剂,都直接使用仲景方(如桂枝汤、栀子豉汤、白虎汤类方、承气汤类方及小陷胸汤、小柴胡汤、小青龙汤等数十首方剂);或在仲景方药基础上加减化裁而来(如增液承气汤类、加减小柴胡汤等)。

晋唐时期,东晋葛洪《肘后备急方》,以简、便、廉、验著称。唐代孙思邈著《备急千金要方》和《千金翼方》,前者载方 5 300 余首,后者载方 2 000 余首。王焘《外台秘要》,载方 6 000 余首。这些都是研究唐代以前方剂的重要文献。

宋代翰林医官院组织编著《太平圣惠方》,载方 16 834 首。其后的《太平惠民和剂局方》是宋代官府药局的成药配方范本,载方 788 首,是我国历史上第一部由政府编制的成药药典。钱乙《小儿药证直诀》、陈言《三因极一病症方论》、陈自明《妇人大全良方》、严用和《济生方》等均为实践经验的总结,对后世方剂学的发展有较大影响。

金元时期,成无己《伤寒明理论·药方论》是首次依据君臣佐使剖析 20 首方剂组方原理的专著,开后世方论之先河。明清时期,明朱棣《普济方》载方 61 739 首,是我国现存最大的一部方书。它是将历代中医药著作中的方剂进行整理、研究并编纂而成的一部划时代的学术专著,填补了自明代至今的空白。1996 年李冀主编的《普济方著录》是后世研究《普济方》的重要参考书。其后又有明代吴昆的《医方考》,清代吴瑭的《温病条辨》,清代汪昂的《医方集解》。

其中,《温病条辨》为清代吴瑭所著,成书于 1798 年。全书共 6 卷,另有卷首。本书系吴氏汲取前人特别是吴又可、叶天士的学术经验,结合己见,仿《伤寒论》体例撰写而成。创立三焦、卫气营血为纲以作为辨治温病的大法,广用仲景方数十首(如桂枝汤、麻杏石甘汤、栀子豉汤、白虎汤类方、承气汤类方及小陷胸汤、小柴胡汤、小青龙汤等方剂);或在仲景方药基础上加减化裁而来(如增液承气汤类、加减小柴胡汤等)。对叶天士《临证指南医案》之方剂,引用亦多,如沙参麦冬汤、黄芩滑石汤等。同时,《温病条辨》博采历代名方,使用的最早的方剂当推卷三第 31 条的半夏汤,此方即《灵枢·邪客》篇中的半夏秫米汤。使用最为晚近的方剂,系卷一第 58 条的清燥救肺汤,此方出自清初喻昌的《医门法律》。然而,《温病条辨》引用最多的却是唐、宋、金、元时期的方剂。唐代的方剂,如卷一第 16 条的紫雪丹,出自王焘《外台秘要》引《苏恭方》;卷三第 20 条的犀角地黄汤,乃孙思邈《备急千金要方》之方。宋代的方剂主要引自《太平惠民和剂局方》,如卷一第 16 条的至宝丹、卷三第 38 条的来复丹和卷三第 56 条的半硫丸等均是。金、元时期的方剂,如有卷一第 26 条的生脉散,出自李东垣《内外伤辨惑论》卷二第 73 条的保和丸,出自朱丹溪门人所编《丹溪心法》;卷三第 39 条的三才汤,乃张子和《儒门事亲》中的三才丸改汤剂再用生地黄易熟地黄而来等。同时,吴瑭创制银翘散、桑菊饮、清营汤、定风珠及加减复脉汤诸温病名方,充实和发展了温病学说,丰富了其治疗手段。

成书于当代的《中医方剂大辞典》,全书达 2 032 万字,收载方剂(上自秦汉、下迄 1986 年)96 592 首,分装 11 册(其中正文 10 册,附编 1 册,为全书检索),由人民卫生出版社出版,向海内外发行。它是将历代中医药著作中的方剂进行整理、研究,编纂而成的一部划时代的学术专著。其编撰内容反映了方剂的起源演变、基本内容、用方经验、理论研究、临床研究、实验研究、文献考证等各个方面的古今研究成果,展现出现代方剂学的完整体系,可用于方剂查阅和病证查阅等,具有中医文献的科学性和切合教学、科研、临床需要的实践性。现将历代方剂学代表论著总结于表 1-2。

表 1-2　历代方剂学代表论著

年代	代表著作	特色
春秋前	《五十二病方》	现存最早记载方剂的医书，载方 283 首
春秋	《黄帝内经》	最早的中医理论经典著作，载方 13 首
东汉	《伤寒杂病论》	融理法方药于一体，称"方书之祖"，载方 314 首
唐代	《千金要方》《千金翼方》	前者载方 5 300 余首，后者载方 2 000 余首
宋代	《太平惠民和剂局方》	载方 788 首，我国第一部国家成药典
明代	《普济方》	载方 61 739 首，我国现存最大的一部方书
金代	《伤寒明理论药方论》	载方 20 首，开后世方论之先河
当代	《中医方剂大辞典》	载方 96 000 余首，共 11 分册

拓展阅读

[1] 郭瑞华，李莹，唐肖.《中医方剂大辞典》的利用. 山东中医药大学学报，2003，27(5)：370-371.

[2] 钟赣生，李烨.《神农本草经》的药物成就. 中华中医药杂志，2006，21(7)：390-392.

[3] 宋立人.《中华本草》在中药学发展史上的历史意义. 江苏中医，2001，22(2)：1-4.

[4] 华浩明，王灿辉，杨进.《温病条辨》对方剂学的贡献. 中医杂志，2003，44(2)：146-147，149.

复习题

1. 填空题

(1) 我国第一部本草学著作是(　　　　　　　　　　)。

(2) 明代李时珍的本草巨著是(　　　　　　　　　)，载药(　　　　　　　)。

(3) 当代本草巨著是(　　　　　　　)，载药(　　　　　　　)。

(4) (　　　　　)被后世尊为"方书之祖"。

(5) (　　　　　　　)载方 61 739 首，是我国现存最大的一部方书。

(6) (　　　　　　)是我国历史上第一部国家编制的成药药典。

(7) 《中华人民共和国药典》已经发行 6 版，最新版本是(　　　　　　　)年出版的。

2. 问答题

(1) 简述《本草纲目》的本草学贡献。

(2) 简述《中华本草》的本草学贡献。

(3) 简述《中医方剂大辞典》的方剂学贡献。

第 2 章　中药的性能及影响中药功效的因素

> **学习目标**　通过有关中药四气五味的学习,理解阴阳学说和五行学说与四气五味的关系。重点掌握中药药性理论的内容。通过有关重要产地、采集、炮制等的学习,深入理解影响中药疗效的因素。重点掌握道地药材的概念及代表药,掌握炮制的目的。通过有关中药配伍七情和用药禁忌的学习,理解中药运用中增效减毒的原则和目的。重点掌握中药配伍七情的内容。

　　每一种中药都有一定的适用范围,不同的病证选用不同的中药来治疗。例如,紫苏可以治疗感冒,大黄可以治疗便秘,蒲公英可以治疗热疖、疔疮,黄芪可以治疗中气下陷等,这是因为它们各自具备特有的性能。中药的性能决定其功效,而中药的功效又受诸多因素的影响。

2.1　中药的性能

　　我国广大劳动人民在长期与疾病做斗争的过程中,积累了药物治病的丰富经验,逐渐形成了一些药性理论,这些药性理论对中医用药和科研开发起着重要的指导作用。中药的性能,是对中药作用的基本性质和特征的高度概括,又称药性。药性理论是中药理论的核心,包括中药的四气五味、归经、升降浮沉、有毒无毒等内容。中药的性能可以从多方面来认识,疾病有寒性、热性的区别,药性也有寒、热、温、凉的不同;病势有向上、向下、在表、在里的差异,药性也有升、浮、沉、降的区别;疾病发生部位在各个脏腑经络不同,药性也有归入某经的区分等。

2.1.1　四气

　　四气,就是寒、热、温、凉四种药性。寒凉和温热是对立的两种药性;寒和凉之间、热和温之间,是程度上的不同,也就是说药性相同,但在程度上有差别,温次于热,凉次于寒。寒凉属于阴,温热属于阳。

　　药性的寒、热、温、凉,是根据中药作用于人体所发生的反应归纳出来的。例如,感受风寒、恶寒、发热、流清涕、小便清长、舌苔白,病性属寒。用紫苏、生姜煎汤饮服后,可以使其发汗,从而消除诸证,说明紫苏、生姜的药性是温热的。又如,皮肤疔疮、热疮、局部红肿疼痛,甚至小便黄色、舌苔发黄,或有发热,病性属热,用金银花、菊花来治疗,可消除诸证,说明金银花、菊花的药性是寒凉的。

一般而言,中药的药性,与疾病的性质相对,即遵循"疗寒以热药、疗热以寒药"和"热者寒之、寒者热之"的治疗原则。寒凉药,大多具有清热、泻火、解毒等作用,常用来治疗热性病证。温热药,大多具有温中、助阳、散寒等作用,常用来治疗寒性病证。此外,还有一些中药的药性较为平和,称为"平"性。由于平性药没有寒凉药或温热药的作用显著,因此在实际上虽有寒、热、温、凉、平五气,习惯仍称为"四气"。中药四气与中药功效分类见表2-1。

表 2-1 中药四气与中药功效分类

四气	针对证	中 药 分 类
寒凉	热证	辛凉解表药、清热药、清化热痰药、利胆退黄药、大部分泻下药、小部分补益药、小部分活血药
温热	寒证	辛温解表药、温里药、温化寒痰药、大部分补益药、大部分活血药、大部分理气药、大部分祛风湿药、小部分泻下药、芳香化湿药
平	多种病证	小部分补益药、部分利水渗湿药等

2.1.2 五味

五味,就是酸、苦、甘、辛、咸五种不同的滋味,与五行的木、火、土、金、水对应。它主要是由味觉器官辨别出来的,或是根据临床治疗中反映出来的效果即功效而确定的。

辛味药有发散、行气或润养等作用。一般发汗的中药与行气的中药,大多数有辛味;某些补养的中药,也有辛味。甘味药有滋补、中和或缓急的作用。一般滋补性的中药及调和药性的中药,大多数有甘味。酸味药有收敛、固涩等作用。一般带有酸味的中药,大都具有止汗、止渴等作用。苦味药有泻火、燥湿、通泻、下降等作用。一般具有清热、燥湿、泻下和降逆作用的中药,大多数有苦味。咸味药有软坚、散结或泻下等作用。一般能消散结块的中药和一部分泻下通便的中药,带有咸味。在五味以外,还有淡味、涩味,由于淡味,没有特殊的滋味,所以一般将它和甘味并列,称"淡附于甘";同时,涩味的作用和酸味的作用相似。因此,虽然中药有七种滋味,但习惯上仍称"五味"。淡味药,有渗湿、利尿作用,一般能够渗利水湿、通利小便的中药,大多数是淡味。涩味药,有收敛止汗、固精、止泻及止血等作用。

气和味的关系非常密切,每一种中药既具有一定的气,又具有一定的味。由于气有气的作用,味有味的作用,必须将气和味的作用综合起来看待,例如,紫苏性味辛温,辛能发散,温能散寒,所以可知紫苏的主要作用是发散风寒;芦根性味甘寒,甘能生津,寒能清热,所以可知芦根的主要作用是清热生津等。一般说,性味相同的中药,其主要作用也大致相同;性味不同的中药,功效也就有所区别;性同味不同、或味同性不同的中药在功效上也有共同和不同之处。同样是寒性药,若味不相同,或为苦寒,或为辛寒,其作用就有所差异,如黄连苦寒,可以清热燥湿;浮萍辛寒,可以疏解风热。同样是甘味药,但气有所不同,或为甘温,或为甘寒,其作用也不一样,如黄芪甘温,可以补气;芦根甘寒,能清热生津。因此,在辨识药性时,不能把中药的气与味孤立起来。在具体应用时,一般都是既用其气,又用其味的,而在特殊应用的时候,配合其他中药,则或用其气,或用其味。中药五味与中药功效分类见表2-2。

表 2-2　中药五味与中药功效分类

五味	特性	代表性中药	有效组分
辛	散、行	解表药、芳香药	挥发油、苷类和生物碱
甘	补、缓	补益药	糖类、氨基酸、蛋白质、脂肪等
酸	收、涩	收敛药	有机酸、鞣质等
苦	泄、燥	泻下药、清热药、燥湿药	生物碱和苷类为主(苦温药多含挥发油)
咸	软、下	化痰药、部分动物类、矿物类补益药	含有钠、钾、钙、镁、碘等无机盐

2.1.3　归经

归经,就是中药对于人体某些脏腑、经络有着特殊的作用。例如,龙胆草能归肝、胆经,说明它有治疗肝胆病证的功效;藿香能归脾、胃二经,说明它有治疗脾胃病证的功效。

中药归经这一理论,是以脏腑、经络理论为基础的。由于经络能够沟通人体的内外表里,所以一旦人体发生病变,体表的病证可以通过经络而影响内在的脏腑,脏腑的病变也可通过经络而反映到体表。各个脏腑经络发生病变产生的症状是各不相同的,如肝有病变时,常出现急躁易怒、胁痛、抽搐等症状;心有病变时,常出现失眠、健忘、心悸、神志不清等症状;脾胃有病变时,常出现呕吐、恶心、纳少、腹泻等症状;肺有病变时,常出现咳嗽、气喘等症状;肾有病变时,常出现腰膝酸软、腰痛、足跟痛等症状。在临床上,用青皮、香附能治胁痛,说明它们能归入肝经;用麝香、菖蒲能苏醒神志,说明它们能归入心经;用砂仁、陈皮能开胃,说明它们能归入脾胃经;用贝母、杏仁能止咳,说明它们能归入肺经;用杜仲、牛膝能强腰膝,说明它们能归入肾经。由此可见,中药的归经也是人们长期从临床疗效观察中总结出来的。

疾病的性质有寒、热、虚、实等不同,用药也必须有温(治寒证)、清(治热证)、补(治虚证)、泻(治实证)等区分。但是发病脏腑经络又是不一致的,如热性病证,又有肺热、胃热、心火、肝火等,在用药治疗时,虽然都需要根据"疗热以寒药"的原则选用性质寒凉的中药,然而还应该考虑脏腑经络的差异,鱼腥草可清肺热、竹叶可清胃热、莲子心可清心火、夏枯草可清肝火,是由于它们归经的不同而有所区别。同理,对寒证也要进一步分肺寒、脾寒等,虚证要分脾虚、肾虚等,实证要分燥屎里结(大肠实)、痰饮停聚(肺实)等。在治疗上,温肺的中药,未必能暖脾;清心的中药,未必能清肺;补肝的中药,未必能补肾;泻大肠的药,未必能泻肺等,所有这些情况,都说明中药归经的重要意义。

在应用中药的时候,对中药的归经与四气、五味、升降浮沉、补泻等药性应结合起来应用。如某一脏腑经络发生病变,可能有的属寒、有的属热、有的属实、有的属虚,不能因为重视归经,而将能归该经的中药不加区分地应用。相反,同归一经的中药种类很多,有清、温、补、泻的不同,如肺病咳嗽,虽然黄芩、干姜、百合、葶苈子都能归肺经,在应用时却不一样,黄芩主要清肺热、干姜主要能温肺、百合主要补肺虚、葶苈子主要泻肺实,在其他脏腑经络方面,同样也是如此。又如,同样是治肿瘤的中药,因为归经的不同,则有治肝、治肺、治胃等的不同。关于中药的归经,古代文献上曾将它和"五味"联系起来,认为:味酸,能入肝;味苦,能入心;味辛,能入肺;味甘,能入脾;味咸,能入肾。这种归纳,对部分中药是符合的,但不能局限于此。

2.1.4　升降浮沉

升降浮沉,就是中药作用于人体的四种趋向。升:就是上升、升提,能治病势下陷的中药,都有升的作用;降:就是下降、降逆,能治病势上逆的中药,都有降的作用;浮:就是轻浮、上行发散,能治病位在表的中药,都有浮的作用;沉:就是重沉、下行泻痢,能治病位在里的中药,都有沉的作用。归纳来说,凡升浮的中药,都能上行、向外,如升阳、发表、散寒、催吐等作用的中药,药性都是升浮的。凡沉降的中药,都能下行、向里,如清热、泻下、利水、收敛、平喘、止呃等作用的中药,药性都是沉降的。

升降浮沉,既是四种不同药性,同时又作为用药的原则,这是它的重要意义。因为人体发生病变的部位有上、下、表、里的不同,病势有上逆和下陷的差别,在治疗上就需要针对病情,选用中药。病势上逆者,宜降不宜升,如胃气上逆的呕吐,当用生姜、半夏降逆止呕,不可用瓜蒂等涌吐药;病势下陷者,宜升不宜降,如久泻脱肛,当用黄芪、党参、升麻、柴胡等益气升提,不可用大黄等通便药;病位在表者,宜发表而不宜收敛,因表证需发汗解表,当用紫苏、生姜等升浮药,而不能用浮小麦、糯稻根等收敛止汗药;病位在里者,宜清热、泻下或温里、利水等沉降药,不宜用解表药等。如肝阳上逆的头痛,误用升散药,反而造成肝阳更为亢盛的情况;脾阳下陷的泄泻,误用泄降药,反而造成中气更为下陷,以致久泻不止的病证。

升降浮沉,也是对药性认识的一种归纳方法,并且在应用上与中药的归经有密切联系。例如,肺病咳嗽,当用肺经中药,但又需区分病势的情况,考虑升浮沉降的中药;如果由于外邪束肺、肺气失宣引起的咳嗽,当用升浮药发散外邪、宣畅肺气,如麻黄、桔梗等;如肺虚久咳则应当用敛肺止咳的五味子、诃子药性沉降的中药。又如,气分上逆的病证,应当用沉降药来治疗,但又需区别属于何经的病证,如胃气上逆、呕吐呃逆,用半夏、丁香等降胃止呕药;肺气上逆、咳嗽气喘,用旋覆花、白前等宣肺止咳药。

升降浮沉的药性,一般来说和中药的性味、质地、炮制等有一定关系。在药性方面来说,凡味属辛甘、性属温热的中药,大都为升浮药;味属苦、酸、咸,性属寒凉的中药,大都为沉降药,因此有"酸咸无升、辛甘无降、寒无浮散、热无沉降"的说法。在中药质地方面来说,凡花、叶及质轻的中药,大都为升浮药;种子、果实、矿石及质重的中药,大都为沉降药。但是,上述情况又并不是绝对的,还必须从各种中药的功效特点来考虑,例如,诸花皆升,旋覆花独降;诸子皆降,蔓荆子独升。在性味和质地方面,中药的升降浮沉也是如此,如苏子辛温、沉香辛微温,从性味来说应是升浮,但因为质重,作用为沉降;胡荽子来源种子应是沉降,但因为药性辛温,作用为升浮等。此外,通过中药的炮制,也能使升降浮沉有所转化,如酒炒则升、姜制则散、醋炒则敛、盐制则下行等。

2.2　影响中药功效的因素

中药的产地、采集,以及采集后的保存和炮制等方面,是影响药材质量的重要因素,对保证其疗效具有重要意义。同时,中药往往一药多效,与不同类别中药配伍,会突出其某一方面的作用;与某些中药配伍,会降低疗效或产生毒副作用。因此,使用时以增效减毒为基本原则。

2.2.1　中药的产地

天然中药材的分布和生产多有一定的地域性。"道"曾是古代的行政区划,"地"指地域或地区。古代医药家经过长期使用、观察和比较,发现即使是分布较广的药材,也由于自然条件的不同,各地所产的质量优劣也不一样,并逐渐形成了"道地药材"的概念。所谓道地药材,也称地道药材,是指某一产地出产或采用特定工艺技术生产、临床疗效突出、货真质优、炮制考究、带有地域性特点的药材。道地药材的确定,与药材产量、品种、质量等多种因素有关,而临床疗效则是其关键因素。如四川的黄连、川芎、附子,江苏的薄荷、苍术,广东的砂仁、陈皮,云南的茯苓、三七,河南焦作的四大怀药(地黄、菊花、牛膝、山药),山东的阿胶等,都是著名的道地药材。道地药材是在长期的生产和用药实践中形成的,并不是一成不变的。自然环境条件的改变、过度采挖、栽培技术的进步、产区经济结构变化等多种因素,皆可导致药材道地的变迁,而药材的品质和临床疗效始终是确定道地药材的主要标准。如三七原产于广西,称为广三七、田七,云南后来居上,所产三七称为滇三七,也成为三七的道地产区。引种栽培和动物驯养等技术,可以缓解名贵药材(如西洋参、天麻、牛黄、鹿茸等)的短缺。

2.2.2　中药的采集与贮藏

中药的采收季节、时间、方法和贮藏等与其品质好坏有着密切的关系,是保证中药质量的重要环节。因此,采药要根据不同的来源,有计划地来进行采制和贮藏,从而得到较高的产量和品质较好的中药,以保证中药的供应和疗效。

1. 植物类

除某些中药所含的有效成分在采制和贮藏方面有特殊的要求外,一般植物类的中药的采收原则如下。

(1)根和根茎类　一般是在秋季植物地上部分开始枯萎或早春植物抽苗时采集,这时植物的养分多贮藏在根或根茎部,所采的中药产量高,质量好。但也有些根及根茎如孩儿参、半夏、延胡索等则在夏天采收。多数的根及根茎类中药需生长一年或两年以上才能采收供来源。

(2)全草、茎枝类　多年生草本常割取地上部分,如益母草、薄荷等;一些茎较柔弱或植物矮小及必须带根用的中药则连根拔起,如垂盆草、紫花地丁等。

(3)叶类　大多在夏秋季节植株充分成长、茎叶茂盛或开花时期采集,但有些植物的叶亦有在秋冬时采收的,如桑叶。

(4)花类　多在花未开放的花蕾时期或刚开时候采集,以免香味失散、花瓣散落,影响质量,如金银花、月季花等。由于植物的花期一般很短,有的要分次及时采集,如红花要采花冠由黄变红的花瓣,花粉粒需盛开时采收,如松花粉、蒲黄等。采花最好在晴天早晨,以便采后迅速晾晒干燥。

(5)果实种子类　除少数采用未成熟果实如青皮、桑槐等外,一般应在果实成熟时采集。有些种子成熟后容易散落,如牵牛子、急性子(凤仙花子)等,则在果实成熟而未开裂时采集。有些既用全草、又用种子的中药,则可在种子成熟时,割取全草,将种子打下后分别晒干贮藏,如车前子、紫苏子等。

(6)树皮和根皮类　通常是在春夏间剥取。这时正值植物生长旺盛期,浆液较多,容易剥离,如黄柏、厚朴、杜仲等。肉桂在十月油多时采收。根皮类药材通常在秋后挖根后剥取,或趁鲜抽去木心,如五加皮、牡丹皮等。在采集中药时,应该重视保护药源,注意留根保种、科学利用、适当种植等。中药在采集以后,都应采取一定的加工处理,以便贮藏。如系植物类药品,采集后应先除去泥土杂质和非来源部分,洗净切断,除鲜用外,都应根据中药的性质,及时放在日光下晒干,或阴干,或烘干,分别保藏。

2. 矿物类、动物类

矿物药的采收不受季节影响。石膏、滑石、灵磁石等可放在木箱内;但芒硝、硼砂等需放在瓮内盖紧,以防受潮。关于动物药,一般潜藏在地下的小动物,宜在夏秋季捕捉,如蚯蚓、蟋蟀、全蝎等;大动物虽然四季皆可捕捉,但一般宜在秋冬季猎取,而鹿茸在清明后 45～60 天雄鹿幼角未角化时采取。驴皮在冬至后剥取。动物药及脏器组织如蕲蛇、乌梢蛇、蜈蚣、地鳖虫、胎盘等,在烘干后,应放在贮有石灰的缸中,以保持干燥;并放在冷暗干燥的地方,以防虫蛀或腐烂。

2.2.3　中药的炮制

炮制,又称炮炙,是中药在制成各种剂型之前对药材的整理加工及根据医疗需要而进行加热等处理的一些方法。炮制的目的,大致可归纳为以下四点。

(1) 使药物洁净、便于服用　如中药在采集后必须清除泥沙杂质和非来源的部分;有些海产品与动物类的中药需要漂去咸味及腥味等。

(2) 消除或减少中药的毒性、烈性和副作用　如半夏、生南星有毒,用生姜、明矾炮制,可解除毒性;又如巴豆有剧毒,去油用霜,可减少毒性。

(3) 改变中药的性能　如地黄生用性寒凉血,蒸制成熟地则微温而补血;何首乌生用润肠通便、解疮毒,制熟能补肝肾、益精血。

(4) 便于制剂和贮藏　如将植物类中药切碎,便于煎煮;矿物类中药火煅,便于研粉。又如某些生药在采集后必须烘焙,使中药充分干燥,以便贮藏。

中药的炮制方法,有水炮制法、火炮制法、水火共制法三类,常用的有下列十余种,见表 2-3。

表 2-3　中药常用炮制方法

分类	特性	含　义	实　例
水炮制法	洗	将原药放在清水中,经过洗涤去净中药表面的泥沙杂质,以洁净药物。浸洗的时间不要过长,以防止有效成分溶于水中	大多数中药
	漂	将有腥气或有咸味或有毒性的中药,可利用多量清水反复浸漂,经常换水,则能漂去这些气味或减少毒性	龟板、鳖甲、昆布、海藻、乌头、附子
	泡	用中药汁水浸泡以减低原药的烈性或刺激性	用甘草水泡远志、吴茱萸
	渍	在中药上喷洒少量清水,让水分渐渐渗透而使中药柔软,便于切片。某些中药浸泡后药性易于走失的,宜用此法	
	水飞	是研粉方法之一,适用于矿石和贝壳类不易溶解于水的中药,目的是使中药粉碎得更加细腻,便于内服和外用	朱砂
火炮制法	煅	将中药通过烈火直接或间接烧,使其质地松脆,易于粉碎,充分发挥药效	磁石、牡蛎
	炒	炮制加工中常用的一种加热法,是将中药放于锅内加热,用铁铲不断铲动,炒至一定程度取出。分清炒、麸炒、酒炒、醋炒、姜汁炒、炒炭等	麸炒白术
	炮	炮与炒炭基本相同,但炮要求火力猛烈,操作动作要快,使中药(一般需切成小块)通过高热,达到体积膨胀松胖	干姜即用此法加工成为炮姜炭

（续　表）

分类	特性	含　义	实　例
水火共制法	煨	主要作用在于缓和药性和减少副作用。常用的简易煨法是将中药用草纸包裹两、三层，放在清水中浸湿，置文火上直接煨，煨至草纸焦黑内熟取出	煨生姜
	炙	是将中药加热拌炒的另一种方法。分蜜炙、砂炙，分别加炼蜜拌炒或用铁砂与中药拌炒，中药用蜜炙，取其润肺、补中及矫味的作用，经过砂炙后变得松脆，易于煎取药汁，或研粉制丸	蜜炙：炙紫菀、炙兜铃、炙黄芪、炙甘草；砂炙：山甲片、龟板、鳖甲等
	蒸	利用水蒸气蒸制中药称为蒸。它与煮的不同点是需隔水加热。蒸的作用主要能使中药改变其原有性能。另外，还有矫味作用	如生大黄有泻下之功，经蒸制成为熟大黄，女贞子、五味子经过蒸制能减少其酸味
	煮	将经过整理及洗净的原药，放在锅内用清水与其他辅助药料同煮至熟透	如附子、川乌与豆腐同煮可减少毒性
	淬	将中药加热，趁热投入醋或其他中药所煎的浓汁中，使之充分吸收入内。除能使被淬的中药酥松易于粉碎外，还因药汁的吸收会改变其性能	如灵磁石、代赭石用醋淬，制甘石用药汁淬

2.2.4　中药的配伍

配伍，就是按照病情需要和中药性能，有选择地将两种及两种以上的中药合在一起应用。从中药的发展来看，在医药萌芽时期，治疗疾病一般采用单味药；以后，由于中药的发现日益增多，对疾病的认识也逐渐深化，因此对于病情较重或者比较复杂的病证，用药也由简到繁，出现了多种中药配合应用的方法，在由单味药发展到多种药配合应用，以及进一步将中药组成方剂的漫长过程中，人们通过大量的实践，掌握了丰富的配伍经验，了解到中药在配伍应用以后可以对较复杂的病证予以全面照顾，同时又能获得安全而更高的疗效。

在配伍应用的情况下，由于中药与中药之间出现相互作用的关系，所以有些中药因协同作用而增进疗效，但是也有些中药却可能互相对抗而抵消、削弱原有的功效；有些中药因为相互配用而减轻或消除了毒性或副作用，但是也有些中药因为相互作用而使作用减弱或发生不利机体的作用等。一般归纳为七种情况，称为中药配伍七情，具体如下。

（1）单行　指单用一味药来治疗疾病。例如用一味马齿苋治疗痢疾；独参汤单用一味人参大补元气、治疗虚脱；清金散单用一味黄芩治轻度的肺热咳血；此外，苦楝根皮驱除蛔虫，仙鹤草芽驱除绦虫，毛冬青治疗冠心病等，都是行之有效的"单方"。

（2）相须　指功效相类似的中药，配合应用后可以起到协同作用，加强了中药的疗效，如石膏、知母都能清热泻火，配合应用作用更强；大黄、芒硝都能泻下通便，配合应用作用更为明显等。

（3）相使　指用一种中药作为主药，配合其他中药来提高主药的功效。如脾虚水肿，用黄芪配合茯苓，可加强益气健脾利水的作用；胃火牙痛，用石膏清胃火，再配合牛膝引火下行，使胃火牙痛更快地消除等。

（4）相畏　指一种中药的毒性或其他有害作用能被另一种中药抑制或消除。如生半夏有毒性，可以用生姜消除它的毒性。

（5）相杀　指一种中药能消除另一种中药的毒性作用。如绿豆能减轻巴豆毒性等。

（6）相恶　指两种中药配合应用以后，一种中药可以减弱另一种中药的药效。如人参能大补元气，配合莱菔子同用，就会损失或减弱补气的功能等。

（7）相反　就是两种中药配合应用后，可能发生剧烈的副作用。如十八反、十九畏。具体见表 2-4。

表 2-4　中药配伍七情

名称	含　义	关系	举　例
单行	一种中药单独应用	—	独参汤、清金散等
相须	性能、功效相类似	无主次	大黄配芒硝，增强攻下泻热的作用
相使	性能、功效有交叉	有主次	黄芪配伍茯苓用治气虚水肿，是以黄芪为主补气利水，茯苓为辅利水健脾
相畏	一种中药的毒性反应或副作用，能被另一种中药减轻或消除	被动	生半夏之毒能被生姜所解，称为生半夏畏生姜，生姜杀生半夏之毒
相杀		主动	
相恶	即两药合用，一种中药能使另一种中药原有的功效降低，甚至丧失	忌同用	人参恶莱菔子，莱菔子能削弱人参的补气作用
相反	两种中药合用，能产生或增强毒性反应、副作用，属于配伍禁忌	忌同用	十八反，十九畏

以上药性"七情"，除了单行以外，都是说明中药配伍需要加以注意的。相须、相使，是用药尽可能加以考虑的，以便使中药更好地发挥疗效，一般用药"当用相须、相使者良"。相畏、相杀，是使用毒性中药或具有副作用中药时要加以注意的，"若有毒宜制，可用相畏、相杀者"。相恶、相反，是用药必须注意禁忌的配伍情况，所以"勿用相恶、相反者"。

2.2.5　用药禁忌

特殊群体：如妊娠用药禁忌，指妇女妊娠期间除中断妊娠、引产外，禁忌使用的中药。它是指妇女妊娠期治疗用药的禁忌。某些中药具有损害胎元以致堕胎的副作用，所以应作为妊娠禁忌的药物。根据中药对于胎元损害程度的不同，一般可分为慎用与禁用两大类。禁用药：剧毒药、药性峻猛之品、有堕胎作用的中药。如巴豆、牵牛、大戟、商陆、麝香、三棱、莪术、水蛭、斑蝥、雄黄、砒霜等。慎用药：活血祛瘀药、行气药、攻下药、温里药中的部分药及滑利之品，如桃仁、红花、牛膝、大黄、枳实、附子、肉桂、干姜、木通、冬葵子、瞿麦等。

服药饮食禁忌是指服药期间对某些食物的禁忌，简称食忌，也就是通常所说的忌口。其主要内容包括：在服药期间，一般应忌食生冷、油腻、腥膻、有刺激性的食物。根据病情的不同，饮食禁忌也有区别。如热性病，应忌食辛辣、油腻、煎炸性食物；寒性病，应忌食生冷食物、清凉饮料等。古代文献记载的一些禁忌，如鳖甲忌苋菜、常山忌葱等，也应作为服药禁忌的参考。

附

《珍珠囊补遗药性赋》：十八反歌：本草明言十八反，半蒌贝蔹芨攻乌，藻戟遂芫俱战草，诸参辛芍叛藜芦。十九畏歌：硫黄原是火中精，朴硝一见便相争，水银莫与砒霜见，狼毒最怕密陀僧，巴豆性烈最为上，偏与牵牛不顺情，丁香莫与郁金见，牙硝难合京三棱，川乌草乌不顺犀，人参最怕五灵脂，官桂善能调冷气，若逢石脂便相欺，大凡修合看顺逆，炮爁炙煿莫相依。

《本草纲目》:"药有七情,独行者,单方不用辅也;相须者,同类不可离也,如人参、甘草、黄耆、知母之类;相使者,我之佐使也;相恶者,夺我之能也;相畏者,受彼之制也;相反者,两不相合也;相杀者,制彼之毒也"。又云:"相反诸药,甘草反大戟、芫花、甘遂、海藻;乌头反贝母、栝蒌、半夏、白蔹、白及;藜芦反人参、沙参、丹参、玄参、苦参、细辛、芍药……"

拓展阅读

蔡永敏,王洪久,孙大鹏. 常用中药使用情况文献分析. 中医杂志,2012,53(10):870-873.

复习题

1. 填空题

(1) 中药药源有( )。

(2) 四气指( )。

(3) 五味指( )。

(4) 中药炮制常用的固体辅料有( )等五种。

(5) 中药配伍的七种方式是( )。

2. 名词解释

中药药性理论 道地药材 配伍七情

3. 问答题

请分析影响中药功效的因素。

第3章 方剂的组成及影响方剂功效的因素

学习目标 学习方剂运用八法,理解八法中的吐法应用已少,消法对应多种功效的方剂。重点掌握方剂补法的内容。通过方剂配伍原则和变化形式的学习,理解君药在方剂中不可或缺的重要地位。重点掌握方剂君臣佐使的含义。通过煎药法和服药法的学习,理解加减变化和不同的用法对方剂功效的影响。重点掌握特殊煎药法和特殊服药法。

3.1 方剂的组成依据

治法是指临床辨明证候之后,在治疗原则的指导下,针对病证的病因病机所拟定的治疗方法。治法是组方的依据,方剂是治法的具体体现。临床常用治法为清代程国彭《医学心悟》所提出的汗、吐、下、和、温、清、消、补,简称"八法",具体见表3-1。

表3-1 八法的代表方

名 称	方剂类别	举 例
汗法	解表剂	麻黄汤、桂枝汤
吐法	涌吐剂	瓜蒂散、浓盐汤
下法	泻下剂	大承气汤
和法	和解剂	小柴胡汤、逍遥散
温法	温里剂	四逆汤、理中丸
清法	清热剂	白虎汤、清营汤、犀角地黄汤
消法	消食剂、理气剂、活血剂、化痰剂、利水渗湿剂等	保和丸、血府逐瘀汤等
补法	补益剂	四君子汤、四物汤等

(1)汗法:通过开泄腠理,促进发汗,使外感六淫之邪由肌表随汗而解的一种治法。汗法不仅能发汗,尚能祛邪于外,透邪于表,畅通其血,调和营卫。"其在皮者,汗而发之","因其轻而扬之",如解表剂。

(2)吐法:通过引起呕吐,使停留于咽喉、胸膈、胃脘等部位的痰涎、宿食或毒物从口排出的治法。"其高者,因而越之",如瓜蒂散。

(3)下法:通过荡涤肠胃,泻下大便或积水,使停留于肠胃的宿食、燥屎、痰结等从下而出的治法。"其下者,引而竭之",如泻下剂。

（4）和法：通过和解或调和作用，以达到消除病邪的治法。"伤寒邪气在表者，必渍形以为汗；邪气在里者，必荡涤以为利。其于不外不内，半表半里，既非发汗之所宜，又非吐下之所对，是当和解则可矣。小柴胡汤为和解表里之剂也。"

（5）温法：通过温阳、祛寒或回阳等作用，使寒祛阳复，用治里寒证的治法。"寒者热之"，"治寒以热"，如温里剂。

（6）清法：通过清解热邪的作用，以治疗里热证的方法。里热证有热在气分、营分、血分等。"热者寒之"，"治热以寒"，如清热剂。

（7）消法：通过消导和散结的作用，对气血痰食水虫等所致的有形之邪，使之渐消缓散的一种治法。"坚者削之"，"结者散之"，如活血化瘀类、祛湿类、化痰类、理气类方剂。

（8）补法：针对人体气血阴阳，或某一脏腑之虚损，给予补养的治法。"虚则补之"，"形不足者，温之以气；精不足者，补之以味"，如补益类方剂。

3.2　方剂的组成原则

方剂是在辨证立法的基础上选择若干味中药通过配伍而组成的。中药配伍是方剂组成的基础。方剂组成的原则主要是君、臣、佐、使。

（1）君药　针对主病或主证起主要治疗作用的药物。其药力居方中之首，是方中不可缺少的药物。

（2）臣药　一是辅助君药加强治疗主病或主证的药物；二是针对主要兼病或兼证起治疗作用的药物。其药力小于君药。

（3）佐药　一是佐助药，协助君、臣药以加强治疗作用，或直接治疗次要症状；二是佐制药，用以消除或减缓君、臣药的毒性和烈性；三是反佐药，即根据病情的需要，用与君药性味相反而又能在治疗中起相成作用的药物。佐药的药力小于臣药。

（4）使药　一是引经药，即能引方中诸药以达病所的药物；二是调和药，使用最多的是甘草。

例如，麻黄汤中的麻黄 9 g 为君药，发汗要药，且平喘，治疗主证无汗而喘。麻黄汤中的桂枝 6 g，辅助麻黄发汗，为臣药。方中麻黄、桂枝相须为用。麻黄汤中的杏仁 6 g，辅助君药麻黄平喘，为佐助药。麻黄汤中的甘草，调和药性，缓和麻桂的发汗作用，为使药。

3.3　影响方剂功效的因素

3.3.1　方剂的变化

方剂的变化主要有药味、药量、剂型等三方面的变化，具体如下。

（1）药味的加减　方剂的功效是药物配伍后综合作用的反映，当增加或减去某些药物时，全方的功效也随之发生变化。如四君子汤由人参、白术、茯苓和炙甘草组成，主治脾胃气虚证，症见语声低微，气短乏力，食少便溏，舌淡苔白，脉细弱等。若除上述症状之外又出现脘闷腹胀，则为脾虚不运，兼有气滞之象，可在四君子汤中加入陈皮以行气消胀，即异功散。

（2）配伍比例变化　配伍比例变化指方剂的组成药物不变,通过增加或减少方中药物的用量,以改变其药效的强弱乃至配伍关系,以适应治疗的需要。如小承气汤和厚朴三物汤组成的药味都是大黄、厚朴、枳实,小承气汤大黄为君,重在泻下,主治便秘。厚朴三物汤以厚朴为君,重在行气,主治腹胀。因三药配伍比例变化,从而改变了君药、臣药、佐药的地位,尤其君药的改变,使两方剂的功效、主治有别。

（3）剂型的变化　同一方剂的组成药物与剂量完全相同,但配制的剂型不同,其功效和适应证亦有区别。如理中丸和人参汤,均由甘草、人参、白术、干姜等四药按照相同比例组成,但药性因剂型的不同而不同,丸者缓也,汤者荡也。

3.3.2　方剂的用法

中药和方剂有外用和内服方法。外用法一般用于外科、伤科、针灸科及眼耳口鼻等五官疾病,应用方法很多,如灸法、敷药法、洗浴法、吹喉法、点眼法、温烫法、坐药法等。内服法有汤、丸、散、膏、露、酒等,适用范围较广。由于内服法的"汤"剂,在临床应用上最为广泛,而且它的服用法对于中药的功效、病情的需要都有着重要的关系,故着重介绍"汤"剂的服用法。"汤"剂的服用法又可分为煎药法和服药法,前者是在将中药煎煮成汤剂的过程中应该注意的事项,后者是在服药时必须注意的方面。煎药法和服药法的具体原则如下,可根据病情灵活处理。

（1）煎药法　关于用水:以清净而无杂质的河水、井水及自来水为宜。入煎以前一般先用冷水将中药淹没并略高一些,浸泡 1 h 后再煎。关于火候:有文火和武火之分。常规方法是武火煎药至沸腾,再用文火煎煮。对气味芳香、容易挥发的花叶类中药,一般需武火急煎,煮一两次沸,即可服用,否则煎煮过久,可能丧失药效;如滋腻质重,不易出汁的根或根茎一类中药,一般需文火久煎,否则没有煮透,浪费药材。关于煎药时间及特殊煎煮法:一般中药沸腾后煎煮 15～20 min 左右。但是对于一些中药需使用特殊煎煮法。先煎:矿石贝壳类中药,如石膏、珍珠母、生牡蛎等不易出汁的,需要先用水煎 15～20 min,然后再加其他中药同煎。后下:含挥发油的芳香中药,如砂仁、豆蔻等久煎容易丧失药效的,在其他中药将要煎好时,再放入煎一两次沸。包煎:有些粉末或小粒的种子类中药,应该包煎,即用布包起来煎煮,以免烧焦或使药汁混浊,如旋覆花、车前子等。另煎:有些贵重药如人参单独煎煮,药液单独饮服或冲入煎好的其他药汁中饮服。烊化:有些胶类中药需要烊化,如阿胶、龟板胶等。冲服:有些中药溶解性好,不必煎煮,如芒硝等,只要将药汁冲入水或药汁,溶化后即可服用。关于煎药次数:每剂中药一般煎 2 次,有些补药也可以煎 3 次。每次煎成药汁250～300 mL,一般将 2 次或 3 次煎煮的药汁混合后分 2～3 次服用。

（2）服药法　关于服药量:剂量指成人一日用药量。一般每日 1 剂;病情严重的,如急性病发高热等,可以考虑日服 2 剂;至于慢性疾病,也可一剂分 2 日服用,或隔日 1 剂。关于服药时间:一般日服药 2 次,常规在早饭前、晚饭后服用,与饮食隔开至少半小时为宜。另有认为病在上焦的适宜于饭后服,病在下焦的适宜于饭前服。至于驱虫药最好在清晨空腹时服用,治疗急性病证随时可服,不要拘泥于规定时间。安神药宜临睡前服用。关于服药冷热:一般应该在药液温而不凉的时候饮服。但对于寒性病证则需要热服,对于热性病证则需要冷服;真热假寒的病证,用寒性中药而宜于温服,真寒假热的病证用温热药而宜于冷服。

拓展阅读

李功营,宋金带.中药归经与组方配伍的相关性探索.中医临床研究,2011,3(16):65-66.

复习题

1. 填空题

(1) 组方依据的治法通常有(　　　　　　　　　)等八种。

(2) 方剂配伍原则包括(　　　　　　　　)。

(3) 方剂中不可或缺的是(　　　　　　　)。

(4) 方剂的变化包括(　　　　　　　)。

(5) 中药煎煮的特殊方法包括(　　　　　　　)等六种。

2. 名词解释

君药　佐药　八法　剂量

3. 问答题

请分析影响方剂功效的因素。

第二部分 中 药 学

第4章 解表药

学习目标 掌握解表药的含义、功效、分类、适用范围等。掌握麻黄、桂枝、薄荷等3味中药的性味归经、功效、主要应用、异同比较等；熟悉柴胡、紫苏、葛根、菊花、桑叶等5味中药的性味归经、功效、主要应用；了解防风、白芷、生姜、升麻、葱白等5味中药的主要应用。

凡以发散表邪、治疗表证为主的药物，称解表药，又叫发表药。解表药多属辛散之品，辛能发散，可使外邪从汗而解，故适用于邪在肌表的病证，即《内经》所言"其在皮者，汗而发之"之义。解表药主要用于治疗外感表证：感受外邪，表现为恶寒、发热、头痛、身痛、无汗、脉浮等。另水肿初期、麻疹初期及其他疾病兼有表证，需要发汗解表者，也可用解表药治疗。其治疗范围以现代医学的呼吸系统病证为主，如感冒、咳嗽、发热等。

根据解表药的性能，可以将其分为辛温解表药、辛凉解表药两类。解表药虽能通过发汗法解除表证，但汗出过多能耗散阳气，损伤津液。因此，凡自汗、盗汗、热病伤津及阴虚发热者，均应慎用。

解表药共同的药理作用有：①发汗以辛温解表药发汗作用优于辛凉解表药；②解热（降低体温）以辛凉解表药作用优于辛温解表药；③镇痛；④抗炎、抗菌、抗病毒；⑤祛痰、镇咳、平喘。解表药成分以挥发油为主，使用时不宜久煎。

4.1 辛温解表药

辛温解表药也称发散风寒药，性味多为辛温，发汗作用较强。适用于外感风寒表证，症见恶寒发热、无汗、鼻塞或流清涕、舌苔薄白、口不渴、脉浮等。对于咳嗽气喘、脚气水肿及风湿痛等初起具有上述表证的，也可应用。以麻黄、桂枝、紫苏等为代表药。

麻 黄

【来源】 为麻黄科植物草麻黄、中麻黄、木贼麻黄或其他含麻黄碱的同属植物的干燥草质茎。

【性味归经】 辛、微苦，温。归肺、膀胱经。

【功效】 发汗解表，宣肺平喘，利水消肿。

【主要应用】

1. 风寒感冒。麻黄性温辛散，善散风寒而解表，发汗力强，为发汗解表之要药，与桂枝相须为用。如与桂枝、杏仁、甘草同用，用于外感风寒、恶寒、无汗、头痛、身痛等风寒表实者，代表方如麻黄汤(见《伤寒论》)。

2. 咳嗽气喘。麻黄为治疗风寒外束、肺气壅遏所致喘咳之要药。能宣畅肺气而止咳平喘,故临床往往用治外邪侵袭、肺气不畅所致的喉痒咳嗽、咯痰不爽或咳嗽紧迫、胸闷、气喘等症状。如寒邪咳喘,多配杏仁、甘草同用,如三拗汤;肺热咳喘,常配石膏、杏仁、甘草等同用,如麻杏石甘汤。

3. 风水水肿。用于风寒袭表,肺失宣降所致水肿、小便不利而兼见感冒等表证的,多与甘草、生姜、大枣等同用,如越婢汤。

【备注】

1. 麻黄发汗解表宜生用;宣肺平喘宜蜜炙。

2. 香薷功效与麻黄类似,有"夏月麻黄"之称,治疗阴暑证。

3. 《本草纲目》:"麻黄乃肺经专药,故治肺病多用之。张仲景治伤寒,无汗用麻黄,有汗用桂枝。"

【现代研究】

1. 化学成分:本品主要成分为麻黄碱,并含少量伪麻黄碱、挥发油、黄酮类化合物、麻黄多糖等。

2. 药理作用:除具备解表药共同的药理作用外,麻黄碱和伪麻黄碱均有缓解支气管平滑肌痉挛的作用。伪麻黄碱有明显的利尿作用。麻黄碱能兴奋心脏,收缩血管,升高血压;对中枢神经系统有明显的兴奋作用,可引起兴奋、失眠、不安。

3. 提取新技术:有报道采用微生物发酵麻黄草提取麻黄碱;运用微波技术或超声技术从麻黄中联合提取总黄酮和多糖;运用水蒸气蒸馏法和超临界 CO_2 流体萃取法提取麻黄挥发油。运用膜分离技术、脂质体液膜萃取技术分离麻黄活性组分。

桂 枝

【来源】 为樟科植物肉桂的干燥嫩枝。

【性味归经】 辛、甘,温。归心、肺、膀胱经。

【功效】 发汗解肌,温通经脉,助阳化气。

【主要应用】

1. 风寒感冒。桂枝辛温,善祛风寒,能治外感风寒、发热恶寒,不论有汗、无汗都可使用。常与麻黄相须为用。如与芍药、甘草、生姜、大枣配伍,用治外感风寒、头痛发热、汗出恶风、口不渴等风寒表虚者,代表方如桂枝汤(见《伤寒论》)。

2. 阳气凝滞诸证。可温通胸阳、心阳、脾阳、肾阳。如胸阳凝滞之胸痹,多与枳实、薤白同用,如枳实薤白桂枝汤。

3. 寒邪客于血脉、经脉。治疗月经不调、痛经等,多配伍茯苓、丹皮、桃仁、芍药等同用,如桂枝茯苓丸等。

【备注】

1. 桂枝与麻黄都能发汗,麻黄辛苦开泄,能开腠理而透毛窍,发汗作用较强,且能宣肺平喘、利尿消肿;桂枝辛甘而温,主要作用是温通经脉,能通达阳气而解表,发汗的作用较为缓弱。故治风寒感冒见无汗时,常与麻黄配伍,以增强其发汗的作用;而治风寒感冒见自汗恶风,多配芍药同用,以协调营卫、发表散寒。

2. 桂枝辛温助热,易伤阴动血,凡外感热病、阴虚火旺、血热妄行等证,均当忌用。孕妇及月经过多者慎用。

【现代研究】

1. 化学成分:本品含挥发油,其主要成分为桂皮醛等。另外,尚含有酚类、有机酸、多糖、苷类、香豆精及鞣质等。

2. 药理作用:除具备解表药共同的药理作用外,桂皮油有健胃、缓解胃肠道痉挛及利尿、强心等作用。桂皮醛有镇静、抗惊厥的作用。

紫　苏

【来源】　为唇形科植物紫苏的干燥叶。

【性味归经】　辛,温。归肺、脾经。

【功效】　解表散寒,行气宽中,解鱼蟹毒,安胎。

【主要应用】

1. 风寒感冒。可用于风寒感冒兼气机不畅而见胸闷、咳喘有痰,与香附、甘草、陈皮等同用,如香苏散。

2. 脾胃气滞。可用于脾胃升降失和而见呕恶,亦可用于妊娠呕吐。

3. 鱼蟹中毒。见腹痛吐泻者,可单用 30 g,或与生姜、陈皮等同用。

【备注】

1. 因药用部位不同,紫苏叶偏散风寒,紫苏梗偏行气宽中、安胎。苏子偏降气化痰。

2. 与生姜、葱白等同为药食两用之品,日常餐饮可用。与生姜同用可解鱼蟹毒,止呕;与葱白同用,可用于风寒感冒轻症。

防　风

【来源】　为伞形科植物防风的干燥根。

【性味归经】　辛、甘,微温。归膀胱、肝、脾经。

【功效】　祛风解表,胜湿止痛,止痉。

【主要应用】

1. 外感表证。风寒、风热、风湿均可。防风辛而微温,以祛风见长,故有"风药之润剂,治风之通用药"之称。

2. 风疹瘙痒。无风不作痒,防风可用于多种皮肤病,代表方如防风通圣散。

3. 风湿痹痛。取其胜湿止痛之效。

4. 破伤风。取其祛风止痉之效。

白　芷

【来源】　为伞形科植物白芷或杭白芷的干燥根。

【性味归经】　辛,温。归肺、胃、大肠经。

【功效】　解表散寒,祛风止痛,通鼻窍,燥湿止带,消肿排脓。

【主要应用】

1. 风寒感冒。白芷散风寒力缓,善通鼻窍,止痛,用治风寒感冒、鼻塞流涕者,常与防风、羌活等配伍,如九味羌活汤。

2. 风寒头痛、牙痛。白芷为治阳明经前额头痛、眉棱骨痛、鼻渊头痛之要药。可单用,即都梁丸。

3. 皮肤病。美白、祛斑。与白附子、白术、白蔹等配伍,如七白散。

生　姜

【来源】　为姜科植物姜的新鲜根茎。

【性味归经】　辛,温。归肺、脾、胃经。

【功效】　发汗解表,温中止呕,温肺止咳,解鱼蟹毒。

【主要应用】

1. 风寒感冒。对风寒感冒轻症,可单用,或配葱白、红糖同用。

2. 胃寒呕吐。生姜善止呕,有"呕家圣药"之称,用于多种呕吐。常用半夏同用,如小半夏汤(见《金匮要略》)用于胃寒呕吐。

【备注】　生姜还能解生半夏、生南星之毒及鱼蟹中毒。

葱　白

【来源】　为百合科植物葱近根部的鳞茎。

【性味归经】　辛,温。归肺、脾胃经。

【功效】　发汗解表,通阳散寒。

【主要应用】

1. 风寒感冒。葱白药力较弱,适用于风寒感冒,恶寒发热之轻证。可以单用,也可与淡豆豉等同用,如葱豉汤(见《肘后方》)。

2. 小便不通。单用捣烂,或与冰片同用,外敷脐部,再施温熨,治阴寒腹痛及寒凝气阻,膀胱气化不行的小便不通。

3. 乳汁郁滞不下,乳房胀痛。葱白外敷可散结通络下乳。

4.2　辛凉解表药

辛凉解表药,也称发散风热药,性味多为辛凉,发汗作用较为缓和,适用于外感风热初起,发热恶寒,而以口渴,有汗或无汗,咽喉肿痛,舌苔薄白而干或薄黄,脉浮数等为主者。至于风热所致的咳嗽与麻疹不透,或疮疡初起具有表证者,也可选用。以薄荷、柴胡、升麻等为代表药。

薄　荷

【来源】　为唇形科植物薄荷的干燥地上部分。以江苏太仓产者为道地药材。

【性味归经】　辛,凉。归肺、肝经。

【功效】　疏散风热,清利头目,利咽透疹,疏肝行气。

【主要应用】

1. 风热感冒,温病初起。薄荷为疏散风热要药,有发汗作用,主要用于风热表证、无汗或有汗、头痛目赤等症,常与金银花、牛蒡子、连翘等配合应用,如银翘散。

2. 风热头痛,目赤多泪。与牛蒡、甘菊花、甘草等配伍,治风热攻目、昏涩疼痛,如薄荷汤(见《普济方》)。

3. 肝郁气滞,胸闷胁痛。与柴胡、当归、白术、白芍、茯苓、甘草、煨生姜等同用,治疗肝郁脾虚血虚诸证,如逍遥散(见《和剂局方》)。

4. 咽喉肿痛。薄荷清利咽喉作用显著,主要用于风热咽痛,兼有疏散风热作用,常配合牛蒡子、马勃、甘草等应用。也可研末吹喉,治咽喉红肿热痛病证。

5. 麻疹不透,风疹瘙痒。可配合荆芥、牛蒡子、蝉蜕等同用。

【备注】　八分至一钱五分,水煎服。用于疏散清利透疹宜后下,疏肝解郁则不必后下。

【现代研究】

1. 化学成分:本品主含挥发油。油中主要成分为薄荷醇、薄荷酮、异薄荷酮、薄荷脑、薄荷酯类等多种成分。

2. 药理作用:除具备解表药共同的药理作用外,薄荷油内服能兴奋中枢神经系统,薄荷油能抑制胃肠平滑肌收缩,对抗乙酰胆碱而呈现解痉作用。薄荷醇等多种成分有明显的利胆作用。薄荷油外用,能刺激神经末梢的冷感受器而产生冷感,并反射性地造成深部组织血管的变化而起到消炎、止痛、止痒、局部麻醉和抗刺激作用。对小白鼠有抗着床和抗早孕作用。

3. 提取新技术:有报道称采用水蒸气蒸馏法、冷浸法、超声波法和 CO_2 超临界法提取薄荷油;热回流水浸提与乙酸乙酯萃取相结合的方法提取薄荷迷迭香酸;利用超临界 CO_2 精密分离技术从薄荷原油中提纯薄荷脑;柱色谱分离薄荷醇与乙酸薄荷醇酯;精馏方法对天然薄荷油进行分离。

柴　　胡

【来源】　为伞形科植物柴胡或狭叶柴胡的干燥根。

【性味归经】　苦、辛,微寒。归肝、胆经。

【功效】　解表退热,疏肝解郁,升举阳气。

【主要应用】

1. 表证发热,少阳证往来寒热。柴胡善于疏散少阳半表半里之邪,为治少阳证往来寒热之要药。如与黄芩、生姜、大枣、人参、半夏、甘草等同用,主治少阳证,代表方如小柴胡汤(见《伤寒论》)。

2. 肝郁气滞。柴胡入肝胆经,善于疏肝解郁,治肝气郁滞之胁肋疼痛,如逍遥散。

3. 气虚下陷,脏器脱垂。柴胡善于升举阳气,常与升麻用为药对,配合黄芪、白术、陈皮等同用治疗气虚下陷证。代表方:补中益气汤(丸)。

【备注】

1. 柴胡一药,解表退热生用,疏肝解郁醋炙,升举阳气生或酒制。

2. 补中益气汤(丸)多用于治疗中气下陷之胃下垂、子宫脱垂、脱肛等病。

3. 《本草纲目》:"治阳气下陷,平肝、胆、三焦、包络相火及头痛、眩晕,目昏、赤痛障翳,耳聋鸣,诸疟及肥气寒热,妇人热入血室,经血不调,小儿痘疹余热,五疳羸热。"

【现代研究】

1. 化学成分:柴胡根含 α-菠菜甾醇、春福寿草醇及柴胡皂苷 a、c、d,另含挥发油等。

狭叶柴胡根含柴胡皂苷 a、c、d,挥发油、柴胡醇、春福寿草醇、α-菠菜甾醇等。

2. 药理作用:除具备解表药共同的药理作用外,柴胡皂苷又有降低血浆胆固醇作用。柴胡有较好的抗脂肪肝、抗肝损伤、利胆、降转氨酶、兴奋肠平滑肌、抑制胃酸分泌、抗溃疡、抑制胰蛋白酶等作用。并能增加蛋白质生物合成、抗肿瘤、抗辐射及增强免疫功能等作用。

3. 提取新技术:有报道称,超声波辅助提取柴胡多糖、柴胡皂苷 a、柴胡总黄酮;微波辅助提取竹叶柴胡中的槲皮素;微波提取柴胡中的总黄酮;大孔吸附色谱法、反相高效液相色谱法、毛细管电泳法分离提取柴胡皂苷;用硅胶吸附柱色谱和凝胶柱色谱的方法分离柴胡黄酮化合物。

升 麻

【来源】 为毛茛科植物大三叶升麻、兴安升麻或升麻的干燥根茎。

【性味归经】 甘、辛,微寒。归肺、脾、胃、大肠经。

【功效】 发表透疹,清热解毒,升举阳气。

【主要应用】

1. 麻疹不透。升麻善解毒透疹,多用于治麻疹透发不畅,常配葛根、白芍等同用,如升麻葛根汤(见《小儿药证直诀》)。

2. 咽喉肿痛。对风热疫毒上攻之头面红肿、咽喉肿痛,可与黄芩、黄连等同用。

3. 气虚下陷,脏器脱垂。升麻善于升举阳气,常与柴胡用为药对,配合补中益气诸药,代表方:补中益气汤(丸)。

葛 根

【来源】 为豆科植物野葛或甘葛藤的干燥根。

【性味归经】 甘、辛,凉。归脾、胃经。

【功效】 解肌退热,生津止渴,升阳止泻,解酒,透疹。

【主要应用】

1. 表证发热,项背强痛。葛根是可缓解项背强痛之要药。可随症应用于多种原因导致的项背强痛。对风寒感冒,表实无汗、项背强痛者,可配伍麻黄、桂枝等应用,如葛根汤(见《伤寒论》)。

2. 热病口渴,阴虚消渴。如清代叶天士所创玉泉丸为治消渴名方,由葛根、天花粉、地黄、麦冬、五味子等组成。

3. 泻痢,泄泻。葛根升发脾胃清阳而止泻止痢,为治疗泄泻之圣药,如与黄芩、黄连配伍之葛根芩连汤(见《伤寒论》),用于湿热泻痢。

4. 麻疹不透。用于麻疹初起疹发不畅,与升麻、甘草同用,如升麻葛根汤(见《小儿药证直诀》)。

【备注】

1. 柴胡、升麻、葛根三者皆能发表、升阳,均可用治风热感冒、发热、头痛及清阳不升等病证。其中柴胡、升麻两者均能升阳举陷,用于治气虚下陷,食少便溏、久泻脱肛、胃下垂、肾下垂、子宫脱垂等脏器脱垂;升麻、葛根两者又能透疹,常用治麻疹初起、透发不畅。但柴胡主升肝胆之气,长于疏散少阳半表半里之邪、退热,疏肝解郁,为治疗少阳证的要药。升麻主升脾胃清阳之气,其升提(升阳举陷)之力较柴胡为强,并善于清热解毒,常用于多种热毒病证。葛根主升脾胃清阳之气而达到生津止渴、止泻之功,常用于热病烦渴、阴虚消渴、热泄热痢、脾虚泄泻。同时,葛根解肌退热,为治项背强痛之要药。

2. 葛花为葛未开放的花蕾。性味甘、平,可解酒毒。

【现代研究】

1. 化学成分:葛根主要含黄酮类物质如大豆苷、大豆苷元、葛根素等,还有大豆素-4,7-二葡萄糖苷、葛根素-7-木糖苷、葛根醇、葛根藤素及异黄酮苷和淀粉。

2. 药理作用:葛根煎剂、醇浸剂、总黄酮、大豆苷、葛根素均能对抗垂体后叶素引起的急性心肌缺血。葛根总黄酮能扩张冠脉血管和脑血管,增加冠脉血流量和脑血流量,降低心肌耗氧量,增加氧供应。葛根素能改善微循环,提高局部微血流量,抑制血小板凝集。对小鼠离体肠管有明显解痉作用,能对抗乙酰胆碱所致的肠管痉挛。葛根还具有明显解热、降血压及轻微降血糖作用。

3. 提取新技术:有报道称,微波辅助提取或超声波辅助提取葛根总黄酮、葛根素、可溶性多糖、葛根异黄酮;CO_2超临界提取法提取葛根中的总黄酮;超高压法提取葛根异黄酮;酶法提取葛根渣中异黄酮;大孔树脂柱色谱法分离葛根中抗氧化活性部位、葛根总黄酮;膜法分离纯化葛根素;利用分子印迹技术分离葛根异黄酮。

菊 花

【来源】 为菊科植物菊的干燥头状花序。

【性味归经】 辛、甘、苦,微寒。归肺、肝经。

【功效】 疏散风热,清肝明目,平抑肝阳,清热解毒。

【主要应用】

1. 风热感冒,温病初起。菊花疏散风热、清热解毒,可配伍桑叶、连翘等,如桑菊饮(见《温病条辨》)。

2. 目赤昏花。对虚实目疾均可应用;对风热或肝火所致者,可与桑叶、夏枯草同用;对肝肾阴虚者,可与枸杞子等配伍,如杞菊地黄丸(见《麻疹全书》)。

3. 肝阳上亢之头痛眩晕。常与石决明、牛膝等配伍应用。

【备注】

1. 菊花为药食两用之品,可作为茶饮或菜肴。

2. 根据产地,有亳菊、滁菊、贡菊、杭菊之别。疏散风热、清热解毒,常用黄菊花(杭菊);清肝明目、平抑肝阳多用白菊花(亳菊、滁菊、贡菊)。

桑 叶

【来源】 为桑科植物桑的干燥叶。初霜后采收,故又称冬桑叶或霜桑叶。

【性味归经】 甘、苦,寒。归肺、肝经。

【功效】 疏散风热,清肺润燥,清肝明目。

【主要应用】

1. 风热感冒,温病初起。与菊花、连翘等配伍,如桑菊饮。

2. 肺热咳嗽、燥热咳嗽。桑叶即能清肺热又能润肺燥,与杏仁、沙参为伍,如桑杏汤;与石膏、麦冬等配合,如清燥救肺汤。润肺用时多蜜炙。

3. 目赤昏花。肝开窍于目,桑叶归肝经,可清肝明目,与菊花等同用。或煎水洗眼。

拓展阅读

［1］王瑞昙,岳明,郭琦,等.解表药镇痛作用的文献再评价.陕西中医学院学报,2009(6):49-51.

［2］高连印,张秋云,耿建国.桂枝在《伤寒论》中运用刍议.北京中医药,2012,31(12):906-907.

复习题

1. 填空题

(1)(　　　　　　　)是发汗解表之要药。

(2) 外感风寒有汗、无汗均可应用中药的是(　　　　　　)。

(3)(　　　　　　)可解鱼蟹毒。

(4)(　　　　　　)为治鼻渊常用药。

(5)(　　　　　　)有"风药之润剂,治风之通用药"之称。

(6)(　　　　　　)有"呕家圣药"之称。

(7)(　　　　　　)是治往来寒热(少阳证)之要药。

(8)(　　　　　　)是升举阳气的常用药对。

(9)(　　　　　　)是治项背强痛之要药。

(10)(　　　　　　)为治疗泄泻之圣药。

(11) 辛温解表药中的药食两用中药有(　　　　　　)。

(12) 辛凉解表药中的药食两用中药有(　　　　　　)。

(13) 薄荷的功效是(　　　　　　)。

(14) 菊花的功效是(　　　　　　)。

2. 问答题

(1) 比较麻黄、桂枝功效与主治的异同点。

(2) 比较柴胡、升麻、葛根功效与主治的异同点。

第5章 清 热 药

学习目标 掌握清热药的含义、功效、分类、适用范围等。掌握石膏、知母、金银花、黄芩、黄连、黄柏、生地黄、青蒿等8味中药的性味归经、功效、主要应用、异同比较等;熟悉连翘、玄参、青蒿、大青叶、夏枯草、龙胆草、绿豆等7味中药的性味归经、功效、主要应用;了解栀子、竹叶、决明子、板蓝根、蒲公英、鱼腥草、野菊花、紫花地丁、紫草、白蔹、牡丹皮、赤芍、胡黄连、银柴胡等14味中药的主要应用。

凡药性寒凉,以清解里热、治疗里热证为主的药物,称为清热药。清热药药性寒凉,可入肺、胃、肝、心、肾经,主要用于热病高热、痢疾、痈肿疮毒及目赤肿痛、咽喉肿痛等各种里热证。其治疗范围以现代医学的呼吸、消化、心脑血管等多系统病症为主。

根据清热药的性能,一般分为清热泻火药、清热解毒药、清热凉血药、清热燥湿药、清虚热药等五类。很多清热药可鲜品入煎剂,用量宜加倍,或以鲜品捣汁入药。

清热药性属寒凉,服用剂量过大或服用时间过长,均能损伤阳气,故使用时注意中病即止。阳气不足或脾胃虚弱者慎用。

清热药共同的药理作用有:①抗病原体(以清热解毒药和清热燥湿药较强,其中清热燥湿药对真菌有效);抗毒素;抗炎。②解热扩张血管,促进皮肤散热以减少致热源或抑制发热介质的合成、分泌,与解表药不同之处在于:清热药退热一般不伴明显发汗。③对免疫功能的影响(双向调节)有多数清热药能提高机体的免疫功能,增强机体的抗病能力;某些清热药又可抑制异常的免疫反应(过敏)。

5.1 清热泻火药

清热泻火药,能清气分热,有泻火泄热的作用。适用于气分实热证之高热烦渴、神昏、脉洪实有力、苔黄、烦躁等里热炽盛的证候。使用本类药物时,当考虑照顾正气,必要时可与扶正药物配伍应用。以石膏、知母等为代表药。

石 膏

【来源】 为单斜晶系的硫酸钙矿石。

【性味归经】 辛、甘,大寒。归肺、胃经。

【功效】 生用($CaSO_4 \cdot 2H_2O$):清热泻火,除烦止渴。煅用($CaSO_4$):敛疮生肌,收湿止血。

【主要应用】

1. 温病之属气分者。石膏药性大寒,善清气分实热,为清泻肺胃气分实热的要药。常与知母相须为用,故适用于肺胃实热的证候,见高热不退、口渴、烦躁、脉洪大。常与知母、粳米、甘草同用,代表方如白虎汤(见《伤寒论》)。

2. 肺热咳喘。常与麻黄、杏仁、甘草同用,邪热袭肺,身发高热、咳嗽、气急鼻煽、口渴欲饮等症。代表方如麻杏石甘汤。

3. 头痛、齿龈肿痛等症状。石膏能清泄胃火,故胃火亢盛所引起的疾病,可配合知母、牛膝、生地等同用。代表方:清胃散(见《脾胃论》)、玉女煎(见《景岳全书》)。

4. 湿疹、水火烫伤、疮疡溃后不敛。研末外用,清热、收敛、生肌,可单用或与黄柏、青黛等同用。

【用法】 15～60 g,打碎,先煎。外用适量。

【备注】 如与清热凉血药同用,也能用治热盛发斑、神昏谵语等气营两燔的证候。脾胃虚寒及阴虚内热、血虚发热者忌用。

3.《医学衷中参西录》:"石膏,凉而能散,有透表解肌之力。外感有实热者,放胆用之,直胜金丹。……是以愚用生石膏以治外感实热,轻症亦必至两许;若实热炽盛,又恒用至四五两或七八两,或单用,或与他药同用,必煎汤三四杯,徐徐温饮下,热退不必尽剂。"

知　母

【来源】 为百合科植物知母的干燥根茎。

【性味归经】 苦、甘,寒。归肺、胃、肾经。

【功效】 清热泻火,滋阴润燥。

【主要应用】

1. 肺胃气分实热。知母苦寒,上能清肺热,中能清胃火,故适用于温病之属肺胃有实热的病证。代表方如白虎汤(见《伤寒论》)。

2. 阴虚发热、虚劳咳嗽及消渴等症。知母能泻肺火而滋肾,能清实热,清虚热,虚实两清。与黄柏同用,配入滋阴药中,如知柏地黄丸(见《医方考》),用于肾虚有热者,清润兼备;与贝母合用,如二母丸(见《寿世保元》),用于阴虚燥咳、干咳少痰者;与天花粉、葛根等同用,如玉液汤(见《医学衷中参西录》),用于阴虚内热之消渴。

【备注】

1. 知母性寒质润,能润燥滑肠,可用于肠燥便秘。但脾虚便溏者不宜。

2. 石膏、知母均能清热泻火,可用治温热病气分热盛及肺热咳嗽等症状。但石膏泻火之中长于清解,重在清泻肺胃实火,肺热喘咳、胃火头痛牙痛多用石膏;知母泻火之中长于清润,肺热燥咳、内热骨蒸、消渴多选知母。

【现代研究】

1. 化学成分:本品根茎含多种知母皂苷、知母多糖;此外,尚含芒果苷、异芒果苷、胆碱、尼克酰胺、鞣酸、烟酸及多种金属元素、黏液质、还原糖等。

2. 药理作用:除具有清热药共同的药理作用外,其所含知母聚糖A、B、C、D有降血糖作用,知母聚糖B的活性最强;知母皂苷有抗肿瘤作用。

3. 提取新技术:有报道称,超声辅助乙醇提取知母总黄酮、知母皂苷、芒果苷;知母中甾体皂苷的纤维素酶法提取;微波技术从知母中联合提取总黄酮和多糖;大孔吸附树脂进行分离纯化知母总皂苷;柱色谱法分离纯化西陵知母中甾体皂苷;反相高效液相色谱法分离知母中菝葜皂苷元。

栀　子

【来源】　为茜草科植物栀子的干燥成熟果实。

【性味归经】　苦,寒。归心、肝、肺、胃、三焦经。

【功效】　泻火除烦,清热利湿,凉血解毒。焦栀子:凉血止血。

【主要应用】

1. 热病烦闷。栀子可清泻三焦火邪,泻心火而除烦。治实烦,与黄连、黄芩等配伍,如黄连解毒汤(见《外台秘要》);治虚烦与淡豆豉配伍,如栀子豉汤(见《金匮要略》)。

2. 湿热黄疸。栀子清利肝胆湿热而退黄,与茵陈蒿、大黄同用,如茵陈蒿汤(见《伤寒论》)。

夏 枯 草

【来源】　为唇形科植物夏枯草的干燥果穗,夏季果穗呈棕红色时采收。

【性味归经】　苦、辛,寒。归肝、胆经。

【功效】　清肝火,明目,散郁结。

【主要应用】

1. 目赤肿痛,头痛眩晕。肝开窍于目,夏枯草善清肝火,而用于肝火上炎所致者,可与菊花、决明子等同用。

2. 瘿瘤瘰疬。用于痰火郁结于肝经循行部位所致诸证,夏枯草善消肿散结,多与海藻、昆布等同用,如海藻玉壶汤(见《外科正宗》)用于瘿瘤;与玄参、连翘等同用,如内消瘰疬丸(见《疡医大全》)用于瘰疬。

决 明 子

【来源】　为豆科植物决明或小决明的干燥成熟种子。

【性味归经】　甘、苦、咸,微寒。归肝、大肠经。

【功效】　清热明目,润肠通便。

【主要应用】

1. 目赤目暗。常与夏枯草、桑叶、菊花等配伍,用于肝火上炎或风热所致目疾。常与枸杞子、沙苑子等同用,用于肝肾阴虚者。单独泡茶饮服亦可明目。

2. 头痛眩晕。可与夏枯草、菊花等同用,平抑肝阳。单独泡茶饮服或决明子枕可辅助降血压。

3. 大便秘结。单用,或与润肠之品合用,可润肠,但不宜久煎。

【备注】　决明子又名草决明,有良好的降血压、降血脂、抗衰老作用,药食两用之品,可泡茶、做粥或制作枕头。

竹 叶

【来源】　为禾本科植物淡竹的干燥叶。

【性味归经】 甘、辛、淡,寒。归心、胃、小肠经。

【功效】 清热除烦,生津利尿。

【主要应用】

1. 热病烦渴。竹叶甘寒入心经,长于清心泻火以除烦,并能清胃生津以止渴,配人参、麦门冬等用,可治热病后期的余热未清、气津两伤之证,如竹叶石膏汤(见《伤寒论》)。

2. 口疮尿赤。竹叶上能清心火,下能利小便,上可治心火上炎之口舌生疮,下可疗心移热于小肠之小便短赤涩痛,常配木通、生地黄等药用,如导赤散(见《小儿药性直诀》)。

5.2 清热解毒药

清热解毒药有清热解毒的作用,常用于治疗各种热毒的病证。热毒病症主要是指丹毒、斑疹、疮痈、喉痹、痢疾等。若热毒在血分,可与凉血药配合应用;若火热炽盛,可与泻火药配合应用;若挟湿者,可与燥湿药配合应用。属于阴证、寒证者,则不宜使用。以金银花、连翘、绿豆等为代表药。

金 银 花

【来源】 为忍冬科植物忍冬的花蕾。别名双花。

【性味归经】 甘,寒。归肺、胃、心、脾经。

【功效】 清热解毒,疏散风热。

【主要应用】

1. 外感风热或温病初起。金银花甘寒,气血两清,又可宣散。配合连翘、牛蒡子、薄荷等同用。代表方如银翘散(见《温病条辨》)。

2. 疮痈肿毒、咽喉肿痛。金银花为治疗阳证(红肿热痛)疮痈肿毒的要药。常与野菊花、蒲公英、紫花地丁、天葵子等同用,代表方如五味消毒饮(见《医宗金鉴》),或单用新鲜者捣烂外敷。

3. 热毒血痢。热毒结聚肠道,入血分,则下痢便血。金银花能凉血而解热毒,故可疗血痢便血,在临床上常以金银花炒炭,与黄芩、黄连、白芍、马齿苋等同用。

【备注】

1. 金银花为药食两用之品。疏散风热、清泻里热以生品为佳;炒炭宜用于热毒血痢;泡茶饮用或将金银花加水蒸馏制成金银花露,清热解暑,可治疗小儿热疖、痱子等症状,或作夏天饮料。

2. 忍冬藤,为忍冬科植物忍冬的茎。功效与金银花相似,又能通络,可治风湿痛。

【现代研究】

1. 化学成分:金银花含有挥发油、木樨草素、环己六醇、黄酮类、肌醇、皂苷、鞣质等。分离出的绿原酸和异绿原酸是其抗菌的主要成分。

2. 药理作用:除具有清热药共同的药理作用外,金银花具有广谱抗菌作用,有一定降低胆固醇作用。其水及酒浸液对肉瘤180及艾氏腹水瘤有明显的细胞毒作用。此外大量口服对实验性胃溃疡有预防作用。对中枢神经有一定的兴奋作用。

3. 提取新技术:有报道称,用超高压技术提取金银花中总黄酮;超声波提取金银花中绿原酸、黄酮类化合物;将超声预处理与传统水煎煮法相结合提取金银花多糖;微波辅助、酶解法提取金银花中绿原酸等有效成分;大孔树脂法分离纯化金银花中绿原酸;超滤技术分离纯化绿原酸。

连　翘

【来源】 为木樨科植物连翘的干燥果实。

【性味归经】 苦,微寒,归肺、心、小肠经。

【功效】 清热解毒,消肿散结,疏散风热。

【主要应用】

1. 外感风热或温病初起。作用与金银花相似,两药常配合应用(对药),如银翘散(见《温病条辨》)。

2. 热在气分、热在血分。连翘能清热解毒,热病有高热、烦躁、口渴或发斑疹等症状,皆可应用,如清营汤(见《温病条辨》)。

3. 疮疡肿毒、瘰疬乳痈。连翘性凉味苦,轻清上浮,可治上焦诸热,可清热解毒、消肿散结,有"疮家圣药"之称,常和金银花、象贝母、夏枯草等同用。

【备注】

1. 连翘与金银花均有清热解毒的作用,既能透热达表,又能清里热而解毒。对外感风热、温病初起、热毒疮疡等症状常相须为用。不同点是:连翘清心解毒之力强,并善于消痈散结,为疮家圣药,亦治瘰疬痰核;而金银花疏散表热之效优,且炒炭后善于凉血止痢,用于治热毒血痢。

2. 连翘之用有三:泻心经客热,一也;去上焦诸热,二也;为疮家圣药,三也(见《珍珠囊》)。

【现代研究】

1. 化学成分:连翘含三萜皂苷,果皮含甾醇、连翘酚、生物碱、皂苷、齐墩果酸、香豆精类,还有丰富的维生素 P 及少量挥发油。

2. 药理作用:除具有清热药共同的药理作用外,连翘具有广谱抗菌作用,连翘所含齐墩果酸有强心、利尿及降血压作用;所含维生素 P 可降低血管通透性及脆性,防止溶血。其煎剂有镇吐和抗肝损伤的作用。

绿　豆

【来源】 为豆科植物绿豆的干燥种子。

【性味归经】 甘、凉。归心、胃经。

【功效】 清热解毒,解暑利尿。

【主要应用】

1. 痈肿疮毒。绿豆甘寒,清热解毒,以消痈肿。可广泛用于热毒疮痈肿痛,单用煎服有效,或生研加冷开水浸泡滤汁服;《普济方》中记载可用绿豆与大黄为末加薄荷汁、蜂蜜调敷患处以解毒消肿。

2. 防治中暑。夏季常用绿豆煮汤或绿豆粥冷饮,以解暑。

3. 药食中毒。以绿豆 120 g、生甘草 30 g,煎汤大量灌服,绿豆甘寒,善解热毒,用于药物中毒(附子、乌头、巴豆、农药、砒霜等中毒)、食物中毒、酒精中毒、煤气中毒等;也可用生品研末加冷开水滤汁顿服,或浓煎频服;或配伍黄连、葛根、甘草同用,如绿豆饮(见《证治准绳》)。

【备注】

1. 脾胃虚寒或阳虚者不宜。

2.《本经逢原》:"明目。解附子、砒石、诸石药毒。"

3. 绿豆衣为绿豆的种皮。将绿豆用清水浸泡后取皮晒干即成。性味甘,寒。归心、胃经。功同绿豆,但解暑之力不及绿豆,其清热解毒之功胜于绿豆;并能退目翳,治疗斑痘目翳。水煎服,6~12 g。

大 青 叶

【来源】 为十字花科植物菘蓝的干燥叶片。

【性味归经】 苦、寒。归心、肺、胃经。

【功效】 清热解毒,凉血消斑。

【主要应用】

1. 热入营血,温毒发斑。大青叶苦寒,善解心胃二经实火热毒;入血分可凉血消斑,气血两清,可用治温热病之气血两燔,高热神昏,发斑发疹,常与水牛角、玄参、栀子等同用,如犀角大青汤(见《医学心悟》)。

2. 瘟疫时毒。大青叶苦寒,解毒利咽,凉血消肿,用治心胃火盛,咽喉肿痛,口舌生疮者,常与生地、大黄、升麻同用,如大青汤(见《圣济总录》);若瘟毒上攻,发热头痛,痄腮,喉痹者,可与金银花、大黄、拳参同用;用治血热毒盛,丹毒红肿者,可用鲜品捣烂外敷,或与蒲公英、紫花地丁、蚤休等药配伍使用。

【备注】

1. 如《本草正》所云:"治瘟疫热毒发斑,风热斑疹,痈疡肿痛,除烦渴,止鼻衄,吐血……凡以热兼毒者,皆宜蓝叶捣汁用之。"据报道,大青叶在临床上多用于流行性感冒持续高热、上呼吸道感染、流行性乙型脑炎、急性传染性肝炎等病毒性疾病,对急性菌痢、肠炎、牙周炎、宫颈炎等也有较好的疗效。用大青叶所含有效成分靛玉红制成片剂或用靛玉红合成产品,可治疗慢性粒细胞性白血病等疾病。

2. 板蓝根为十字花科植物菘蓝的根,药性苦寒,清热解毒作用与大青叶相似,善清实热火毒,更以凉血利咽消肿止痛见长。可用于温病初起或外感风热之发热、咽痛,如板蓝根颗粒。

蒲 公 英

【来源】 为菊科植物蒲公英的干燥全草,又名黄花地丁。

【性味归经】 苦、甘,寒。归肝、胃经。

【功效】 清热解毒,消痈散结,利湿通淋。

【主要应用】

1. 痈肿疔毒,乳痈内痈。蒲公英为清热解毒、消痈散结之佳品,主治内外热毒疮痈诸证,兼能疏郁通乳,是治疗乳痈之要药。用于治乳痈肿痛,可单用本品浓煎内服;或以鲜品捣汁内服,渣敷患处;也可与全瓜蒌、金银花、牛蒡子等药同用;用于治疗毒肿痛,常与野菊花、紫花地丁、金银花等药同用,如五味消毒饮(见《医宗金鉴》)。

2. 热淋,湿热黄疸。取其清利湿热,利尿通淋之效。

【备注】 用量过大,可致恶心、呕吐、腹部不适、缓泻等胃肠道反应。

野 菊 花

【来源】 为菊科植物野菊的干燥头状花序。

【性味归经】 苦、辛,微寒。归肝、心经。

【功效】 清热解毒,泻火平肝。

【主要应用】

1. 痈疽疔疖,咽喉肿痛。野菊花辛散苦降,其清热解毒、利咽消肿止痛力胜于菊花,为治外科疗痈之良药。用于治热毒蕴结、疗疖丹毒、痈疽疮疡、咽喉肿痛,可与蒲公英、紫花地丁、金银花等同用,如五味消毒饮(见《医宗金鉴》)。

2. 目赤肿痛。野菊花味苦入肝,清泻肝火;味辛性寒,兼散风热,常与金银花、密蒙花、夏枯草等同用,治疗风火上攻之目赤肿痛。

【备注】 野菊花与菊花为同科植物,均有清热解毒之功,但野菊花苦寒之性尤胜,长于解毒消痈,疮痈疗毒肿痛多用之;而菊花辛散之力较强,长于清热疏风,上焦头目风热多用之。

鱼 腥 草

【来源】 为三白草科植物蕺菜的干燥地上部分。

【性味归经】 辛,微寒。归肺经。

【功效】 清热解毒,消痈排脓,利尿通淋。

【主要应用】

1. 肺痈吐脓,肺热咳嗽。鱼腥草寒能泄降,辛以散结,主入肺经,清解肺热、消痈排脓,故为治肺痈之要药。用于治痰热壅肺、胸痛、咳吐脓血,常与桔梗、芦根、瓜蒌等药同用;若用于治肺热咳嗽、痰黄气急,常与黄芩、贝母、知母等药同用。

2. 热毒疮疡。鱼腥草为外痈疮毒常用之品,可单用鲜品捣烂外敷,也常与野菊花、蒲公英、金银花等同用。

3. 湿热淋证。鱼腥草善清膀胱湿热,常与车前草、白茅根、海金沙等药同用。

【备注】 临床可用鱼腥草鲜品煎服,或捣泥外敷,或入复方,或制成注射液供治疗选用。对上呼吸道感染、急慢性支气管炎、支气管肺炎、大叶性肺炎及肺脓疡等呼吸道感染,疗效显著;对五官科的化脓性炎症和皮肤科感染性炎症及多种急性感染性疾病,也均有较好疗效。

紫 花 地 丁

【来源】 为堇菜科植物紫花地丁的干燥全草。

【性味归经】 苦、辛,寒。归心、肝经。

【功效】 清热解毒,凉血消痈。

【主要应用】

1. 疗疮肿毒。紫花地丁清热解毒,凉血消肿,为治血热壅滞、痈肿疮毒、红肿热痛的常用药。治疗毒可单用鲜品捣汁内服,以渣外敷;也可配金银花、蒲公英、野菊花等清热解毒之品,如五味消毒饮(见《医宗金鉴》)。

2. 乳痈肠痈。用于治乳痈,常与蒲公英同用,煎汤内服,并以渣外敷,或熬膏摊贴患处,均有良效;用于治肠痈,常与大黄、红藤、白花蛇舌草等同用。

【备注】 《本草正义》:"地丁专为痈肿疔毒通用之药。""然辛凉散肿,长于退热,惟血热壅滞,红肿焮发之外疡宜之,若谓通治阴疽发背寒凝之证,殊是不妥。"

<h2 style="text-align:center">白　蔹</h2>

【来源】 为葡萄科植物白蔹的干燥块根。

【性味归经】 苦、辛,微寒。归心、胃经。

【功效】 清热解毒,消痈散结,敛疮生肌。

【主要应用】

1. 疮痈肿毒。白蔹内服、外用皆可。用于治热毒壅聚,痈疮初起,红肿硬痛者,可单用为末水调涂敷患处,或与金银花、连翘、蒲公英等同煎内服;若疮痈脓成不溃者,亦可与苦参、天南星、皂角等制作膏药外贴,可促使其溃破排脓;若疮疡溃后不敛,可与白及、络石藤共研细末,干撒于疮口,以生肌敛疮,如白蔹散(见《鸡峰普济方》)。

2. 瘰疬痰核。若用于治痰火郁结,痰核瘰疬,常与玄参、赤芍、大黄等研末醋调,外敷患处,如白蔹散(《圣惠方》);或与黄连、胡粉研末,油脂调敷患处,如白蔹膏(见《刘涓子鬼遗方》)。

3. 水火烫伤,手足皲裂。用于治水火烫伤,可单用白蔹研末外敷(见《备急方》);亦可与地榆等分为末外用。与白及、大黄、冰片配伍,可用于手足皲裂。

【备注】

1. 脾胃虚寒者不宜服。不宜与乌头类药材同用。

2. 《本草经疏》:"白蔹,苦则泄,辛则散,甘则缓,寒则除热,故主痈肿疽疮,散结止痛。……总之为疗肿痈疽家要药,乃确论也。"

5.3　清热凉血药

清热凉血药,专入血分,能清血分热,常用于血热妄行之吐血、衄血、血热发斑疹及温热病邪入营血、热甚心烦、舌绛神昏等病症。如治疗气血两燔,可配合清热泻火药同用。热邪入于营分、血分,往往伤阴耗液,清热凉血药,常可养阴,用之于热入营血,可收标本兼顾之效。以生地、玄参等为代表药。

<h2 style="text-align:center">生　地　黄</h2>

【来源】 为玄参科植物地黄的块根。

【性味归经】 甘,寒。归心、肝、肾经。

【功效】 清热凉血,养阴生津。

【主要应用】

1. 温病热入营血,生地黄善清热凉血。与犀角、玄参、竹叶心、银花、连翘、黄连、丹参、麦冬等配伍,用于热入营血之壮热、舌绛烦渴等症状。代表方如清营汤(见《温病条辨》)。

2. 津伤口渴,内热消渴,肠燥便秘。常与玄参、麦冬配伍,代表方:增液汤(见《温病条辨》)。

【备注】 晒干入药者,又称干地黄。性味甘寒。入心、肝、肾经。功能滋阴凉血。

【现代研究】

1. 化学成分:生地黄含梓醇、二氢梓醇、单密力特苷、乙酰梓醇、桃叶珊瑚苷、密力特苷、地黄苷、去羟栀子苷、筋骨草苷、辛酸、苯甲酸、苯乙酸、葡萄糖、蔗糖、果糖及铁、锌、锰、铬等20多种微量元素、β-谷甾醇等。鲜地黄含 20 多种氨基酸,其中精氨酸含量最高。干地黄中含有 15 种氨基酸,其中丙氨酸含量最高。

2. 药理作用:生地黄水提液有降压、镇静、抗炎、抗过敏作用;其流浸膏有强心、利尿作用;其乙醇提取物有缩短凝血时间的作用;生地黄能对抗连续服用地塞米松后血浆皮质酮浓度的下降,并能防止肾上腺皮质萎缩的作用,提高机体免疫功能。

玄 参

【来源】 为玄参科植物玄参的干燥根。

【性味归经】 甘、苦、咸,微寒。归肺、胃、肾经。

【功效】 清热凉血,泻火解毒,滋阴。

【主要应用】

1. 温邪入营,内陷心包,温毒发斑。玄参咸寒质润,善清热凉血,泻火解毒,又能养阴润燥,可用于热入营血或气血两燔证,与白虎汤、水牛角配伍,代表方:化斑汤(见《温病条辨》)。

2. 咽喉肿痛。玄参泻火解毒而利咽,用于多种原因导致的咽喉肿痛,如虚火上炎者,配伍麦冬、桔梗、甘草,代表方:玄麦甘桔汤(见《疡医大全》)。

3. 津伤便秘。常配伍麦冬、生地黄,代表方:增液汤(见《温病条辨》)。

【备注】 使用注意,十八反:诸参辛芍叛藜芦,玄参反藜芦。

【现代研究】

1. 化学成分:玄参含哈巴苷,哈巴苷元,桃叶珊瑚苷,6-对甲基梓醇,渐玄参苷甲,乙等环烯醚萜类化合物及生物碱,植物甾醇,油酸,硬脂酸,葡萄糖,天冬酰胺,微量挥发油等。

2. 药理作用:除具有清热药的抗菌、抗炎、镇静、抗惊厥作用外,玄参的水浸剂、醇浸剂和煎剂均有降血压作用;其醇浸膏水溶液能增加小鼠心肌营养血流量,并可对抗垂体后叶素所致的冠脉收缩。

牡 丹 皮

【来源】 为毛茛科植物牡丹的干燥根皮。

【性味归经】 苦、甘,微寒。归心、肝、肾经。

【功效】 清热凉血,活血祛瘀,消痈。

【主要应用】

1. 温毒发斑,血热吐衄。牡丹皮善清营分、血分实热,治温病热入营血,迫血妄行所致发斑、吐血、衄血,常与水牛角、生地黄、赤芍等配伍,方如犀角地黄汤(见《外台秘要》)。

2. 温病伤阴,夜热早凉、无汗骨蒸。牡丹皮性味苦辛寒,入血分而善于清透阴分伏热,为治无汗骨蒸之要药,常与鳖甲、知母、生地黄配伍,代表方如青蒿鳖甲汤(见《温病条辨》)。

3. 跌打伤痛。可与红花、乳香、没药等配伍,如牡丹皮散(见《证治准绳》)。

4. 肠痈初起。牡丹皮苦寒,清热凉血之中,善于散瘀消痈。若配大黄、桃仁、芒硝等药用,可治瘀热互结之肠痈初起,如大黄牡丹皮汤(见《金匮要略》)。

【备注】 血虚有寒,月经过多及孕妇不宜用。

赤 芍

【来源】 为毛茛科植物芍药或川赤芍的干燥根。

【性味归经】 苦、微寒。归肝经。

【功效】 清热凉血,散瘀止痛。

【主要应用】

1. 温毒发斑,血热吐衄。赤芍苦寒入肝经血分,善清泻肝火,泄血分郁热而凉血、止血,代表方如犀角地黄汤(见《外台秘要》)。

2. 痈肿疮疡。赤芍清热凉血、散瘀消肿之功,治热毒壅盛,痈肿疮疡,可配金银花、天花粉、乳香等药用,代表方如仙方活命饮(见《妇人大全良方》)。

3. 肝郁胁痛,经闭痛经,症瘕腹痛。赤芍苦寒入肝经血分,有活血散瘀止痛之功,治肝郁血滞之胁痛,可配柴胡、牡丹皮等药用,如赤芍药散(见《博济方》);治血滞经闭、痛经、症瘕腹痛,可配当归、川芎、延胡索等药用,如少腹逐瘀汤(见《医林改错》)。

【备注】

1. 血寒经闭不宜用。反藜芦。

2. 《本草求真》:"赤芍与白芍主治略同,但白则有敛阴益营之力,赤则止有散邪行血之意;白则能于土中泻木,赤则能于血中活滞。故凡腹痛坚积,血瘕疝痹,经闭目赤,因于积热而成者,用此则能凉血逐瘀,与白芍主补无泻,大相远耳。"

紫 草

【来源】 为紫草科植物紫草的干燥根。

【性味归经】 甘、咸,寒。归心、肝经。

【功效】 清热凉血,活血,解毒透疹。

【主要应用】

1. 温病血热毒盛,斑疹紫黑。紫草咸寒入肝经血分,有凉血活血、解毒透疹之功。治温毒发斑,血热毒盛,斑疹紫黑者,常配赤芍、蝉蜕、甘草等药用,如紫草快斑汤(见《张氏医通》)。

2. 疮疡。紫草清热凉血,活血消肿,治痈肿疮疡,可配金银花、连翘、蒲公英等药用;若配当归、白芷、血竭等药,可治疮疡久溃不敛,如生肌玉红膏(见《外科正宗》)。

3. 湿疹。可配黄连、黄柏、漏芦等药用,如紫草膏(见《仁斋直指方》)。

4. 水火烫伤。可用紫草以植物油浸泡,滤取油液,外涂患处,或配黄柏、牡丹皮、大黄等药,麻油熬膏外搽。

5.4 清热燥湿药

清热燥湿药,性味多苦寒,苦能燥湿,寒能清热,主要用于湿热证。如心烦口苦、小便短赤、泄泻、痢疾、黄疸、关节肿痛等病证。以黄芩、黄连、黄柏等为代表药,也是常用的泻火解毒药。

黄　芩

【来源】　为唇形科植物黄芩的干燥根。

【性味归经】　苦,寒。归肺、胆、胃、大肠、小肠经。

【功效】　清热燥湿,泻火解毒,止血,安胎。

【主要应用】

1. 湿温病。黄芩清热燥湿作用颇强,对湿温病之发热、胸闷、口渴不欲饮,可与滑石、白蔻仁、茯苓等配合应用,代表方如黄芩滑石汤(见《温病条辨》)。

2. 湿热泻痢。对湿热泻痢、腹痛,常与白芍、葛根、甘草同用,代表方如黄芩汤、葛根芩连汤(见《金匮要略》)。

3. 黄疸。对于湿热蕴结所致的黄疸,可与茵陈、栀子、淡竹叶等同用。

4. 热病高热烦渴。黄芩能清实热,泻肺火,常与黄连、山栀等配伍,代表方如黄连解毒汤(见《外台秘要》)。

5. 肺热咳嗽。黄芩主入肺经,善清肺火而止咳。代表方如清金丸(单用)、双黄连口服液(金银花、黄芩、连翘)。

6. 胎动不安。黄芩有良好的清热安胎作用,可用于胎动不安,常与白术、竹茹等配合应用。

【备注】　黄芩生用,清热泻火;炒用,减弱寒性,用于安胎;酒炒用,清上焦湿热;黄芩炭,用于止血。

【现代研究】

1. 化学成分:黄芩含黄芩苷元、黄芩苷、汉黄芩素、汉黄芩苷、黄芩新素、苯乙酮、棕榈酸、油酸、脯氨酸、苯甲酸、黄芩酶、β-谷甾醇等。

2. 药理作用:黄芩煎剂具有广谱抗菌作用;黄芩苷、黄芩苷元对豚鼠离体气管过敏性收缩及整体动物过敏性气喘,均有缓解作用,并与麻黄碱有协同作用,能降低小鼠耳毛细血管的通透性;黄芩还有解热、降压、镇静、保肝、利胆、抑制肠管蠕动、降血脂、抗氧化、调节cAMP水平、抗肿瘤等作用。

3. 提取新技术:有报道称,酶辅助提取黄芩中的黄酮类化合物;酶法提取黄芩中黄芩素、汉黄芩素等有效成分;亚临界水提取、半仿生提取、微波提取、超声提取黄芩中的黄芩苷;超声波技术提取黄芩中的黄酮、多糖;大孔吸附树脂对黄芩总黄酮分离纯化;膜分离技术对黄芩有效成分分离。

黄　连

【来源】　为毛茛科植物黄连或同属植物的干燥根茎。

【性味归经】　大苦,大寒。归心、肝、胃、大肠经。

【功效】　清热燥湿,泻火解毒。

【主要应用】

1. 诸经火热证。黄连清脏腑实热作用广泛,可用治三焦热盛,神昏谵语等证。治实烦,与黄芩、黄柏、栀子等配伍,代表方如黄连解毒汤(见《外台秘要》);治疗虚烦,与阿胶、鸡子黄等配伍,代表方如黄连阿胶汤(见《伤寒论》)。

2. 呕恶泻痢。黄连长于清中焦湿热,为止呕的要药,代表方如半夏泻心汤(见《金匮要略》)。黄连亦为治疗湿热泻痢之要药,与木香同用,代表方如香连丸(见《和剂局方》)。

3. 消渴。黄连配合天花粉、知母、生地等同用,可用于胃火炽盛的中消证。

【备注】

1. 黄连大苦大寒,易伤及脾胃,用量宜小,也可研末吞服。

2. 炮制方法对黄连功效的影响:生用,清热泻火;炒用,降低寒性;姜汁拌炒,清胃热和胃止呕,用于胃中灼痛、呕吐等;酒拌炒,上行,清上焦火热,用于目赤肿痛、口疮等;萸黄连:疏肝和胃止呕,用于肝胃不和的呕吐吞酸。

【现代研究】

1. 化学成分:黄连主含小檗碱(黄连素)、黄连碱、甲基黄连碱、掌叶防己碱、非洲防己碱、吐根碱等多种生物碱,并含黄柏酮、黄柏内酯等。

2. 药理作用:黄连具有广谱抗菌作用;所含小檗碱小剂量时能兴奋心脏,增强其收缩力,增加冠状动脉血流量,大剂量时抑制心脏,减弱其收缩;小檗碱可减少蟾蜍心率,对兔、豚鼠、大鼠离体心房有兴奋作用并有抗心律失常的作用,有利胆、抑制胃液分泌、抗腹泻等作用,小剂量对小鼠大脑皮质的兴奋过程有加强作用,大剂量则对抑制过程有加强作用,有抗急性炎症、抗癌、抑制组织代谢等作用;小檗碱和四氢小檗碱能降低心肌的耗氧量;黄连及其提取成分有抗溃疡作用。

3. 提取新技术:有报道称,超声波法、微波法提取黄连中的小檗碱,纤维素酶预处理法、酸水浸提法、微波预处理法提取黄连有效生物碱,大孔吸附树脂、膜分离技术用于分离小檗碱、黄连总生物碱等。

黄　柏

【来源】　为芸香科植物黄柏或黄皮树除去栓皮的干燥树皮。

【性味归经】　苦,寒。归肾、膀胱、大肠经。

【功效】　清热燥湿,泻火解毒,退热除蒸。

【主要应用】

1. 湿热诸证。黄柏清热燥湿,偏走下焦。治湿热泻痢,常与白头翁、黄连、秦皮同用,代表方如白头翁汤(见《伤寒论》);治湿热黄疸,与栀子、茵陈配伍,代表方如栀子柏皮汤(见《金匮要略》)等;治湿热下注的足膝肿痛、痿证,与苍术、牛膝,代表方如三妙丸(见《医学正传》);治疗湿热下注的白浊黄带,与山药、车前子、芡实、白果等配伍,代表方如易黄散(见《傅青主女科》)。

2. 阴虚发热。常与知母、地黄等同用。代表方如知柏地黄丸(见《医方考》)、滋肾丸(见《兰室秘藏》)。

【备注】

1.《珍珠囊》:"黄柏之用有六:泻膀胱龙火,一也;利小便结,二也;除下焦湿肿,三也;痢疾先见血,四也;脐中痛,五也;补肾不足,壮骨髓,六也。"

2. 黄柏、黄芩、黄连三药,苦寒之品,均能清热燥湿、泻火解毒。但黄柏泻肾火而退虚热,且能除下焦湿热;黄芩则以清肺热为专长,又能安胎;黄连泻心火而除烦,善止呕逆。因此,一般所谓黄芩治上焦、黄连治中焦、黄柏治下焦的说法,源自黄芩清肺火、黄连止呕逆、黄柏泻肾火的特点。但临床上作为清热解毒药应用时,黄芩、黄连、黄柏三药以"三黄"并称,常配合应用。

【现代研究】

1. 化学成分:黄柏树皮含有小檗碱、黄柏碱、木兰花碱、药根碱、掌叶防己碱等多种生物碱,并含黄柏内酯、黄柏酮、黄柏酮酸及 7-脱氢豆甾醇、β-谷甾醇、菜油甾醇等。

2. 药理作用:黄柏具有与黄连相似的抗病原微生物作用;所含药根碱具有与小檗碱相似的正性肌力和抗心律失常作用;黄柏提取物有降压、抗溃疡、镇静、降血糖及促进小鼠抗体生成等作用。

龙 胆 草

【来源】 为龙胆科植物龙胆的干燥根及根茎。

【性味归经】 苦,寒。归肝、胆、膀胱经。

【功效】 清热燥湿,泻肝胆火。

【主要应用】

1. 肝胆实火上攻、湿热下注诸证。症见头晕头痛、目赤口苦、阴肿阴痒、湿疹瘙痒、带下黄臭等,与柴胡、黄芩、栀子、泽泻、木通、车前子等配伍,代表方如龙胆泻肝汤(丸)(见《医方集解》)。

2. 湿热黄疸。龙胆草善清下焦湿热所致黄疸,可配苦参用,代表方如苦参丸(见《杂病源流犀烛》)。

3. 惊风抽搐。龙胆草清泻肝胆实火,可用于治肝经热盛,热极生风所致之高热惊风抽搐,可配伍黄柏、大黄、芦荟等药,代表方如当归龙荟丸(见《宣明论方》)。

【备注】

1. 脾胃寒者不宜用,阴虚津伤者慎用。

2. 《药品化义》:"胆草专泻肝胆之火,主治目痛颈痛,两胁疼痛,惊痫邪气,小儿疳积,凡属肝经热邪为患,用之神妙。其气味厚重而沉下,善清下焦湿热,若囊痈、便毒、下疳及小便涩滞,男子阳挺肿胀,或光亮出脓,或茎中痒痛,女人因癃作痛,或发痒生疮,以此入龙胆泻肝汤治之,皆苦寒胜热之力也。"

【现代研究】

1. 化学成分:龙胆草含龙胆苦苷、獐牙菜苦苷、三叶苷、苦龙苷、苦樟苷、龙胆黄碱、龙胆碱、秦艽乙素、秦艽丙素、龙胆三糖等。

2. 药理作用:龙胆草水浸剂对石膏样毛癣菌、星形奴卡氏菌等皮肤真菌有不同程度的抑制作用,对钩端螺旋体、绿脓杆菌、变形杆菌、伤寒杆菌也有抑制作用;所含龙胆苦苷有抗炎、保肝及抗疟原虫的作用;龙胆碱有镇静、肌松作用,大剂量龙胆碱有降压作用,并能抑制心脏、减缓心率;龙胆有抑制抗体生成及健胃的作用。

苦 参

【来源】 为豆科植物苦参的干燥根。

【性味归经】 苦,寒。归心、肝、胃、大肠、膀胱经。

【功效】 清热燥湿,杀虫止痒,利尿。

【主要应用】

1. 湿热泻痢。苦参大苦大寒,入胃、大肠经,清热燥湿而治胃肠湿热所致泄泻、痢疾,可单用,或配木香用,代表方如香参丸(见《奇方类编》)。

2. 湿热带下、阴肿阴痒。苦参清热燥湿,杀虫止痒,为治湿热所致带下证的常用药。若治湿热带下、阴肿阴痒,可配蛇床子、鹤虱等药用,代表方如榻痒汤(见《外科正宗》)。

3. 湿疹湿疮、疥癣。苦参治湿疹、湿疮,单用煎水外洗有效,或配黄柏、蛇床子煎水外洗;治皮肤瘙痒,可配皂角、荆芥等药用,代表方如参角丸(见《鸡峰普济方》);若治疥癣,可配花椒煎汤外搽,代表方如参椒汤(见《外科证治全书》),或配硫黄、枯矾制成软膏外涂。

4. 小便不利。本品既能清热,又能利尿,与木通、石韦等配伍,可用治湿热蕴结之小便不利、灼热涩痛。

【备注】 苦参反藜芦,因此不能同用。

5.5 清虚热药

清虚热药主要用于虚热证,能清虚热、退骨蒸,常用于午后潮热、低热不退等症。以青蒿、地骨皮等为代表药。

青 蒿

【来源】 为菊科植物黄花蒿的干燥地上部分。

【性味归经】 苦、辛,寒。归肝、胆经。

【功效】 清透虚热,凉血除蒸,解暑截疟。

【主要应用】

1. 温邪伤阴,夜热早凉。青蒿苦寒清热,辛香透散,长于清透阴分伏热,故可用治温病后期,余热未清,邪伏阴分,伤阴劫液,夜热早凉,热退无汗,或热病后低热不退等,常与鳖甲、知母、丹皮、生地等同用,如青蒿鳖甲汤(见《温病条辨》)。

2. 阴虚发热,劳热骨蒸。本品苦寒,入肝走血,具有清退虚热、凉血除蒸的作用。用治阴虚发热,骨蒸劳热,潮热盗汗,五心烦热,舌红少苔者,常与银柴胡、胡黄连、知母、鳖甲等同用,如清骨散(见《证治准绳》)。

3. 疟疾寒热。青蒿辛寒芳香,主入肝胆,尤善除疟疾寒热,为治疗疟疾之要药。《肘后方》中述及单用较大剂量鲜品捣汁服。

4. 肝胆湿热。可与黄芩、滑石、半夏等药同用,治疗湿热郁遏少阳三焦,气机不利,寒热如疟,胸痞作呕之症状,如蒿芩清胆汤(见《通俗伤寒论》)。

【备注】 入煎剂,不宜久煎;或鲜用绞汁服。

【现代研究】

1. 化学成分:青蒿主要含有倍半萜类、黄酮类、香豆素类、挥发性成分及 β-半乳糖苷酶、β-葡萄糖苷酶、β-谷甾醇等。倍半萜类有青蒿素、青蒿酸、青蒿醇、青蒿酸甲酯等。黄酮类有 3,4-二羟基-6,7,3′,4′-四甲氧基黄酮醇、猫眼草黄素、猫眼草酚等。香豆素类有香豆素、6-

甲氧基-7-羟基香豆素、东莨菪内酯等。

2. 药理作用:青蒿具有清热药的抗菌、抗病毒、解热、镇痛作用。其乙醚提取中性部分和其稀醇浸膏有显著抗疟作用,青蒿素及衍生物具有抗动物血吸虫的作用。青蒿素、青蒿醚、青蒿琥酯均能促进机体细胞的免疫作用。青蒿素可减慢心率、抑制心肌收缩力、降低冠脉流量及降低血压。

3. 提取新技术:有报道称,超声波辅助提取青蒿总黄酮、青蒿多糖、青蒿素;微波辅助提取、超临界 CO_2 流体及超声提取-膜过滤-超临界萃取联合提取分离黄花蒿中的青蒿素;大孔吸附树脂提取分离青蒿素。

地 骨 皮

【来源】 为茄科植物枸杞或宁夏枸杞的干燥根皮。

【性味归经】 甘,寒。归肺、肝、肾经。

【功效】 凉血除蒸,清肺降火。

【主要应用】

1. 阴虚发热,盗汗骨蒸。地骨皮甘寒清润,能清肝肾之虚热,除有汗之骨蒸,为退虚热、疗骨蒸之佳品,常与知母、鳖甲、银柴胡等配伍,治疗阴虚发热,如地骨皮汤(见《圣济总录》);若用于治盗汗骨蒸、肌瘦潮热,常与秦艽、鳖甲配伍,如秦艽鳖甲散(见《卫生宝鉴》)。

2. 肺热咳嗽。地骨皮甘寒,善清泻肺热,除肺中伏火,则清肃之令自行,故多用于治肺火郁结,气逆不降,咳嗽气喘,皮肤蒸热等症状,常与桑白皮、甘草等同用,如泻白散(见《小儿药证直诀》)。

3. 血热出血证。地骨皮甘寒入血分,能清热、凉血、止血,常用治血热妄行的吐血、衄血、尿血等。《经验广集》中述及单用本品加酒煎服,亦可配伍白茅根、侧柏叶等。

胡 黄 连

【来源】 为玄参科植物胡黄连的干燥根茎。

【性味归经】 苦,寒。归肝、胃、大肠经。

【功效】 退虚热,除疳热,清湿热。

【主要应用】

1. 骨蒸潮热。胡黄连性寒,入血分,退虚热,除骨蒸,凉血清热,治阴虚劳热骨蒸,常与银柴胡、地骨皮等同用,如清骨散(见《证治准绳》)。

2. 小儿疳热。用于小儿疳积发热,消化不良,腹胀体瘦,低热不退等症,常与党参、白术、山楂等同用,如肥儿丸(见《万病回春》)。

3. 湿热泻痢。胡黄连善除胃肠湿热,为治湿热泻痢之良药,常与黄芩、黄柏、白头翁等同用。

【备注】 胡黄连与黄连,均为苦寒清热燥湿之品,善除胃肠湿热,同为治湿热泻痢之良药。然胡黄连善退虚热、除疳热;而黄连则善清心火、泻胃火,长于解毒。

银 柴 胡

【来源】 为石竹科植物银柴胡的干燥根。

【性味归经】 甘,微寒。归肝、胃经。

【功效】 清虚热,除疳热。

【主要应用】

1. 阴虚发热。银柴胡甘寒益阴,清热凉血,为退虚热、除骨蒸之常用药。用于阴虚发热,骨蒸劳热,潮热盗汗,多与地骨皮、青蒿、鳖甲同用,如清骨散(见《证治准绳》)。

2. 疳积发热。银柴胡能清虚热,除疳热,故用于治小儿食滞或虫积所致的疳积发热,腹部膨大,口渴消瘦,毛发焦枯等症状,常与胡黄连、鸡内金、使君子等药同用。

【备注】 银柴胡与柴胡均有退热之功。银柴胡能清虚热,除疳热,尤善治疗阴虚发热、小儿疳热;而柴胡能发表退热,善治外感发热、邪在少阳之往来寒热。

拓展阅读

[1] 肖照岑,刘宏艳.《温病条辨》方剂多频清热类药物应用分析. 江苏中医药,2008,40(3):3-5.

[2] 张涓,张晶晶,程江雪,等. 清热药体外抗菌作用的文献再评价. 川北医学院学报,2013,28(1):23-25.

复习题

1. 填空题

(1) (　　　　　　　　)善清气分实热。

(2) 夏枯草的入药部位分别是(　　　　　　)。

(3) 金银花又名(　　　　　　),最常配伍的中药是(　　　　)。

(4) 有疮家圣药之称的中药是(　　　　　　)。

(5) (　　　　　)是治疗乳痈之要药。

(6) (　　　　　)是治疗肺痈之要药。

(7) (　　　　　)是治疗无汗骨蒸之要药。

(8) (　　　　　)除有汗骨蒸。

(9) 三黄指(　　　　　),其共同的功效是(　　　　　　)。

(10) 龙胆草归经是(　　　　　　),功效是(　　　　　　)。

(11) 青蒿来源于菊科植物(　　　　　),有效成分是(　　　　　)。

(12) 青蒿为治疗(　　　　　　)之要药。

2. 问答题

(1) 比较黄芩、黄连、黄柏的功效与主治的异同点。

(2) 简述绿豆的主要应用。

(3) 简述生地黄的功效和主要应用。

第6章 泻 下 药

学习目标　掌握泻下药的含义、功效、分类、适应范围等。掌握大黄、芒硝等2味中药的性味归经、功效、主要应用、异同比较等；熟悉火麻仁、甘遂等2味中药的性味归经、功效、主要应用；了解芦荟、番泻叶、郁李仁、巴豆、牵牛子等5味中药的主要应用。

　　凡能引起腹泻，或润滑大肠、促进排便的药物，统称为泻下药。泻下药药性苦寒为主，归胃经、大肠经为主。以泻下通便、排除胃肠有形积滞（如宿食、燥屎、毒瘀、水湿痰饮、虫积等）或无形热邪为共同功效。多用于胃肠积滞、实热内结、水肿停饮。

　　根据泻下药的性能，分为攻下药、润下药和峻下逐水药三类。其治疗范围以现代医学的消化系统疾病为主，如便秘、肠梗阻、腹水等。

　　使用泻下药，应注意中病即止；体虚之人，可减少用量，使用润下药或配伍扶正之品，顾护正气。

　　泻下药共同药理作用是：促进肠蠕动、抗炎、抗病原菌、抗肿瘤等。

6.1　攻下药

　　攻下药，适用于各种肠道积滞，主要用于大便秘结、燥屎坚结、实热积滞等，伴见腹痛、脉实。以大黄、芒硝、芦荟等为代表药。

大　黄

【来源】　为蓼科植物大黄的干燥根及根茎。

【性味归经】　苦，寒。归脾、胃、大肠、肝、心包经。

【功效】　泻下攻积，清热泻火，凉血解毒，利湿退黄，活血祛瘀，大黄炭止血。

【主要应用】

　　1. 便秘积滞。生大黄长于泻下，有"将军"之称，尤热结便秘，为治疗热结便秘之要药。常与芒硝、厚朴、枳实等配伍，代表方如大承气汤（见《伤寒论》），为峻下热结的代表方。

　　2. 热毒疮疡。大黄清热解毒，活血祛瘀，常与芒硝、冬瓜仁、桃仁、牡丹皮等同用，代表方如大黄牡丹汤（见《金匮要略》），可用于如肠痈腹痛，令火热毒邪从肠道而走。

　　3. 湿热黄疸。大黄利湿退黄，常与茵陈蒿、栀子配伍，代表方如茵陈蒿汤（见《金匮要略》）。

【备注】

　　1. 水煎服，3～10 g。外用适量。入煎剂煎煮时间过久，其泻下成分破坏，作用减弱，欲攻下者应后下,或用沸水泡服。酒制大黄泻下力较弱,活血作用较好,宜用于瘀血证。大黄炭则多用于出血证。

2. 虚证及孕妇忌用,妇女月经期及哺乳期慎用。

3.《药性论》:"主寒热,消食,炼五脏,通女子经候,利水肿,破痰实,冷热积聚,宿食,利大小肠,贴热毒肿,主小儿寒热时疾,烦热,蚀脓,破留血。"

【现代研究】

1. 化学成分:主要为蒽醌衍生物,包括蒽醌苷和双蒽醌苷。双蒽醌苷中有番泻苷 A、B、C、D、E、F;游离型的苷元有大黄酸、大黄酚、大黄素、芦荟大黄素、大黄素甲醚等。另含鞣质类物质、有机酸和雌激素样物质等。

2. 药理作用:大黄能增加肠蠕动,抑制肠内水分吸收,促进排便;大黄有抗感染作用,对多种革兰氏阳性和阴性细菌均有抑制作用,其中最敏感的为葡萄球菌和链球菌,其次为白喉杆菌、伤寒和副伤寒杆菌、肺炎双球菌、痢疾杆菌等;对流感病毒也有抑制作用;由于鞣质所致,故泻后又有便秘现象;有利胆和健胃作用;此外,还有止血、保肝、降压、降低血清胆固醇等作用。

3. 提取新技术:有报道称,超声波或微波辅助提取大黄中多糖、蒽醌类、总黄酮;大黄超临界 CO_2 萃取;酶解法辅助提取大黄成分;大孔吸附树脂技术、膜分离技术分离大黄总蒽醌;柱色谱法分离大黄酚和大黄素。

芒　硝

【来源】　为硫酸钠矿精制后的结晶体。

【性味归经】　咸、苦,寒。归胃、大肠经。

【功效】　泻下,软坚,清热。

【主要应用】

1. 热结便秘、燥结便秘。芒硝咸寒,善软坚润燥泻下,为治疗燥结便秘之要药。常与大黄相须用为药对,代表方如大承气汤(见《伤寒论》)。

2. 外用:咽痛、口疮、目赤及疮疡肿痛。

【备注】　芒硝在水中溶解度高,使用时用药汁或开水冲服即可。

芦　荟

【来源】　为百合科植物芦荟叶的汁液经浓缩的干燥物。

【性味归经】　苦,寒。归肝、胃、大肠经。

【功效】　泻下通便,清肝泻火,杀虫疗癣。

【主要应用】

1. 肝火便秘。芦荟药性苦寒而降泄,泻下力强,且清肝火,适宜于肝经实火所致的便秘、烦躁失眠等症状,代表方如当归龙荟丸(见《宣明证方》)。

2. 皮肤病。芦荟外用,可以治疗痤疮、疮疖肿痛、痔疮肿痛、顽癣、皮肤粗糙等病症。

【备注】　入丸散服,每次 1~2 g。本品有特异臭气,味极苦,不宜入汤煎服。外用适量。脾胃虚弱,食少便溏及孕妇忌用。

番 泻 叶

【来源】 为豆科植物番泻的干燥小叶。

【性味归经】 甘、苦,寒。归大肠经。

【功效】 泻下通便,利水消肿。

【主要应用】

1. 便秘。治疗热结便秘、习惯性便秘及老年性便秘,单味泡服即效。小剂量缓泻,大剂量峻下。

2. 腹水胀满。单味泡服或与牵牛子、大腹皮等同用。

6.2 润下药

润下药,适用于年老津枯、血虚、热病伤津等所致便秘,以火麻仁、郁李仁等为代表药。

火 麻 仁

【来源】 为桑科植物大麻的干燥成熟果实。

【性味归经】 甘,平。归大肠、脾、胃经。

【功效】 润肠通便。

【主要应用】

肠燥便秘。火麻仁甘平质润性滑,尤其适合老人、产妇及体虚之人的便秘,常与枳实、厚朴、大黄、杏仁、芍药等配伍,代表方如麻子仁丸(见《金匮要略》,又名麻仁滋脾丸)。

【备注】

1. 入煎剂时打碎。大量服用,会引起中毒。

2.《药品化义》:"麻仁,能润肠,体润能去燥,专利大肠气结便秘。凡年老血液枯燥,产后气血不顺,病后元气未复,或禀弱不能运行者皆治。"

【现代研究】

1. 化学成分:主要含脂肪油约占30%,油中含有大麻酚、植酸钙镁。

2. 药理作用:火麻仁在肠中遇碱性肠液后产生脂肪酸,刺激肠壁,使蠕动增强,从而达到通便作用;并能降低血压及阻止血脂上升。

郁 李 仁

【来源】 为蔷薇植物李的干燥成熟种子。

【性味归经】 辛、苦、甘,平。归大肠、小肠经。

【功效】 润肠通便,利水消肿。

【主要应用】

1. 肠燥便秘。郁李仁甘平质润多脂,润肠通便兼可行气,与麻子仁、桃仁、杏仁等同用,代表方如五仁丸(见《世医得效方》)。

2. 水肿。郁李仁辛散苦降,利小便而消水肿,与桑白皮、赤小豆等同用。

【备注】 生用,去皮捣碎。大量使用,可引起皮肤、胃肠等不适。

6.3 峻下逐水药

峻下逐水药,适用于水肿、胸腹积水、痰饮积聚等,以甘遂、巴豆、牵牛子等为代表药。

甘 遂

【来源】 为大戟科植物甘遂的干燥块根。

【性味归经】 苦,寒,有剧毒。归肺、肾、大肠经。

【功效】 泻水逐饮,消肿散结。

【主要应用】

1. 水肿,腹胀,胸胁停饮。药性峻猛,善行经隧之水,通利二便,为泻水圣药,单用即效。也可与大戟、芫花配伍成散剂,大枣煎汤平旦冲服,代表方如十枣汤(见《金匮要略》)。

2. 疮痈肿毒。生品为末,调敷患处。

【备注】 用量0.5~1.0 g,有效成分不溶于水,入丸散剂;反甘草;孕妇禁用;有剧毒,醋制毒性降低。

巴 豆

【来源】 为大戟科植物巴豆的干燥成熟果实。

【性味归经】 辛,热,有大毒。归胃、大肠经。

【功效】 峻下冷积,逐水退肿,祛痰利咽,外用蚀疮。

【主要应用】

1. 寒积便秘。巴豆药性辛热峻猛,单用即效,也可与大黄、干姜等同用。

2. 腹水鼓胀。与绛矾、神曲同用,可治疗血吸虫病晚期肝硬化腹水。

3. 急性喉梗阻。取其祛痰利咽之效,用巴豆霜吹喉,治疗白喉和喉炎引起的急性喉梗阻。

【备注】

1. 其主要泻下成分为巴豆油,故不入汤剂;入丸散每次服0.1~0.3 g。畏牵牛子。

2. 制霜使用,可降低毒性。虚证、体弱及妇女妊娠、哺乳、月经期忌用。

牵 牛 子

【来源】 为旋花科植物牵牛的干燥成熟种子。

【性味归经】 苦,寒,有毒。归大肠、肺、肾经。

【功效】 泻水通便,消痰涤饮,杀虫攻积。

【主要应用】

1. 便秘。对热结便秘,单用即效,也可与大黄、槟榔等同用。

2. 水肿、鼓胀。可单用研末服,或与甘遂、大戟等配伍。

3. 痰壅咳喘。可与杏仁、葶苈子等同用。

4. 虫积,食积。治虫积,可与槟榔、使君子等同用。治食积,可与山楂、莱菔子等同用。

【备注】 牵牛子不宜与巴豆同用,孕妇忌用。

拓展阅读

傅正良,牛斌,王丽芳.论大黄、山大黄及土大黄的临床应用.光明中医,2008,23(9):1354-1355.

复习题

1. 填空题

(1) 大黄的功效是(   )。

(2) 芒硝的功效是(   )。

(3) 为使大黄泻下力强,煎煮时宜(   )。

(4) (   )是治疗热结便秘的要药。

(5) 芒硝入煎剂的用法是(   )。

(6) (   )善治肝火便秘。

(7) 润肠通便的中药有(   )。

(8) 甘遂反(   )。

(9) (   )善行经隧之水,通利二便,为泻水圣药。

(10) 能杀虫的泻下药是(   )。

2. 问答题

(1) 简述大黄的功效和主要应用。

(2) 简述芦荟的主要应用。

第7章 温 里 药

学习目标 掌握温里药的含义、功效、分类、适应范围等。掌握附子、干姜等2味中药的性味归经、功效、主要应用、异同比较等；熟悉肉桂、吴茱萸等2味中药的性味归经、功效、主要应用；了解丁香、高良姜、胡椒等3味中药的主要应用。

凡以温里祛寒为主要作用、治疗里寒证的药物，称为温里药，又称祛寒药。温里药药性辛而温热，辛散温通，善走脏腑而祛里寒，《内经》所谓"寒者热之"之义。因其归经不同，而治脾胃实寒或脾胃虚寒、肺寒痰饮及心肾阳虚等病证。使用时当随证配伍，以附子、干姜、肉桂等为代表药。其治疗范围以现代医学的消化系统疾病、休克等为主。

温里药多辛热燥烈，易耗阴动火，遇炎热季节当减少用量，而实热证、阴虚火旺或津血亏虚者忌用，孕妇慎用。

温里药共同的药理作用是：镇静、镇痛、抗胃溃疡、抗血栓、抗休克、耐缺氧等。以附子、干姜、肉桂等为代表药。

附 子

【来源】 为毛茛科植物乌头的子根的加工品。

【性味归经】 辛、甘，大热。大毒。归心、肾、脾经。

【功效】 回阳救逆，补火助阳，散寒止痛。

【主要应用】

1. 亡阳证。附子上助心阳、中温脾阳、下补肾阳，为回阳救逆第一要药。附子能回阳救逆，人参能大补元气，两者同用，可治亡阳兼气脱者，如参附汤（见《正体类要》）；对阳气衰微，阴寒内盛，或大汗、大吐、大泻所致的亡阳证，常与干姜、甘草同用，代表方如四逆汤（见《伤寒论》）。

2. 阳虚证。附子上助心阳以通脉，中温脾阳以散寒，下补肾阳以益火。配伍党参、白术、干姜等，可治脾肾阳虚、寒湿内盛所致脘腹冷痛、大便溏泻等，如附子理中汤（见《和剂局方》）；与茯苓、白术等同用，可治脾肾阳虚、水气内停所致小便不利、肢体浮肿者，如真武汤（见《伤寒论》）；治阳虚兼外感风寒者，常与麻黄、细辛同用，如麻黄附子细辛汤（见《伤寒论》）。

3. 寒痹证。附子善散寒止痛，凡风寒湿痹周身骨节疼痛者均可用之，尤善治寒痹痛剧者，常与桂枝、白术、甘草同用，如甘草附子汤（见《伤寒论》）。

【备注】

1. 附子有毒，用量 3～15 g，宜先煎 0.5～1 h，至口尝无麻辣感为度。孕妇及阴虚阳亢者忌用。附子反半夏、瓜蒌、贝母、白蔹、白及。

2. 生品外用,内服需炮制。若内服过量,或炮制、煎煮方法不当,附子含有的多种乌头碱类化合物,会引起中毒,表现为心脏的毒性。因此,必须严格炮制,按照规定的用法用量使用。附子中毒救治的一般疗法为:早期催吐,洗胃;有呼吸麻痹症状时,及时使用呼吸兴奋剂,给氧;心跳缓慢而弱时可皮下注射阿托品;出现室性心律紊乱可用利多卡因。

3.《本草汇言》:"附子,回阳气,散阴寒,逐冷痰,通关节之猛药也。诸病真阳不足,虚火上升,咽喉不利,饮食不入,服寒药愈甚者,附子乃命门主药,能入其窟穴而招之,引火归原,则浮游之火自熄矣。凡属阳虚阴极之候,肺肾无热证者,服之有起死之殊功。"

4.《本草正义》:"附子,本是辛温大热,其性善走,故为通十二经纯阳之要药,外则达皮毛而除表寒,里则达下元而温痼冷,彻内彻外,凡三焦经络,诸脏诸腑,果有真寒,无不可治。"

【现代研究】

1. 化学成分:附子含乌头碱、中乌头碱、次乌头碱、异飞燕草碱、新乌宁碱等多种生物碱。

2. 药理作用:附子煎剂、水溶性部分等,对蛙、蟾蜍及温血动物心脏有明显的强心作用;其正丁醇提取物、乙醇提取物及水提取物对氯仿所致小鼠室颤有预防作用;附子有显著的抗炎作用,中乌头碱、乌头碱及次乌头碱均有镇痛作用。同时,附子能增强机体抗氧化能力,具有抗衰老作用。

干　姜

【来源】　为姜科植物姜的干燥根茎。

【性味归经】　辛,热。归脾、胃、肾、心、肺经。

【功效】　温中散寒,回阳通脉,温肺化饮。

【主要应用】

1. 脾胃虚寒。干姜辛热燥烈,为温暖中焦之主药。多与党参、白术等同用,治脾胃虚寒、脘腹冷痛、呕吐、泄泻等,如理中丸(见《伤寒论》)。

2. 亡阳证。干姜辛热,入心、脾、肾经,有温阳守中、回阳通脉的功效。用于治心肾阳虚,阴寒内盛所致亡阳厥逆,脉微欲绝者,每与附子相须为用,如四逆汤(见《伤寒论》)。

3. 寒饮喘咳。干姜辛热,入肺经,善能温肺散寒化饮。常与细辛、五味子、麻黄等同用,治寒饮喘咳、形寒背冷、痰多清稀之证,如小青龙汤(见《伤寒论》)。

【备注】

1. 本品辛热燥烈,阴虚内热、血热妄行者忌用。

2.《珍珠囊》:"干姜其用有四:通心阳,一也;去脏腑沉寒痼冷,二也;发诸经之寒气,三也;治感寒腹痛,四也。"

3.《本草求真》:"干姜,大热无毒,守而不走,凡胃中虚冷,元阳欲绝,合以附子同投,则能回阳立效,古书有附子无姜不热之句。"

【现代研究】

1. 化学成分:干姜含挥发油约2%,主要成分是姜烯、水芹烯、莰烯、姜烯酮、姜辣素、姜酮、龙脑、姜醇、柠檬醛等。尚含树脂、淀粉及多种氨基酸。

2. 药理作用:干姜甲醇或醚提取物有镇静、镇痛、抗炎、止呕及短暂升高血压的作用;水提取物或挥发油能明显延长大鼠实验性血栓的形成时间;干姜醇提取物及其所含姜辣素和姜辣烯酮有显著灭螺和抗血吸虫的作用。干姜醇提取物能明显增加大鼠肝脏胆汁分泌量。

肉　桂

【来源】　为樟科植物肉桂的干燥树皮。

【性味归经】　辛、甘,大热。归肾、脾、心、肝经。

【功效】　补火助阳,散寒止痛,温经通脉,引火归元。

【主要应用】

1. 肾阳不足。肉桂辛甘大热,能补火助阳,益阳消阴,作用温和持久,为治命门火衰之要药。常配附子、熟地、山茱萸等,用于治肾阳不足、命门火衰的阳痿宫冷、腰膝冷痛、夜尿频多、滑精遗尿等,如肾气丸(见《金匮要略》)、右归饮(见《景岳全书》)。

2. 寒疝腹痛。肉桂甘热助阳以补虚,辛热散寒以止痛,善去痼冷沉寒。治寒邪内侵或脾胃虚寒的脘腹冷痛,可单用研末,酒煎服;或与干姜、高良姜、荜茇等同用,如大已寒丸(见《和剂局方》);治寒疝腹痛,多与吴茱萸、小茴香等同用。

3. 胸痹心痛。肉桂辛散温通,散寒止痛。与附子、干姜、川椒等同用,可治胸阳不振、寒邪内侵的胸痹心痛,如桂附丸(见《寿世保元》)。

4. 痛经闭经。肉桂能行气血、运经脉,若与当归、川芎、小茴香等同用,可治冲任虚寒,寒凝血滞的闭经、痛经等病证,如少腹逐瘀汤(见《医林改错》)。

5. 虚阳上浮诸证。肉桂大热入肝肾,能使因下元虚衰所致上浮之虚阳回归下元。用于治元阳亏虚,虚阳上浮的面赤、虚喘、汗出、心悸、失眠、脉微弱者,常与山茱萸、五味子、人参、牡蛎等同用。

【备注】

1. 肉桂用量宜小,宜后下或焗服或研末冲服。阴虚火旺,里有实热,血热妄行出血及孕妇忌用。畏赤石脂。

2. 肉桂、附子、干姜性味均辛热,能温中散寒止痛,用于治脾胃虚寒之脘腹冷痛、大便溏泻等。干姜主入脾胃,善温中散寒、健运脾阳而止呕;肉桂、附子味甘而大热,散寒止痛力强,善治脘腹冷痛甚者及寒湿痹痛证,两者又能补火助阳,用于治肾阳虚证及脾肾阳虚证。肉桂还能引火归元、温经通脉、用治虚阳上浮及胸痹、闭经等。附子、干姜能回阳救逆,用于治亡阳证。此效附子力强,干姜力弱,常相须为用。干姜尚可温肺化饮,用于治肺寒痰饮咳喘。

3. 肉桂、桂枝性味均辛甘温,能散寒止痛、温经通脉,用于治寒凝血滞之胸痹、闭经、痛经、风寒湿痹证。肉桂长于温里寒,用于治里寒证;又能补火助阳,引火归源,用治肾阳不足、命门火衰之阳痿宫冷,下元虚衰、虚阳上浮之虚喘、心悸等。桂枝长于散表寒,用于治风寒表证;又能助阳化气,用治痰饮、蓄水证。

【现代研究】

1. 化学成分:肉桂中含挥发油(桂皮油)约2%,主要成分为桂皮醛,其他尚含有肉桂醇、肉桂醇醋酸酯、肉桂酸、醋酸苯丙酯、香豆素、黏液、鞣质等。

2. 药理作用:肉桂有扩张血管,促进血液循环,增强冠脉及脑血流量,使血管阻力下降等作用;在体外,其甲醇提取物及桂皮醛有抗血小板凝集、抗凝血酶作用;桂皮油、桂皮醛、肉桂酸钠具有镇静、镇痛、解热、抗惊厥等作用;桂皮油能促进肠运动,使消化道分泌增力、增强消化机能,排除消化道积气、缓解胃肠痉挛性疼痛,并可引起子宫充血;桂皮油、桂皮的乙醚、醇及水浸液均有不同程度的抑菌作用。

吴 茱 萸

【来源】 为芸香科植物吴茱萸的干燥近成熟果实。用甘草汤制过应用。

【性味归经】 辛、苦,热;有小毒。归肝、脾、胃、肾经。

【功效】 散寒止痛,降逆止呕,助阳止泻。

【主要应用】

1. 寒凝疼痛。吴茱萸辛散苦泄,性热祛寒,主入肝经,既散肝经之寒邪,又疏肝气之郁滞,为治肝寒气滞诸痛之主药。每与生姜、人参等同用,治厥阴头痛、干呕吐涎沫、苔白脉迟等,如吴茱萸汤(见《伤寒论》)。

2. 胃寒呕吐。吴茱萸善降逆止呕,与半夏、生姜等同用,可治外寒内侵、胃失和降之呕吐;配伍黄连,可治肝郁化火、肝胃不和的胁痛口苦,呕吐吞酸,如左金丸(见《丹溪心法》)。

3. 虚寒泄泻。吴茱萸性味辛热,能温脾益肾,助阳止泻,为治脾肾阳虚,五更泄泻之常用药,多与补骨脂、肉豆蔻、五味子等同用,如四神丸(见《校注妇人大全良方》)。

【备注】 吴茱萸辛热燥烈,易耗气动火,故不宜多用、久服。阴虚有热者忌用。

丁 香

【来源】 为桃金娘科植物丁香的干燥花蕾。习称公丁香。

【性味归经】 辛,温。归脾、胃、肺、肾经。

【功效】 温中降逆,散寒止痛,温肾助阳。

【主要应用】

1. 胃寒呕吐、呃逆。丁香善降逆止呕、止呃,为治胃寒呕逆之要药。常与柿蒂、党参、生姜等同用,治虚寒呕逆,如丁香柿蒂汤(见《症因脉治》);与白术、砂仁等同用,治脾胃虚寒之吐泻、食少,如丁香散(见《沈氏尊生书》)。

2. 脘腹冷痛。丁香善温中散寒,治胃寒,常与延胡索、五灵脂等同用。

3. 阳痿,宫冷。丁香辛温,入肾经,温肾助阳,可与附子、肉桂、淫羊藿等同用。

【备注】

1. 热证及阴虚内热者忌用。畏郁金。

2. 母丁香为丁香的干燥成熟果实,又名鸡舌香。性味功效与公丁香相似,但气味较淡,功力较逊。用法、用量与公丁香同。

高 良 姜

【来源】 为姜科植物高良姜的干燥根茎。

【性味归经】 辛,热。归脾、胃经。

【功效】 散寒止痛,温中止呕。

【主要应用】

1. 胃寒冷痛。高良姜辛散温通,能散寒止痛,为治胃寒脘腹冷痛之常用药,每与炮姜相须为用,如二姜丸(见《和剂局方》);治胃寒肝郁、脘腹胀痛,多与香附合用,以疏肝解郁,散寒止痛,如良附丸(见《良方集腋》)。

2. 胃寒呕吐。高良姜性热,能温散寒邪,和胃止呕。治胃寒呕吐,多与半夏、生姜等同用;治虚寒呕吐,常与党参、茯苓、白术等同用。

胡　椒

【来源】　为胡椒科植物胡椒的干燥近成熟或成熟果实。

【性味归经】　辛,热。归胃、大肠经。

【功效】　温中散寒,下气消痰。

【主要应用】

1. 胃寒腹痛,呕吐泄泻。胡椒味辛性热,能温中散寒止痛,用于治胃寒脘腹冷痛、呕吐,可单用研末入猪肚中炖服,或与高良姜、荜茇等同用;治反胃及不欲饮食,可与半夏、姜汁为丸服;治脾胃虚寒之泄泻,可与吴茱萸、白术等同用。

2. 癫痫证。胡椒辛散温通,能下气消痰,治痰气郁滞、蒙蔽清窍的癫痫痰多证,常与荜茇等分为末服。

【备注】

1. 胡椒作调味品,有开胃进食的作用。

2. 花椒为芸香科植物青椒或花椒的干燥成熟果皮。以四川产者为佳,故又名川椒、蜀椒。善温中止痛,杀虫止痒。

拓展阅读

[1] 黎同明,王桂香,高洁,等. 附子干姜配伍温阳通脉作用的实验研究. 中药新药与临床药理,2011,22(4):373-375.

[2] 刘建磊,李宝丽. 制附子对类风湿关节炎抗炎作用的实验研究. 中国实验方剂学杂志,2011,17(17):184.

复习题

1. 填空题

(1)(　　　　　　　　)上助心阳、中温脾阳、下补肾阳,为回阳救逆第一要药。

(2)(　　　　　　　　)辛热燥烈,为温暖中焦之主药。

(3)(　　　　　　　　)大热入肝肾,能使因下元虚衰所致上浮之虚阳回归下元。

(4)(　　　　　　　　)善降逆止呕、止呃,为治胃寒呕逆之要药。

2. 问答题

比较肉桂、桂枝功效与主治的异同点。

第8章 理 气 药

学习目标 掌握理气药的含义、功效、分类、适应范围等。掌握陈皮、枳实、木香等3味中药的性味归经、功效、主要应用、异同比较等;熟悉青皮、香附、川楝子等3味中药的性味归经、功效、主要应用;了解薤白、乌药、玫瑰花、佛手、刀豆、柿蒂等6味中药的主要应用。

凡以疏理气机为主要作用,用于治疗气滞或气逆证的药物称为理气药。因其善于行散气滞故又称为行气药,作用较强者称为破气药。所谓气滞,就是指气机不畅、气行阻滞的证候。多由于冷热失调、精神抑郁、饮食失常及痰饮湿浊等因所致。气滞病证,主要为胀满疼痛。气滞日久不治,易生痰、动火、血瘀。理气药能疏通气机,防止和缓解胀、满、痛的发生。

理气药味多苦辛,性多属温,能归脾、胃、肺、肝经,具有理气宽中、疏肝解郁、行气止痛、降逆和胃等作用。适用于脾胃气滞(脘腹胀满疼痛、呕恶反酸、大便失调),肝气郁滞(胁肋胀痛、乳房胀痛或结块、疝痛、月经不调),胃气上逆(呕吐嗳气、呕逆),肺气壅滞(胸闷胸痛、咳嗽气喘)等症状。以陈皮、青皮、枳实、木香、香附、川楝子、薤白、乌药等为代表药。其治疗范围以现代医学的消化系统、呼吸系统、心血管系统等疾病为主。

理气药大多辛温香燥,易耗气伤阴,故气阴亏虚者慎用。破气药易伤胎气,孕妇慎用。理气药大多含有挥发油,不宜久煎。

理气药共同的药理作用有:①对胃肠运动的兴奋和抑制双向调节作用;陈皮、木香、乌药、佛手等所含挥发油成分促进消化液分泌;促进胆汁分泌。②枳实、陈皮等具有松弛支气管平滑肌的作用。③枳实、枳壳、陈皮等兴奋子宫平滑肌;香附、青皮、乌药等抑制子宫平滑肌收缩。④枳壳、枳实、青皮、陈皮静脉给药能明显升高血压,用于休克。枳实、枳壳、青皮、陈皮尚能兴奋心脏,以上作用在灌胃给药时均不能呈现。木香挥发油及其内酯成分有不同程度的抑制心脏、扩张血管及降压作用。以陈皮、青皮、枳实等为代表药。

陈 皮

【来源】 为芸香科植物橘的干燥成熟果皮。广东新会皮为道地药材,又名橘皮。

【性味归经】 辛、苦,温。归肺、脾经。

【功效】 理气畅中,燥湿化痰。

【主要应用】

1. 脾胃气滞证。陈皮辛散温通,气味芳香,长于理气,为治疗脾胃气滞的要药;适宜于寒湿中阻、脾胃气滞,与厚朴、苍术、甘草同用,代表方如平胃散(见《和剂局方》)。

2. 湿痰咳嗽。陈皮善于燥湿化痰,为治湿痰壅肺、痰多咳嗽的要药。常与半夏、茯苓、甘草同用,代表方如二陈汤(见《和剂局方》)。

3. 呕吐、呃逆。陈皮善理胃畅中而止呕呃,随症配伍,用于寒热虚实各种原因导致的呕呃。

【备注】 橘皮在临床上应用得甚为广泛,《本草纲目》称其"同补药则补,同泻药则泻,同升药则升,同降药则降",归肺脾两经,而其效用则兼理气燥湿、化痰健脾。

【现代研究】

1. 化学成分:陈皮中含有川陈皮素、橙皮苷、新橙皮苷、橙皮素、对羟福林、黄酮化合物等。陈皮挥发油含量为 1.5%～2.0%,广陈皮挥发油含量为 1.2%～3.2%。

2. 药理作用:除理气药的共同药理作用外,陈皮提取物有清除氧自由基和抗脂质过氧化的作用;鲜橘皮煎剂有扩张气管的作用;挥发油有刺激性祛痰作用,主要有效成分为柠檬烯;陈皮煎剂对小鼠离体子宫有抑制作用,高浓度则使之呈完全松弛状态,用煎剂静脉注射,对麻醉兔在位子宫则使之呈强直性收缩;有利胆、降低血清胆固醇作用。

3. 提取新技术:有报道称,超声波提取橘皮中的有效内在色素,选用超临界流体萃取及微波辅助萃取技术,可以分离橘皮中的有效色素。

青　皮

【来源】 为芸香科植物橘的幼果或未成熟果实的干燥果皮。

【性味归经】 苦、辛,温。归肝、胆、胃经。

【功效】 疏肝破气,消积化滞。

【主要应用】

1. 肝气郁滞证。如寒疝疼痛,配伍橘核、乌药等,代表方如天台乌药散(见《医学发明》)。

2. 食积气滞证。常与山楂、神曲、麦芽、草果同用,用于食积证。代表方如青皮丸(见《沈氏尊生书》)。

【备注】 青皮与陈皮均可理脾胃之气,用于脾胃气滞证。但陈皮性温平和,偏入脾肺,长于理气健脾,兼燥湿化痰,用于脾胃气滞、痰湿壅滞证。青皮药性峻烈,行气力猛,偏入肝胆,长于疏肝破气,兼消积化滞,用于肝郁气滞、食积气滞证。青皮尚可用于癥瘕积聚。

枳　实

【来源】 为芸香科常绿小乔木植物酸橙及其栽培变种或甜橙的干燥幼果。

【性味归经】 苦、辛、酸,微寒。归脾、胃、大肠经。

【功效】 破气消积,化痰除痞。

【主要应用】

1. 胸腹胀满。枳实苦而微寒,性沉降而下行,善理气除痞,为治痞满、导积滞之要药。用于胸腹胀满,常与木香、陈皮等同用。对食积不化、脘腹胀满者,可配山楂、神曲等同用;脾虚而见脘腹胀满闷塞者,常配合白术同用,如枳术丸(见《脾胃论》)。

2. 胸痹结胸。枳实理气化痰,对痰湿遏阻胸阳、胸阳不振、胸痹疼痛,可配瓜蒌、薤白、桂枝等品同用,代表方如枳实薤白桂枝汤(见《金匮要略》);用治痰热互结、胸痞,按之疼痛,可配黄连、瓜蒌等同用,代表方如小陷胸汤(见《金匮要略》)。

3. 食积停滞。枳实苦降下行,消积导滞,常与白术、黄芩、泽泻、茯苓、大黄、六曲等配伍,代表方如枳实导滞丸(见《内外伤辨惑论》),治脾胃湿热之胸闷腹痛、积滞泄泻。

4. 便秘腹痛。枳实行气消积,与大黄、厚朴配伍治便秘腹痛,代表方如大承气汤(见《伤寒论》),用于热结便秘。

【备注】

1. 枳实与枳壳皆为果实,因老幼不同而区分。两者功效略同,但枳实力强枳壳力缓。破气除痞,消积导滞多用枳实;理气宽中消胀除满多用枳壳。

2. 厚朴与枳实行气导滞常配合应用,但厚朴苦辛性温,行气力缓,长于燥湿散满,并能下气平喘;枳实味苦性寒,破气力强,长于化痰除痞,且有消积导滞作用。

木 香

【来源】 为菊科植物木香的干燥根。木香产于印度、巴基斯坦、缅甸者,称为广木香,我国现已栽培成功;主产于云南、广西者,称为云木香;主产于四川、西藏等地者称为川木香。

【性味归经】 辛、苦,温。归脾、胃、大肠、胆、三焦经。

【功效】 行气止痛,温畅三焦。

【主要应用】

1. 胸腹胀痛。木香辛温通散,善于行气而止痛,为行散胸腹气滞常用要药,每与枳壳、川楝子、延胡索同用;对于胸腹胀痛,可与柴胡、郁金等品同用。

2. 泻痢腹痛。木香又能归大肠,为治疗泻痢里急后重之要药。治疗气滞大肠,泻痢腹痛,里急后重,可与槟榔、枳实、大黄等同用,代表方如木香槟榔丸(见《卫生宝鉴》);对湿热泻痢之腹痛常与黄连配伍同用,代表方如香连丸(见《和剂局方》)。

【备注】 木香,苦辛性温,芳香浓郁,行气力佳,能宣三焦之气滞,解寒凝之诸痛,然以疏理胃肠气分滞为主,善消胀除痛。行气宜生用,炒用则走散之性丧失,偏于实大肠,常用于泻痢腹痛。

香 附

【来源】 为莎草科植物莎草的干燥根茎。

【性味归经】 辛、微苦、微甘,平。归肝、脾、三焦经。

【功效】 疏肝解郁,调经止痛,理气调中。

【主要应用】

1. 肝郁气滞。香附入肝经,长于疏肝解郁、行气止痛,为疏肝解郁之要药。常与柴胡、川芎、枳壳等同用。代表方如柴胡疏肝散(见《医学统旨》),用于肝郁气滞之胁痛、腹痛。

2. 肝郁月经不调,痛经,乳房胀痛。香附被李时珍称为"气病之总司,妇科之主帅",这是因为香附善疏肝理气、调经止痛,乃妇科调经要药。常与乌药、元胡、砂仁、木香、甘草等同用,代表方如加味乌药汤(见《济阴纲目》)。

薤 白

【来源】 为百合科植物小根蒜或薤的地下干燥鳞茎。

【性味归经】 辛、苦,温。归心、肺、胃、大肠经。

【功效】 通阳散结,行气导滞。

【主要应用】

胸痹证。薤白辛散苦降、温通滑利,善散阴寒之凝滞,行胸阳之闭结,为治胸痹之要药。代表方如瓜蒌薤白三方,即瓜蒌薤白白酒汤、瓜蒌薤白半夏汤、枳实薤白桂枝汤等(见《金匮要略》),用于寒痰阻滞、胸阳不振之胸痹。

川 楝 子

【来源】 为楝科植物川楝树的干燥成熟果实。又名金铃子。以四川产者为佳。用时捣碎。

【性味归经】 苦,寒。有小毒。归肝、小肠、膀胱经。

【功效】 疏肝泄热,行气止痛,杀虫疗癣。

【主要应用】

痛证。川楝子主入肝经,善于行气疏肝以止痛,用治气机郁滞之多种痛症,因药性苦寒,尤宜于肝郁化火所致诸痛证。常与延胡索同用,代表方如金铃子散(见《太平圣惠方》)。

【备注】 川楝子有毒,不宜过量或持续服用,以免中毒。又因性寒,脾胃虚寒者慎用,炒用寒性减低。

乌 药

【来源】 为樟科植物乌药的干燥块根。

【性味归经】 辛,温。归肺、脾、肾、膀胱经。

【功效】 行气止痛,温肾散寒。

【主要应用】

1. 寒凝气滞之胸腹诸痛证。乌药善行气散寒止痛,治脘腹胀痛,可配伍木香、青皮、莪术等,如乌药散(见《太平圣惠方》);治寒疝腹痛,多与小茴香、青皮、高良姜等同用,如天台乌药散(见《医学发明》);若寒凝气滞痛经,可与当归、香附、木香等同用,如乌药汤(见《济阴纲目》)。

2. 尿频,遗尿。常与益智仁、山药等同用,治肾阳不足、膀胱虚冷之小便频数、小儿遗尿,代表方如缩泉丸(见《魏氏家藏方》)。

玫 瑰 花

【来源】 为蔷薇科植物玫瑰的干燥花蕾。

【性味归经】 甘、微苦,温。归肝、脾经。

【功效】 疏肝解郁,活血止痛。

【主要应用】

1. 肝胃气痛。玫瑰花芳香行气,味苦疏泄,有疏肝解郁、醒脾和胃、行气止痛之功。用于治肝郁犯胃之胸胁脘腹胀痛、呕恶食少,可与香附、佛手、砂仁等配伍。

2. 月经不调、经前乳房胀痛。玫瑰花善疏解肝郁,调经解郁胀,治肝气郁滞所致者,可与当归、川芎、白芍等配伍。

3. 跌打伤痛。玫瑰花味苦疏泄,性温通行,故能活血散瘀以止痛。治疗跌打损伤,瘀肿疼痛,可与当归、川芎、赤芍等配伍。

<h2 style="text-align:center">佛 手</h2>

【来源】 为芸香科植物佛手的干燥果实。

【性味归经】 辛、苦,温,归肝、脾、胃、肺经。

【功效】 疏肝解郁,理气和中,燥湿化痰。

【主要应用】

1. 肝郁气滞。佛手辛行苦泄,善疏肝解郁、行气止痛。治肝郁气滞及肝胃不和之胸胁胀痛、脘腹痞满等,可与柴胡、香附、郁金等同用。

2. 脾胃气滞。佛手辛行苦泄,气味芳香,能醒脾理气,和中导滞。治脾胃气滞之脘腹胀痛、呕恶食少等,多与木香、香附、砂仁等同用。

3. 肺脾气滞。佛手芳香醒脾,苦温燥湿而善健脾化痰,辛行苦泄又能疏肝理气。治肺脾气滞之久咳、痰多、胸膺作痛者,可与半夏、陈皮等配伍。

<h2 style="text-align:center">刀 豆</h2>

【来源】 为豆科植物刀豆的成熟种子。

【性味归经】 甘,温。归胃、肾经。

【功效】 降气止呃,温肾助阳。

【主要应用】

1. 呃逆,呕吐。刀豆甘温暖胃,性主沉降,能温中和胃、降气止呃。可与丁香、柿蒂等同用,治中焦虚寒之呕吐、呃逆。

2. 肾虚腰痛。刀豆甘温,入肾经而能温肾助阳。可单用治肾阳虚腰痛,如刀豆炒猪腰,或配杜仲、桑寄生、牛膝等同用。

<h2 style="text-align:center">柿 蒂</h2>

【来源】 为柿树科植物柿的干燥宿萼。

【性味归经】 苦、涩,平。归胃经。

【功效】 降气止呃。

【主要应用】

呃逆证。柿蒂味苦降泄,专入胃经,善降胃气而止呃逆,为止呃要药。因其性平和,故凡胃气上逆所致各种呃逆均可应用。治胃寒呃逆,常配丁香、生姜等同用,如柿蒂汤(见《济生方》);若治虚寒呃逆,常与人参、丁香同用,如丁香柿蒂汤(见《症因脉治》);胃热呃逆,可配伍黄连、竹茹等同用;痰浊内阻之呃逆,配伍半夏、陈皮、厚朴等同用;若命门火衰,元气暴脱,上逆作呃,则需配伍附子、人参、丁香等。

【备注】《本草求真》:"柿蒂味苦性平,虽与丁香同为止呃之味,然一辛热一苦平,合用兼得寒热兼济之妙。"

拓展阅读

[1] 韦媛媛,韦宾,周昊萍,等.不同品种陈皮多糖的含量测定.时珍国医国药,2012,23

（12）:3047-3048.

［2］冯永辉,冯娟.浅谈陈皮常见药对的配伍应用.陕西中医,2011,32(7):906-907.

复习题

1. 填空题

（1）（　　　　　）辛散温通,气味芳香,长于理气,为治疗脾胃气滞的要药。

（2）（　　　　　）善于燥湿化痰,为治湿痰壅肺、痰多咳嗽的要药。

（3）《本草纲目》称（　　　　　　　）"同补药则补,同泻药则泻,同升药则升,同降药则降"。

（4）（　　　　　）苦而微寒,性沉降而下行,善理气除痞,为治痞满、导积滞之要药。

（5）（　　　　　）为治疗泻痢里急后重之要药,常与黄连配伍。

（6）（　　　　　）善于行气而止痛,为行散胸腹气滞常用要药。

（7）（　　　　　）善散阴寒之凝滞,行胸阳之闭结,为治胸痹之要药。

（8）川楝子药性是（　　　　　　　）。

（9）（　　　　　）善降胃气而止呃逆,为止呃要药。

（10）（　　　　　）为妇科调经要药,有"气中之血药"之称。

（11）（　　　　　）为疏肝解郁之要药。

2. 问答题

请论述陈皮的主要应用。

第9章 消食药

学习目标 掌握消食药的含义、适用范围等。掌握山楂、莱菔子等 2 味中药的性味归经、功效、主要应用、异同比较等;熟悉神曲、麦芽等 2 味中药的性味归经、功效、主要应用;了解鸡内金的主要应用。

凡以消化食积为主要作用,主治饮食积滞的药物,称为消食药。

消食药多味甘性平,归脾胃经,具有消食化积、健脾开胃等功效,主要用于肉食、面食、酒食不消之饮食积滞证,对气虚而无积滞者慎用。消食药共同的药理作用是助消化,其治疗范围以现代医学的消化系统疾病为主。以山楂、神曲、麦芽等为代表药。

山 楂

【来源】 为蔷薇科植物山里红或山楂的成熟果实。

【性味归经】 酸、甘,微温。归脾、胃、肝经。

【功效】 消食化积,行气散瘀。

【主要应用】

1. 饮食积滞证。山楂酸甘,微温不热,善消食化积而治各种饮食积滞,尤为消化油腻肉食积滞之要药。凡肉食积滞之脘腹胀满、嗳气吞酸、腹痛便溏者,均可应用。单味煎服治食肉不消。若配莱菔子、神曲等,可加强消食化积之功。

2. 泻痢腹痛,疝气痛。山楂入肝经,能行气散结止痛,炒用兼能止泻止痢。治泻痢腹痛,可单用焦山楂水煎服,或用山楂炭研末服,亦可配木香、槟榔等同用;治疝气痛,常与橘核、荔枝核等同用。

3. 瘀阻胸腹痛,痛经。山楂性温兼入肝经血分,能通行气血,有活血、祛瘀、止痛之功。治瘀滞胸胁痛,常与川芎、桃仁、红花等同用。若治疗产后瘀阻腹痛、恶露不尽或痛经、经闭,可单用山楂煎水加红糖服;亦可与当归、香附、红花同用,如通瘀煎(见《景岳全书》)。

【备注】 脾胃虚弱而无积滞者或胃酸分泌过多者均慎用。现代单用山楂制剂治疗冠心病、高血压病、高脂血症、细菌性痢疾等,均有较好疗效。

神 曲

【来源】 为面粉和其他药物混合后经发酵而成的加工品。

【性味归经】 甘、辛,温。归脾、胃经。

【功效】 消食和胃。

【主要应用】

饮食积滞证。神曲辛以行散消食,甘温健脾开胃,和中止泻。常配山楂、麦芽、木香等同用,治疗食滞脘腹胀满,食少纳呆,肠鸣腹泻者。

【备注】 凡丸剂中有金石、贝壳类药物者,古人用神曲糊丸以助消化,如磁朱丸(见《备急千金要方》)。

麦 芽

【来源】 为禾本科植物大麦的成熟果实经发芽干燥而成。生用、炒黄或炒焦用。

【性味归经】 甘,平。归脾、胃、肝经。

【功效】 消食健胃,回乳消胀。

【主要应用】

1. 米面食滞证。麦芽甘平,健胃消食,善消面积。常配山楂、神曲、鸡内金同用;治小儿乳食停滞,单用麦芽水煎服或研末服有效;若配白术、陈皮,可治脾虚食少,食后饱胀,如健脾丸(见《证治准绳》)。

2. 断乳、乳房胀痛。麦芽回乳,可单用生麦芽或炒麦芽 120 g(或生、炒麦芽各 60 g),水煎服。

【备注】 生麦芽功偏消食健胃;炒麦芽多用于回乳消胀。哺乳期妇女不宜使用。

莱 菔 子

【来源】 为十字花科植物萝卜的成熟种子。

【性味归经】 辛、甘,平。归肺、脾、胃经。

【功效】 消食除胀,降气化痰。

【主要应用】

1. 食积气滞证。莱菔子味辛行散,消食化积之中,尤善行气消胀。常与山楂、神曲、陈皮同用,治食积气滞所致的脘腹胀满或疼痛,嗳气吞酸,如保和丸(见《丹溪心法》)。

2. 咳喘痰多,胸闷食少。莱菔子消食化积、降气化痰而止咳平喘。尤宜治咳喘痰壅,胸闷兼食积者,可单用,或与白芥子、苏子等同用,如三子养亲汤(见《韩氏医通》)。

【备注】 莱菔子、山楂均善消食化积,主治食积证。但山楂长于消积化滞,主治肉食积滞;而莱菔子尤善消食行气消胀,主治食积气滞证。

鸡 内 金

【来源】 为雉科动物家鸡的沙囊内壁。

【性味归经】 甘,平。归脾、胃、小肠、膀胱经。

【功效】 消食健胃,涩精止遗。

【主要应用】

1. 饮食积滞。鸡内金消食化积、健运脾胃,故广泛用于米面乳肉等各种食积证。病情较轻者,单味研末服即有效。若配山楂、麦芽等,可增强消食导滞作用,治疗食积较重者。

2. 肾虚遗精、遗尿。鸡内金可固精缩尿止遗。单味研末服治遗精;或与菟丝子、桑螵蛸等同用,可治遗尿,如鸡肫胵散(见《太平圣惠方》)。

3. 砂石淋证,胆结石。鸡内金入膀胱经,有化坚消石之功。常与金钱草、海金沙、郁金、滑石等药同用。

拓展阅读

[1] 詹玲玲,段时振,李杰. 中药山楂的化学成分与药理作用研究概况. 湖北中医杂志,2012,34(12):77-79.

[2] 张劲松. 山楂的药理作用和临床应用新说. 中国中医药咨讯,2012,4(3):97-98.

复习题

1. 填空题
(1)(　　　　　　　)长于消积化滞,主治肉食积滞。
(2)(　　　　　　　)长于消积化滞,主治面食积滞。
(3)(　　　　　　　)长于消积化滞,主治酒食积滞。
(4)(　　　　　　　)善消食行气消胀,主治食积气滞证。
(5)(　　　　　　　)广泛用于米面乳肉等各种食积证,并化坚消石。
2. 问答题
请比较莱菔子、山楂功效与主治的异同。

第 10 章 止 血 药

学习目标 掌握止血药的含义、功效、分类、适应范围等。掌握小蓟、大蓟、三七、白及、艾叶等 5 味中药的性味归经、功效、主要应用、异同比较等；熟悉地榆、槐花、侧柏叶、炮姜等 4 味中药的性味归经、功效、主要应用；了解白茅根、茜草、蒲黄、仙鹤草、藕节等 5 味中药的主要应用。

凡以制止体内外出血为主要作用，治疗各种出血证为主的药物，称为止血药。

止血药主入心、肝、脾经。主要用于咯血、咳血、衄血、吐血、便血、尿血、崩漏、紫癜及外伤出血等各种出血证。按照性能主要分为凉血止血药、化瘀止血药、收敛止血药、温经止血药等四类。其治疗范围以现代医学的血液系统疾病为主。

止血药水煎服常用量为 10～15 g，用鲜品加倍。外用适量。止血多炒炭用，清热泻火宜生用。

止血药共同的药理作用是促进血液凝固和抑制纤溶等。

10.1 凉血止血药

凉血止血药主要用于血热出血证，以小蓟、大蓟、地榆等为代表药。

小 蓟

【来源】 为菊科植物刺儿菜的干燥地上部分或根。

【性味归经】 甘、苦，凉。归心、肝经。

【功效】 凉血止血，散瘀解毒消痈。

【主要应用】

1. 血热出血证。小蓟性属寒凉，善清血分之热而凉血止血，单用即效，血热妄行所致的吐咯衄血，便血崩漏等各种出血皆可选用。治疗出血证，与大蓟、侧柏叶、茅根、茜草等同用，如十灰散（见《十药神书》）；治尿血、血淋，配伍生地、滑石、山栀、淡竹叶等，如小蓟饮子（见《济生方》）。

2. 热毒痈肿。小蓟能清热解毒，散瘀消肿，用于治热毒疮疡初起肿痛之症。可单用鲜品捣烂敷患处，也可与乳香、没药同用，如神效方（见《普济方》）。

【备注】 《医学衷中参西录》："鲜小蓟根，味微辛，气微腥，性凉而润。因其气腥与血同臭,且又性凉濡润,故善入血分,最清血分之热,凡咳血、吐血、衄血、二便下血之因热者,服者莫不立愈。又善治肺病结核,无论何期,用之皆宜,单用亦可奏效。并治一切疮疡肿痛、花柳毒淋、下血涩疼,盖其性不但能凉血止血,兼能活血解毒,是以有以上种种诸效也。其凉润之性,又善滋阴养血,治血虚发热;至女子血崩赤带,其因热者用之亦效。"

大　蓟

【来源】　为菊科植物蓟的干燥地上部分或根。

【性味归经】　甘、苦,凉。归心、肝经。

【功效】　凉血止血,散瘀解毒消痈。

【主要应用】

1. 血热出血证。大蓟寒凉而入血分,凉血、止血,主治血热妄行之诸出血证,尤多用于吐血、咯血及崩漏下血。单用即效,也常与小蓟相须为用。

2. 热毒痈肿。大蓟凉血解毒、散瘀消肿,无论内外痈肿都可运用,单味内服或外敷均可,以鲜品为佳。

【备注】　大、小二蓟,均能凉血、止血,散瘀、解毒、消痈,用于血热出血诸证及热毒疮疡。然而大蓟散瘀消痈力强,止血作用广泛,故对吐血、咯血及崩漏下血尤为适宜;小蓟兼能利尿通淋,故以治血尿、血淋为佳。

地　榆

【来源】　为蔷薇科植物地榆的干燥根。

【性味归经】　苦、酸、涩,微寒。归肝、大肠经。

【功效】　凉血止血,解毒敛疮。

【主要应用】

1. 血热出血证。地榆味苦寒入血分,长于泄热而凉血止血;味兼酸涩,又能收敛止血,可用治多种血热出血之证。又因其性下降,故尤宜于下焦之下血。如治血痢不止者与甘草同用,如地榆汤(见《圣济总录》)。

2. 烫伤。地榆苦寒能泻火解毒,味酸涩能敛疮,为治水火烫伤之要药,可单味研末麻油调敷,或配大黄粉,或配黄连、冰片研末调敷。

【备注】

1. 本品性寒酸涩,凡虚寒性便血、下痢、崩漏及出血有瘀者慎用。对于大面积烧伤病人,不宜使用地榆制剂外涂,以防其所含鞣质被大量吸收而引起中毒性肝炎。

2. 《本草正》:"味苦微涩,性寒而降,既消且涩,故能止吐血、衄血,清火明目,治肠风血痢及女人崩漏下血,月经不止,带浊痔漏,产后阴气散失,亦敛盗汗,疗热痞,除恶肉,止疮毒疼痛。凡血热者当用,虚寒者不相宜也。作膏可贴金疮,捣汁可涂虎、犬、蛇、虫伤毒,饮之亦可。"

槐　花

【来源】　为豆科植物槐的干燥花蕾及花。夏季花未开放时采收其花蕾,称为"槐米";花开放时采收,称为"槐花"。生用、炒用或炒炭用。

【性味归经】 苦,微寒。归肝、大肠经。

【功效】 凉血止血,清肝泻火。

【主要应用】

1. 血热出血证。槐花性属寒凉,凉血止血,可用治血热妄行所致的各种出血之证。因其苦降下行,善清泄大肠之火热而止血,故对下部血热所致的痔血、便血等最为适宜。用于治血热便血,常与山栀配伍,如槐花散(见《经验良方》)。

2. 目赤、头痛。槐花味苦性寒,长于清泻肝火,凡肝火上炎所导致的目赤、头胀、头痛及眩晕等症状,可用单味煎汤代茶饮,或配伍夏枯草、菊花等同用。

【备注】

1. 脾胃虚寒及阴虚发热而无实火者慎用。

2. 地榆、槐花均能凉血止血,用治血热妄行之出血诸证,因其性下行,故以治下部出血证为宜。地榆凉血之中兼能收涩,凡下部之血热出血,诸如便血、痔血、崩漏、血痢等皆可治;槐花无收涩之性,其止血功在大肠,偏于治便血、痔血。

侧 柏 叶

【来源】 为柏科植物侧柏的嫩枝叶。

【性味归经】 苦、涩,寒。归肺、肝、脾经。

【功效】 凉血止血,化痰止咳,生发乌发。

【主要应用】

1. 血热出血证。侧柏叶苦涩性寒,善清血热,兼能收敛止血,为治各种出血病症之要药,尤以血热者为宜。若治血热妄行之吐血、衄血,常与荷叶、地黄、艾叶同用,均取鲜品捣汁服之,如四生丸(见《校注妇人大全良方》)。

2. 肺热咳嗽。侧柏叶苦能泄降,寒能清热,长于清肺热,化痰止咳。适用于肺热咳喘,痰稠难咯者,可单味运用,或配伍贝母、制半夏等同用。

3. 脱发、须发早白。

白 茅 根

【来源】 为禾本科植物白茅的干燥根茎。

【性味归经】 甘,寒。归肺、胃、膀胱经。

【功效】 凉血止血,清热利尿,清肺胃热。

【主要应用】

1. 血热出血证。白茅根味甘性寒入血分,能清血分之热而凉血止血,可用于治多种血热出血之证,且单用有效,或配伍其他凉血止血药同用。与藕同用,均取鲜品煮汁服,如二鲜饮(见《医学衷中参西录》)可用来治咯血。

2. 水肿、热淋、黄疸。单用白茅根煎服,也可与其他清热利尿药同用;治湿热黄疸,常配茵陈、山栀等同用。

【备注】 白茅根、芦根均能清肺胃热而利尿,治疗肺热咳嗽、胃热呕吐和小便淋痛,且常相须为用。然白茅根偏入血分,以凉血止血见长;而芦根偏入气分,以清热生津为佳。

10.2 化瘀止血药

化瘀止血药主要用于血瘀出血证,以三七、蒲黄、茜草等为代表药。

三 七

【来源】 为五加科植物三七的干燥根。产于云南、广西等地者为道地药材。

【性味归经】 甘、微苦,温。归肝、胃经。

【功效】 化瘀止血,活血定痛。

【主要应用】

1. 出血证。三七味甘微苦性温,入肝经血分,功善止血,又能化瘀生新,有止血不留瘀、化瘀不伤正的特点,对各种出血,无论有无瘀滞,均可应用,尤以有瘀滞者为宜。单味内服外用均有良效。

2. 跌打损伤,瘀血肿痛。三七活血化瘀而消肿定痛,为治瘀血诸证之佳品,为伤科之要药。可单味应用,以三七为末,黄酒或白开水送服;若皮破者,亦可用三七粉外敷。也常与活血行气药同用以活血定痛。

3. 补虚强壮。民间用治虚损劳伤,常与猪肉炖服。

【备注】

1. 多研末吞服,1～1.5 g;水煎服,3～10 g,亦入丸、散。外用适量,研末外掺或调敷。孕妇慎用。

2.《本草新编》:"三七根,止血之神药也,无论上中下之血,凡有外越者,一味独用亦效,加入补血补气药之中则更神。盖止药得补而无沸腾之患,补药得止而有安静之休也。"

3.《本草求真》:"三七,世人仅知功能止血住痛,殊不知痛因血瘀则痛作,血因敷散则血止。三七气味苦温,能于血分化其血瘀。故凡金刃刀剪所伤,及跌扑杖疮血出不止,嚼烂涂之,或为末掺,其血即止。且以吐血、衄血、下血、血痢、崩漏、经水不止、产后恶露不下,俱宜自嚼,或为末,米饮送下即愈。"

蒲 黄

【来源】 为香蒲科植物香蒲或同属植物的干燥花粉。夏季采收蒲棒上部的黄色雄性花序,晒干后碾轧,筛取细粉,生用或炒用。

【性味归经】 甘,平。归肝、心包经。

【功效】 止血,化瘀,利尿。

【主要应用】

1. 出血证。蒲黄甘平,长于收敛止血,兼有活血行瘀之功,为止血行瘀之良药,有止血不留瘀的特点,对出血证无论属寒属热,有无瘀滞,均可应用,但以属实夹瘀者尤宜。用治吐血、衄血、咯血、尿血、崩漏等,可单用冲服,亦可配伍其他止血药同用。

2. 瘀血痛证。蒲黄体轻行滞,能行血通经,消瘀止痛,凡跌打损伤、痛经、产后疼痛、心腹疼痛等瘀血作痛者均可运用,尤为妇科所常用。常与五灵脂同用,如失笑散(见《和剂局方》)。

3. 血淋尿血。蒲黄既能止血,又能利尿通淋,常与生地、冬葵子同用,如蒲黄散(见《证治准绳》)。

【备注】

1. 水煎服,3～10 g,包煎。外用适量,研末外掺或调敷。止血多炒用,化瘀、利尿多生用。

2.《本草汇言》:"蒲黄,血分行止之药也,主诸家失血。至于治血之方,血之上者可清,血之下者可利,血之滞者可行,血之行者可止。凡生用则性凉,行血而兼消;炒用则味涩,调血而兼止也。"

3.《药品化义》:"蒲黄,专入脾经。若诸失血久者,炒用之以助补脾之药摄血归源,使不妄行。又取体轻行滞,味甘和血,上治吐血咯血,下治肠红崩漏。但为收功之药,在失血之初,用之无益。若生用亦能凉血消肿。"

茜　　草

【来源】　为茜草科植物茜草的干燥根及根茎。

【性味归经】　苦,寒。归肝经。

【功效】　凉血,化瘀,止血,通经。

【主要应用】

1. 出血证。茜草味苦性寒,善走血分,既能凉血止血,又能活血行血,故可用于血热妄行或血瘀脉络之出血证,对于血热夹瘀的各种出血证,尤为适宜。

2. 血瘀经闭,跌打损伤,风湿痹痛。茜草能通经络,行瘀滞,故可用于治经闭、跌打损伤、风湿痹痛等血瘀经络闭阻之证,尤宜于妇科血瘀证,为妇科调经要药。如《经验广集》中述及的可用其治血滞经闭,单用本品酒煎服,或配桃仁、红花、当归等同用;治跌打损伤,可单味泡酒服,或配三七、乳香、没药等同用;治痹证,也可单用浸酒服,或配伍鸡血藤、海风藤、延胡索等同用。

【备注】

1. 水煎服,10～15 g,大剂量可用30 g。亦入丸、散。止血炒炭用,活血通经生用或酒炒用。

2.《医林纂要》:"茜草,色赤入血分,泻肝则血藏不瘀,补心则血用而能行,收散则用而不废,故能济血气之平,止妄行之血而祛瘀通经,兼治痔瘘疮疡扑损。"

10.3　收敛止血药

收敛止血药主要用于各种出血证,以白及、仙鹤草、藕节等为代表药。

白　　及

【来源】　为兰科植物白及的干燥块茎。

【性味归经】　苦、甘、涩,寒。归肺、胃、肝经。

【功效】　收敛止血,消肿生肌。

【主要应用】

1. 出血证。白及质黏味涩,为收敛止血之要药,可用于治体内外各种出血证。因其主入肺、胃经,故尤多用于肺胃出血之证。单用即效,也可随症配伍。

2. 痈肿疮疡,手足皲裂,水火烫伤。单用研末,麻油调涂,或入复方。

【备注】 不宜与乌头类药材同用。

仙 鹤 草

【来源】 为蔷薇科植物龙牙草的干燥地上部分。

【性味归经】 苦、涩,平。归心、肝经。

【功效】 收敛止血,止痢,截疟,补虚。

【主要应用】

1. 出血证。仙鹤草药性平和,味涩收敛,广泛用于全身各部的出血之证。无论寒热虚实,皆可应用。如治血热妄行之出血证,可配生地、侧柏叶、牡丹皮等凉血止血药同用;若用于虚寒性出血证,可与党参、熟地、炮姜、艾叶等益气补血、温经止血药同用。

2. 泻痢。仙鹤草药性平和,能涩肠止泻止痢,兼能补虚,又能止血,对于血痢及久病泻痢尤为适宜,单用水煎服,或配伍其他药物同用。

3. 疟疾寒热。仙鹤草解毒截疟,治疗疟疾寒热,可单以本品研末,于疟发前2 h吞服,或水煎服。

4. 脱力劳伤。仙鹤草有补虚、强壮的作用,可用于治劳力过度所致的脱力劳伤,症见神疲乏力、面色萎黄而纳食正常者,常用大剂量仙鹤草与大枣同煮,食枣饮汁;若气血亏虚,神疲乏力、头晕目眩者,可与党参、熟地、龙眼肉等同用。

藕 节

【来源】 为睡莲科植物莲的干燥根茎节部。

【性味归经】 甘、涩,平。归肝、肺、胃经。

【功效】 收敛止血。

【主要应用】 出血证。藕节味涩收敛,既能收敛止血,又兼能化瘀,有止血而不留瘀的特点,可用于各种出血证,对吐血、咳血、咯血等上部出血病证尤宜。可鲜藕捣汁饮用止血,也常入复方中使用。

10.4 温经止血药

温经止血药主要用于脾阳虚、肾阳虚之虚寒性出血证,以艾叶、炮姜等为代表药。

艾 叶

【来源】 为菊科植物艾的叶。以湖北蕲州产者为佳,称"蕲艾"。

【性味归经】 辛、苦,温。有小毒。归肝、脾、肾经。

【功效】 温经止血,散寒调经,安胎。

【主要应用】

1. 出血证。艾叶气香味辛,温可散寒,能暖气血而温经脉,为温经止血之要药,适用于虚寒性出血病证,尤宜于崩漏。主治下元虚冷,冲任不固所致的崩漏下血,可单用本品,水煎服,或配阿胶、芍药、干地黄等同用,如胶艾汤(见《金匮要略》)。

2. 月经不调、痛经。艾叶能温经脉,逐寒湿,止冷痛,尤善调经,为治妇科下焦虚寒或寒客胞宫之要药。每与香附、川芎、白芍、当归等同用,若虚冷较甚者,可配伍吴茱萸、肉桂等,如艾附暖宫丸(见《仁斋直指方》)。

3. 脘腹冷痛。用治脾胃虚寒所致者,可以单味艾叶煎服,或以之炒热熨敷脐腹,或配伍温中理气之品。

4. 胎动不安。艾叶为妇科安胎之要药。多与阿胶、桑寄生等同用。

【备注】

1. 将艾叶捣绒,制成艾条、艾炷等,用以熏灸体表穴位,能温煦气血、透达经络,为温灸的主要原料。

2.《名医别录》:"主灸百病,可作煎,止下痢,吐血,下部疮,妇人漏血,利阴气,生肌肉,辟风寒,使人有子。"

炮　姜

【来源】　为姜科植物姜干燥根茎的炮制品,又名黑姜。

【性味归经】　苦、涩,温。归脾、胃、肝经。

【功效】　温经止血,温中止痛,止泻。

【主要应用】

1. 出血证。炮姜性温,主入脾经,能温经止血,为治疗脾胃虚寒、脾不统血之出血证的要药。可单味为末,治血痢不止;治疗虚寒性吐血、便血,常配人参、黄芪、附子等同用。若治冲任虚寒,崩漏下血,可与乌梅、棕榈炭同用。

2. 腹泻、腹痛。炮姜性温,善暖脾胃,能温中止痛止泻,适用于虚寒性腹痛、腹泻。以炮姜研末饮服,治中寒水泻(见《备急千金要方》);与厚朴、附子同用(见《世医得效方》),治脾虚冷泻不止。若治寒凝脘腹痛,常配高良姜,如二姜丸(见《和剂局方》);治产后血虚寒凝,小腹疼痛者,可与当归、川芎、桃仁等同用,如生化汤(见《景岳全书》)。

【备注】　生姜、干姜和炮姜,均能温中散寒,适用于脾胃寒证。由于鲜干质量、炮制等方面的差异,其性能各异。生姜长于散表寒,为呕家之圣药;干姜偏于祛里寒,为温中散寒之要药;炮姜善走血分,长于温经而止血。

拓展阅读

[1] 祁爱蓉,徐彩,蔡芬芳. 小蓟、小蓟炭的主要成分及止血作用研究综述. 内蒙古中医药,2012,31(20):96-97.

[2] 冯子明,杨桠楠,姜建双,等. 小蓟的化学成分研究. 中国实验方剂学杂志,2012,18(6):87-89.

复习题

1. 填空题

(1) (　　　　　　　　)等均为凉血止血药,主要用于血热出血证。

(2) (　　　　　　　　)等均为收敛止血药,主要用于各种出血证。

(3)（　　　　　　　）等均为化瘀止血药,主要用于血瘀出血证。

(4)（　　　　　　　）等均为温经止血药,主要用于虚寒出血证。

(5)（　　　　　　　）对下部血热所致的痔血、便血等最为适宜。

(6)（　　　　　　　）苦寒能泻火解毒,味酸涩能敛疮,为治水火烫伤之要药。

(7)（　　　　　　　）能生发乌发。

(8)（　　　　　　　）为妇科调经要药。

(9)（　　　　　　　）有补虚、强壮的作用,可用于治劳力过度所致的脱力劳伤。

(10)（　　　　　　　　）为妇科安胎之要药。

(11)（　　　　　　　　）为治疗脾胃虚寒、脾不统血之出血证的要药。

2. 问答题

试比较生姜、干姜和炮姜功效与主治的异同。

第11章 活 血 药

学习目标 掌握活血药的含义、功效、分类、适应范围等。掌握川芎、郁金、延胡索、丹参、牛膝等5味中药的性味归经、功效、主要应用、异同比较等；熟悉姜黄、红花、益母草、五灵脂、鸡血藤等5味中药的性味归经、功效、主要应用；了解乳香、没药、骨碎补、自然铜、莪术、三棱等6味中药的主要应用。

凡以通利血脉，促进血行，消散瘀血为主要功效，用于治疗瘀血病证的药物，称为活血化瘀药，或活血祛瘀药，简称活血药，或化瘀药。其中活血作用较强者，又称破血药，或逐瘀药。

瘀血病症以痛如针刺，痛有定处，夜间痛甚；出血暗红或血块，肿块；面色黧黑，肌肤甲错，唇舌紫暗、有瘀点瘀斑，脉涩等为特征性症状。活血药性味多为辛、苦、温，部分动物类药味咸，入心、肝两经。味辛则能散、能行，味苦则通泄，且均入血分，故能行血活血，使血脉通畅，瘀滞消散。

根据活血药性能的不同，分为活血止痛、活血调经、活血疗伤、破血消症等四类。主要适用于瘀血阻滞引起的胸胁疼痛、风湿痹痛、症瘕结块、疮疡肿痛、跌扑伤痛，以及月经不调、经闭、痛经、产后瘀滞腹痛等病症。其治疗范围涉及现代医学的内科、妇科、肿瘤科、外科等多系统疾病。气为血之帅，气行则血行，气滞则血滞，在使用活血祛瘀药时，常配伍行气药，以增强和提高活血散瘀的功效。

活血药行散力强，易耗血动血，不宜用于妇女月经过多及其他出血证无瘀血现象者；对于孕妇尤应慎用或忌用。

活血药共同药理作用：改善血液流变学，抗血栓形成；改善微循环，改善微血流；改善血流动力学，改善器官血流量；促进子宫平滑肌收缩、镇痛；抑制组织异常增生等作用。部分活血药具有抗菌抗炎、抗肿瘤、利尿、缓泻、降血脂、保肝、调节免疫等作用。

11.1 活血止痛药

活血止痛药适用于瘀血阻滞所致的头痛、胸痛、腹痛等病证，以川芎、延胡索、郁金为代表药。

川 芎

【来源】 为伞形科草本植物川芎的干燥根茎。

【性味归经】 辛，温。归肝、胆、心包经。

【功效】 活血行气,祛风止痛。

【主要应用】

1. 血瘀气滞痛证。川芎辛散温通,上行头目,下行血海,中开郁结,旁通经络。既能行血又能行气,为血中气药,适用于各种瘀血阻滞之病证,尤为妇科调经要药。治月经不调、经闭、痛经,常配当归等药同用;治胸胁疼痛,可配柴胡、香附等同用;治风湿痹痛,可配羌活、独活等同用;治症瘕结块,可配三棱、莪术等同用;治疮疡肿痛、跌打损伤,可配乳香、没药等同用。代表方如血府逐瘀汤(见《医林改错》)、桃红四物汤(见《医宗金鉴》)。

2. 各种头痛。川芎辛香善升,能上行头目巅顶,具有祛风止痛作用,为治头风头痛要药,可配细辛、白芷等同用。对于感受风邪引起的头痛,可与荆芥、防风、羌活等同用治风寒感冒头痛;与菊花、僵蚕等配伍,治风热头痛。无论风寒、风热、风湿、血虚、血瘀头痛均可随症状配伍应用。代表方如川芎茶调散(见《和剂局方》)。

【备注】 川芎辛温升散,阴虚火旺,多汗,热盛及无瘀之出血证,月经过多、孕妇亦忌用。

【现代研究】

1. 化学成分:本品含生物碱(如川芎嗪)、挥发油(主要为藁本内酯等)、酚类物质(如阿魏酸)、内脂素及维生素 A、叶酸、蔗糖、甾醇、脂肪油等。

2. 药理作用:川芎嗪具备活血药共同的药理作用。所含阿魏酸的中性成分小剂量促进,大剂量抑制子宫平滑肌;水煎剂对动物中枢神经系统有镇静作用,并有明显而持久的降压作用;可加速骨折局部血肿的吸收,促进骨痂形成;有抗维生素 E 缺乏作用;能抑制多种杆菌;有抗组织胺和利胆作用。

延 胡 索

【来源】 为罂粟科草本植物延胡索的干燥块茎,别名元胡。

【性味归经】 辛、苦,温。归心、肝、脾经。

【功效】 活血行气止痛。

【主要应用】

痛证。延胡索活血行气,止痛力佳,既能治血瘀疼痛,又能治气滞疼痛,广泛用于胸腹疼痛、肢体疼痛、疝痛、痛经等各种痛证,能治一身上下诸痛。单用即效,也可配伍应用。治疗胃脘疼痛,可配伍川楝子同用,代表方如金铃子散(见《素问病机气宜保命集》);治疗寒凝气滞血瘀、胸痹疼痛,可与瓜蒌、薤白同用;治疗痛经,可与当归、川芎、白芍、香附等同用,代表方如延胡索散(见《妇科大全》);治小肠疝痛,可配伍小茴香、乌药、吴茱萸;用于跌打伤痛,可配伍当归、川芎、乳香、没药;治疗四肢血滞疼痛,可与当归、桂枝、赤芍等药同用。

【现代研究】

1. 化学成分:主要含有生物碱 20 余种,主要有延胡索甲素、乙素、丙素、丁素、庚素、辛素、壬素、寅素、丑素、子素等。

2. 药理作用:延胡索乙素有显著的镇痛、催眠、镇静与安定作用,甲素和丑素的镇痛作用也较为明显,并有一定的催眠、镇静与安定作用;醇提物能扩张冠脉,降低冠脉阻力,增加冠脉血流量,提高耐缺氧能力;总碱能对抗心律失常,抗心肌缺血,扩张外周血管,降低血压,减慢心率;并有抗溃疡、抑制胃分泌的作用。

郁　金

【来源】　为姜科草本植物郁金、姜黄、广西莪术或莪术的干燥块根。

【性味归经】　辛、苦,寒。归肝、胆、心经。

【功效】　活血止痛,行气解郁,清心凉血,利胆退黄。

【主要应用】

1. 气滞血瘀。郁金行气、活血、凉血、止痛,善于治疗血瘀气滞而有郁热的胸痛、胁痛、腹痛、痛经等病证,常与木香配伍,如颠倒木金散(见《医宗金鉴》)。

2. 湿温病神昏,癫狂。郁金清心开郁,常与芳香开窍的菖蒲、栀子同用,用于湿温病证、浊邪蒙蔽清窍的证候,如菖蒲郁金汤(见《温病全书》);与消痰涎的明矾(白矾)同用,可用治痰迷癫狂,如白金丸(见《医方考》)。

3. 血热出血证。郁金药性清凉,能入血分,又有凉血的作用。若配合生地、丹皮、山栀等凉血药,可用于血热妄行之吐血、衄血、倒经、尿血、血淋等,代表方如生地黄汤(见《医学心悟》)。

4. 黄疸。郁金利胆退黄,可用治黄疸,常和茵陈、栀子、芒硝等同用。

【备注】

1. 十九畏:郁金畏丁香。

2. 香附与郁金均能疏肝解郁、活血调经,每配伍应用,而香附药性偏温,止痛之力较佳;郁金性偏寒凉,止痛之力较缓,且能化痰湿、凉血热、利胆退黄。

【现代研究】

1. 化学成分:含有挥发油(莰烯、樟脑、倍半萜烯等)、姜黄素、姜黄酮等。另含淀粉、多糖、脂肪油、橡胶、水芹烯等。

2. 药理作用:郁金有保护肝细胞、促进肝细胞再生、去脂和抑制肝细胞纤维化的作用,能对抗肝脏毒性病变。水煎剂能降低全血黏度,抑制血小板聚集,醇提物能降低血浆纤维蛋白含量。郁金可抑菌、抗炎、止痛。此外郁金还有抗早孕的作用。

姜　黄

【来源】　为姜科植物姜黄的干燥根茎。

【性味归经】　辛、苦,温。归肝、脾经。

【功效】　活血行气,通经止痛。

【主要应用】

1. 气滞血瘀所致的心、胸、胁、腹诸痛。姜黄辛散温通,苦泄,既入血分又入气分,能活血行气而止痛。治胸阳不振,心脉闭阻之心胸痛,可与当归、木香、乌药等药同用,如姜黄散(见《圣济总录》);治气滞血瘀之痛经、经闭、产后腹痛,常与当归、川芎、红花同用;治跌打损伤,瘀肿疼痛,可配苏木、乳香、没药。

2. 风湿痹痛。姜黄辛散苦燥温通,外散风寒湿邪,内行气血,尤长于行上肢而除痹痛,常配羌活、防风、当归等药同用。

【备注】　郁金、姜黄为同一植物的不同药用部位,均能活血散瘀、行气止痛,用于气滞血瘀之证。但姜黄药用其根茎,辛温行散,祛瘀力强,善治寒凝气滞血瘀之证,且可祛风通痹而用于风湿痹痛。郁金药用块根,苦寒降泄,行气力强,且凉血,以治血热瘀滞之证为宜,又能利胆退黄,清心解郁而用于湿热黄疸、热病神昏等症状。

乳 香

【来源】 为橄榄科植物乳香树及其同属植物皮部渗出的树脂凝固而成。

【性味归经】 辛、苦,温。归心、肝、脾经。

【功效】 活血行气止痛,消肿生肌。

【主要应用】

1. 跌打损伤。乳香辛香走窜,味苦通泄入血,既能散瘀止痛,又能活血消痈,祛腐生肌,为外伤科要药。治跌打损伤,常配没药、血竭、红花等药同用,如七厘散(见《良方集腋》)。

2. 气滞血瘀之痛证。乳香辛散走窜,味苦通泄,既入血分,又入气分,能行血中气滞,化瘀止痛;内能宣通脏腑气血,外能透达经络,可用于一切气滞血瘀之痛证。治胃脘疼痛,可与没药、延胡索、香附等同用,如手拈散(见《医学心悟》);治胸痹心痛,可配伍丹参、川芎等药同用;治痛经、经闭、产后瘀阻腹痛,常配伍当归、丹参、没药等药同用,如活络效灵丹(见《医学衷中参西录》)。

【备注】 胃弱者慎用,孕妇及无瘀滞者忌用。

没 药

【来源】 为橄榄科植物没药树或其同属植物皮部渗出的树脂凝固而成。

【性味归经】 辛、苦,平。归心、肝、脾经。

【功效】 活血止痛,消肿生肌。

【主要应用】 没药的功效主治与乳香相似。常与乳香相须为用,治疗跌打损伤瘀滞疼痛,痈疽肿痛,疮疡溃后久不收口及一切瘀滞痛证。区别在于乳香偏于行气、伸筋,治疗痹证多用;没药偏于散血化瘀,治疗血瘀气滞较重之胃痛多用。

【备注】 胃弱者慎用,孕妇及无瘀滞者忌用。

五 灵 脂

【来源】 为鼯鼠科动物复齿鼯鼠的干燥粪便。

【性味归经】 苦、咸、甘,温。归肝经。

【功效】 活血止痛,化瘀止血。

【主要应用】

1. 瘀滞疼痛。五灵脂苦泄温通,专入肝经血分,善于活血化瘀止痛,为治疗瘀血阻滞疼痛之要药,常与蒲黄相须为用,即失笑散(见《和剂局方》)。

2. 瘀滞出血证。五灵脂炒用,既能活血散瘀,又能止血。故可用于瘀血内阻、血不归经之出血,如妇女崩漏经多,色紫多块,少腹刺痛,既可单味炒研末,温酒送服,也常配伍三七、蒲黄、生地等药同用。

【备注】 入煎剂时,宜包煎。血虚无瘀及孕妇慎用。人参畏五灵脂,一般不宜同用。

11.2 活血调经药

活血调经药,适用于瘀血阻滞所致的痛经、经闭、胸痛等病症,以丹参、姜黄、乳香等为代表药。

丹 参

【来源】 为唇形科草本植物丹参的干燥根及根茎。

【性味归经】 苦,微寒。归心、心包、肝经。

【功效】 活血调经,祛瘀止痛,凉血消痈,清心除烦。

【主要应用】

1. 气滞血瘀诸证。丹参广泛用于气滞血瘀诸证。其药性寒凉,用于血热瘀肿病症尤宜。治胸腹疼痛,常与砂仁、檀香等药同用,如丹参饮(见《医宗金鉴》);与丹参、三七、冰片等药同用,如复方丹参片(见《中国药典》)。

2. 痛经。丹参善于活血祛瘀,性微寒而缓,能祛瘀生新而不伤正,善调经水,为妇科调经常用药。《妇科明理论》有"一味丹参散,功同四物汤"之说。可单用,或与益母草、当归、泽兰、川芎等同用。

3. 温病热入营血。丹参性寒,入血分而能凉血,入心经而能清心,故可用治热入营血之身发斑疹,以及神昏烦躁等症状,常与鲜地黄、犀角、玄参等药同用,如清营汤(见《温病条辨》)。

4. 心悸怔忡、失眠等症状。丹参还有养血安神的作用,常与酸枣仁、柏子仁等药配合同用。

【备注】

1. 现今常用丹参治疗冠心病、心肌梗死、肝脾肿大、子宫外孕等病证。月经过多者及孕妇应当忌用。

2. 丹参与川芎相同功效是活血、调经、止痛,用于血瘀导致的头痛、心痛、身痛、痛经等。区别在于,川芎辛温,善活血、散寒、行气,适宜于寒凝气滞血瘀证,为治疗头痛之要药;丹参苦寒,善凉血、清心、安神、活血,适宜于瘀血伴见血热证,主要治疗心痛、痛经等。

【现代研究】

1. 化学成分:主含脂溶性成分和水溶性成分。脂溶性成分包括丹参酮Ⅰ、丹参酮ⅡA、丹参酮ⅡB、丹参酮Ⅲ、隐丹参酮、羟基丹参酮、丹参酸甲酯、紫丹参甲素、紫丹参乙素、丹参新酮、丹参醇Ⅰ、丹参醇Ⅱ、丹参醇Ⅲ、丹参酚、丹参醛等。水溶性成分主要含有丹参素,丹参酸甲、乙、丙,原儿茶酸,原儿茶醛等。

2. 药理作用:丹参具有活血药共同的药理作用;能调节血脂,抑制动脉粥样硬化斑块的形成;能保护肝细胞损伤,促进肝细胞再生,有抗肝纤维化作用;能促进骨折和皮肤切口的愈合;能保护胃黏膜、抗胃溃疡;对中枢神经有镇静和镇痛作用;具有改善肾功能、保护缺血性肾损伤的作用;具有抗炎、抗过敏、抑菌作用。

3. 提取新技术:有报道称,超临界萃取技术、微波辅助萃取法、高效逆流色谱法、真空液相色谱法均能有效提取或分离丹参的水溶性酚酸。

红花

【来源】 为菊科植物红花的筒状花序。

【性味归经】 辛、温。归肝、心经。

【功效】 活血通经,祛瘀止痛。

【主要应用】

1. 血瘀经闭、痛经、产后瘀痛等痛症。红花辛散温通,少用活血,多用祛瘀,为治瘀血阻滞之要药,尤为妇女调经所常用。在配伍方面,每与桃仁相须为用,并称桃红。活血则加当归、川芎、芍药等;祛瘀则加用三棱、莪术、大黄、蟅虫等。代表方如桃红四物汤(见《医宗金鉴》)。

2. 斑疹色暗。红花可用于麻疹出而复收,或热郁血滞、斑疹色暗,取其活血祛瘀以化滞,可与当归、牛蒡子、连翘、葛根、甘草等配伍。代表方如当归红花饮(见《麻科活人全书》)。

【备注】 番红花,又名藏红花。为鸢尾科草本植物番红花的干燥柱头。性味甘、寒。功效与红花相似,应用也基本相同,又兼有凉血解毒作用,可用于温病热入血分及斑疹大热等病证。

益 母 草

【来源】 为唇形科植物益母草的地上部分。

【性味归经】 辛、微苦,微寒。归心、肝、膀胱经。

【功效】 活血调经,利水消肿,凉血消疹。

【主要应用】

1. 妇女经产诸证。益母草辛开苦泄,善活血调经,祛瘀生新,为妇科经产要药,常用于血瘀所致的月经不调、痛经,产后恶露不尽及瘀滞腹痛,可单味熬膏服用,也可与当归、川芎、赤芍、木香等配伍应用。代表方如益母丸(见《医学入门》),治月经不调。

2. 水肿、小便不利。益母草活血利水而消肿,现常用于急、慢性肾炎水肿。可单味煎服,也可配合虎杖、白茅根、泽兰、车前子等同用。

3. 皮肤痒疹。可单味应用,也可配合凉血解毒、祛风止痒药同用。

【备注】 茺蔚子,又名小胡麻、三角胡麻,即益母草的果实。功能活血调经,凉肝明目。适用于月经不调、痛经经闭、目赤肿痛或眼生翳障等病症。

【现代研究】

1. 化学成分:含有益母草碱、水苏碱、益母草定、亚麻酸、β-亚麻酸、油酸、月桂酸、苯甲酸、芸香苷及延胡索酸。

2. 药理作用:煎剂、乙醇浸膏及所含益母草碱对多种动物的子宫有兴奋作用;对小鼠有一定的抗着床和抗早孕作用。益母草碱小剂量使离体肠管紧张性降低,振幅扩大;大剂量则振幅变小,而频率增加。益母草有强心、增加冠脉流量和心肌营养性血流量的作用,能减慢心率,对抗实验性心肌缺血和心律失常,缩小心肌梗死范围。粗提物能扩张血管,有短暂的降压作用。对血小板聚集、血栓形成及红细胞的聚集性有抑制作用。益母草能改善肾功能,益母草碱有明显的利尿作用。

牛 膝

【来源】 为苋科草本植物川牛膝或牛膝的干燥根。

【性味归经】 苦、酸,平。归肝、肾经。

【功效】 活血通经,补肝肾,强筋骨,利水通淋,引火(血)下行。

【主要应用】

1. 经闭、痛经、产后瘀痛,跌扑伤痛。牛膝善于活血祛瘀,对妇科、伤科各种瘀血凝滞的病证,常与红花、桃仁、桂心、赤芍、当归、延胡索、丹皮、木香等药同用,治经水不利,脐腹作痛,代表方如牛膝散(见《证治准绳》)。

2. 腰膝酸痛,足膝痿软无力。牛膝性善下行,归肝肾二经,能补肝肾、强筋骨,又能通血脉、利关节,为治腰膝下肢病症常用药。对肝肾不足引起的腰膝酸痛,常与苍术、狗脊、木瓜等同用;如因湿热下注引起的腰膝关节疼痛,常与苍术、黄柏等同用,如三妙丸(见《医学正传》);如风湿痹痛、下肢关节疼痛为甚,可与木瓜、防己、独活等同用。

3. 吐血、衄血、牙龈肿痛、头痛晕眩。牛膝苦泄下降,能引血下行,导热下泄,可治上部血热妄行的证候,常配合侧柏叶、白茅根、小蓟等药,以治吐血、衄血;又可配养阴清热药如生地、石膏等,用治牙龈肿痛属于阴虚火旺的证候,如玉女煎(见《景岳全书》);治肝阳上亢,气血并走于上,头痛眩晕之症状,常与平肝药如代赭石、龙骨、牡蛎等同用,如镇肝熄风汤(见《医学衷中参西录》)。

4. 尿血、淋证、小便不利。牛膝利水通淋功效,能导膀胱湿热外泄,常与瞿麦、滑石、冬葵子、车前子等同用。

【备注】

1. 牛膝为苋科植物牛膝(怀牛膝)和川牛膝(甜牛膝)的根。怀牛膝主产河南,与菊花、地黄、山药并称为四大怀药;川牛膝主产四川、云南、贵州等地。怀牛膝补肝肾、强筋骨作用较好;川牛膝活血祛瘀作用较好。活血通经、利水通淋、引火(血)下行宜生用;补肝肾、强筋骨宜酒炙用。

2. 牛膝为动血之品,性专下行,孕妇及月经过多者忌服。中气下陷,脾虚泄泻,下元不固,多梦遗精者慎用。

【现代研究】

1. 化学成分:牛膝含有三萜皂苷(经水解后成为齐墩果酸和糖)、蜕皮甾酮、牛膝甾酮、紫茎牛膝甾酮等甾体类成分、多糖、生物碱类、香豆素类等化合物及多种氨基酸和微量元素。

2. 药理作用:牛膝具有活血药的共同药理作用。同时,牛膝总皂苷对子宫平滑肌有明显的兴奋作用,怀牛膝苯提取物有明显的抗生育、抗着床及抗早孕的作用,抗生育的有效成分为脱皮甾醇。牛膝醇提取物对实验小动物心脏有抑制作用,煎剂对麻醉犬心肌亦有抑制作用。蜕皮甾酮有降脂作用,并能明显降低血糖。牛膝具有抗炎、镇痛作用,能提高机体免疫功能。煎剂对小鼠离体肠管呈抑制,对豚鼠肠管有加强收缩作用。

鸡 血 藤

【来源】 为豆科植物密花豆的干燥藤茎。

【性味归经】 苦、微甘,温。归肝、肾经。

【功效】 行血补血,调经止痛,舒筋活络。

【主要应用】

1. 月经不调、痛经、闭经。鸡血藤苦而不燥,温而不烈,行血散瘀,调经止痛,性质和缓,同时又兼补血作用,凡妇人血瘀及血虚之月经病证均可应用。治血瘀所致者,可配伍当归、川芎、香附等同用;治血虚所致者,则配当归、熟地、白芍等药用。

2. 风湿痹痛,手足麻木,肢体瘫痪及血虚萎黄。鸡血藤行血养血,舒筋活络,为治疗经脉不畅,络脉不和病症的常用药。治风湿痹痛,肢体麻木,可配伍祛风湿药,如独活、威灵仙、桑寄生等药;治卒中手足麻木,肢体瘫痪,常配伍益气活血通络药,如黄芪、丹参、地龙等药;治血虚不养筋之肢体麻木及血虚萎黄,多配益气补血药之黄芪、当归等药同用。

11.3 活血疗伤药

活血疗伤药适用于瘀血阻滞所致的跌打损伤等病证,以骨碎补、自然铜等为代表药。

骨 碎 补

【来源】 为水龙骨科植物槲蕨或中华槲蕨的干燥根茎。

【性味归经】 苦,温。归肝、肾经。

【功效】 活血续伤,补肾强骨。

【主要应用】

1. 跌打损伤。骨碎补能活血散瘀、消肿止痛、续筋接骨。以其入肾治骨,能治骨伤碎而得名,为伤科要药。治跌打损伤,可单用本品浸酒服,并外敷,亦可水煎服;或配伍没药、自然铜等,如骨碎补散(见《太平圣惠方》)。

2. 肾虚证。骨碎补苦温入肾,能温补肾阳,强筋健骨,可治肾虚之证。治肾虚腰痛脚弱,配补骨脂、牛膝,如神效方(见《太平圣惠方》);治肾虚耳鸣、耳聋、牙痛,配熟地、山茱萸等;治肾虚久泻,可与猪肾食疗,或配补骨脂、益智仁、吴茱萸等同用。

【备注】 阴虚火旺,血虚风燥慎用。

【现代研究】

1. 化学成分:含有柚皮苷、骨碎补双氢黄酮苷、骨碎补酸等。

2. 药理作用:骨碎补能促进骨对钙的吸收,提高血钙和血磷水平,有利于骨折的愈合;改善软骨细胞,推迟骨细胞的退行性病变;骨碎补多糖和骨碎补双氢黄酮苷够降血脂和抗动脉硬化的作用。此外,骨碎补双氢黄酮苷有明显的镇静、镇痛作用。

自 然 铜

【来源】 为天然黄铁矿,主含二硫化亚铁(FeS_2)。

【性味归经】 辛,平。归肝经。

【功效】 散瘀止痛,接骨疗伤。

【主要应用】

跌打损伤,骨折筋断,瘀肿疼痛。自然铜味辛而散,入肝经血分,能活血散瘀,续筋接骨,尤长于促进骨折的愈合,为伤科要药,外敷内服均可。常与乳香、没药、当归等药同用,如自然铜散(见《张氏医通》)。

【备注】 不宜久服。凡阴虚火旺、血虚无瘀者慎用。

11.4 破血消癥药

破血消癥药,适用于瘀血阻滞所致的癥瘕结块病症,以莪术、三棱等为代表药。

莪 术

【来源】 为姜科植物蓬莪术、郁金或广西莪术的干燥根茎。

【性味归经】 辛、苦,温。归肝、脾经。

【功效】 破血行气,消积止痛。

【主要应用】

1. 血滞经闭,癥瘕结块。莪术破血祛瘀,与三棱相须为用。与四物汤、白芷等配伍,治妇人血气结滞,经闭腹胀,癥瘕积聚,代表方如莪术散(见《证治准绳》)。

2. 食积停滞,脘腹胀痛。莪术能行气消食积,使气行通畅而痛止,常与三棱、麦芽、山楂等药同用;如有脾虚气弱者,与补气健脾药同用。

【备注】 醋制后可加强祛瘀止痛作用。月经过多与孕妇忌用。

【现代研究】

1. 化学成分:莪术中主要为挥发油类成分。其中温郁金含有 α-蒎烯、β-蒎烯、樟脑、1,8-桉叶醇、龙脑、莪术醇、异莪术烯醇等。广西莪术含有 α-蒎烯、β-蒎烯、柠檬烯、龙脑、樟脑、丁香酚、姜烯、莪术醇、莪术酮、芳姜酮、姜黄酮、去水莪术酮等。

2. 药理作用:莪术挥发油制剂对多种癌细胞既有直接破坏作用,又能通过免疫系统使特异性免疫增强而获得明显的免疫保护效应,从而具有抗癌作用。温莪术挥发油能抑制多种致病菌的生长,并具有抗炎、抗胃溃疡作用。水提液可抑制血小板聚集,促进微动脉血流恢复,完全阻止微动脉收缩,明显促进局部微循环恢复;莪术水提醇液对体内血栓形成有抑制作用。此外,莪术对呼吸道合胞病毒有直接灭活作用及明显的保肝和抗早孕作用。

三 棱

【来源】 为黑三棱科植物黑三棱的干燥块茎。

【性味归经】 辛、苦,平。归肝、脾经。

【功效】 破血行气,消积止痛。

【主要应用】

所治病证与莪术基本相同,皆能破血祛瘀、行气消积,常用为对药。三棱偏于破血,莪术偏于破气。如《医学衷中参西录》所指出,"三棱气味俱淡,微有辛意;莪术味微苦,亦微有辛意,性皆微温,为化瘀血之要药。若细核二药之区别,化血之力三棱优于莪术,理气之力莪术优于三棱。"

拓展阅读

夏敏,陈晓虎. 活血化瘀中药抗血栓作用研究进展. 中医药导报,2012,18(4):83-

84,87.

复习题

1. 填空题

(1) 川芎为治疗(　　　　　　　　)之要药。

(2) (　　　　　　　　)为血中之气药。

(3) 丹参药性(　　　　　　　　),既活血又(　　　　　　　　),用于瘀血伴见血热者。

(4) 延胡索又名(　　　　　　　　),善(　　　　　　　　),属于(　　　　　　　　)科植物。

(5) (　　　　　　　　)能专治一身上下诸痛。

(6) (　　　　　　　　)善活血利水,为妇科常用药。

(7) (　　　　　　　　)能引血、引火、引热、引药下行。

(8) (　　　　　　　　)行血养血,舒筋活络,为治疗经脉不畅,络脉不和病证的常用药。

(9) 桃仁与(　　　　　　　　)并称桃红,三棱与(　　　　　　　　)常配伍,均为活血常用药对。

(10) (　　　　　　　　)和(　　　　　　　　)为伤科要药。

2. 问答题

(1) 比较川芎和丹参功效、主治的异同点。

(2) 比较姜黄和郁金功效、主治的异同点。

(3) 比较怀牛膝和川牛膝功效、主治的异同点。

第 12 章 祛 湿 药

学习目标 掌握祛湿药的含义、功效、分类、适应范围等。掌握独活、秦艽、藿香、苍术、茯苓、茵陈蒿等 6 味中药的性味归经、功效、主要应用、异同比较等；熟悉威灵仙、桑寄生、厚朴、白豆蔻、泽泻、金钱草等 6 味中药的性味归经、功效、主要应用；了解五加皮、丝瓜络、砂仁、滑石、冬瓜皮、玉米须、枳椇子等 7 味中药的主要应用。

祛湿药是指能够祛除湿邪，治疗湿邪停留所致的风湿、暑湿或水肿、淋证、黄疸等病证的药物。根据祛湿药性能的不同，将其分为祛风湿药、芳香化湿药和利水渗湿药。适合外感六淫或内生五邪所致的湿邪停滞于关节、脏腑等病证。其治疗范围以现代医学的免疫系统、消化系统和泌尿系统疾病为主。

祛风湿药共同的药理作用：不同程度的抗炎、镇痛及镇静等。化湿药共同的药理作用：促进胃液分泌，兴奋肠管蠕动，增强食欲、促进消化、排除肠道积气等。利水渗湿药共同的药理作用是：利尿、抗病原体、保肝利胆、抗肿瘤、影响糖和脂肪代谢、预防结石等。

12.1 祛风湿药

凡能祛除风湿、解除痹痛为主要作用，治疗痹症的药物，称为祛风湿药。祛风湿药味多辛苦，性寒温不一，主要归于肝肾二经。祛风湿药主要适用于风寒湿邪侵犯人体，留着于经络、筋骨之间所致的风湿痹痛，肢节不利，酸楚麻木及腰膝痿弱等症状，或偏于祛除风湿，或偏于通利经络，或具有补肝肾强筋骨作用，可根据病情适当选用。以独活、秦艽、桑寄生等为代表药。

独 活

【来源】 为伞形科草本植物重齿毛当归的干燥根。

【性味归经】 辛、苦，微温。归肾、膀胱经。

【功效】 祛除风湿，止痛，散寒解表。

【主要应用】

1. 风湿痹痛。独活辛散苦燥，微温能通，功能祛风胜湿，通痹止痛，凡风寒湿痹，关节疼痛，无论新久，均可应用，尤以腰膝以下之痹痛、腰膝酸痛、两足痿痹、屈伸不利等症状为适宜。可单独应用，如独活酒。或与桑寄生、秦艽、牛膝、杜仲、防风、细辛、八珍汤等同用，如独活寄生汤（见《备急千金要方》）。

2. 风寒表证,兼有湿邪者。独活能发散风寒湿邪而解表,但辛散之力较缓,用于风寒表证,兼有湿邪者,常与羌活、荆芥、防风、白芷、细辛等同用。代表方如荆防败毒散。

【备注】 羌活与独活均能祛风、解表、除湿,两者往往配合应用,但羌活解表力佳,善治上半身痹痛,为止太阳头痛要药;独活则解表力缓,善治下半身痹痛。

【现代研究】

1. 化学成分:独活含二氢山芹醇及其乙酸酯、欧芹酚甲醚、异欧前胡内酯、香柑内酯、花椒毒素、二氢山芹醇当归酸酯、二氢山芹醇葡萄糖苷、毛当归醇、当归醇 D、G、B,γ-氨基丁酸及挥发油等。

2. 药理作用:独活有抗炎、镇痛及镇静作用;对血小板聚集有抑制作用;所含香柑内酯、花椒毒素等有光敏及抗肿瘤作用。

3. 提取新技术:有报道称,超声波技术提取白根独活多糖、超临界 CO_2 萃取(SFE)法从短毛独活中提取精油。

威 灵 仙

【来源】 为毛茛科植物威灵仙、棉团铁线莲、东北铁线莲的干燥根及根茎。

【性味归经】 辛、咸、温。归膀胱经。

【功效】 祛风湿,通络止痛,消骨鲠。

【主要应用】

1. 风湿痹证。威灵仙辛散温通,通行十二经,祛风湿,通络止痛,为治风湿痹痛要药。单用即效。或与当归、桂心配伍,如神应丸(见《证治准绳》)。

2. 骨鲠咽喉。威灵仙善消骨鲠,故有铁脚威灵仙之称。治疗小的鸡骨、鱼骨卡在咽喉,威灵仙 30~50 g 煎汤,加醋、砂糖适量,分数次含口中,缓缓咽下。

3. 各种疼痛。头痛、牙痛、跌打疼痛、胃脘痛等。

【备注】 现今应用威灵仙治疗胆结石、泌尿系结石等疗效较好。

秦 艽

【来源】 为龙胆科草本植物秦艽、麻花秦艽、粗茎秦艽或小秦艽的干燥根。

【性味归经】 辛、苦、平。归胃、肝、胆经。

【功效】 祛风湿,通络止痛,退虚热,清湿热。

【主要应用】

1. 风湿痹痛。秦艽药性润而不燥,有"风药中润剂"之称,无论寒湿、湿热、痹证新久,皆可应用。在配伍方面常与防风、羌活、独活、桑枝等同用,代表方如大秦艽汤(见《活法机要》)。

2. 湿热黄疸。秦艽能化湿退黄,常与茵陈、茯苓、泽泻等配伍。

3. 骨蒸潮热。秦艽能退除虚热,常与鳖甲、知母、地骨皮等配伍,代表方如秦艽鳖甲汤(见《卫生宝鉴》)。

【现代研究】

1. 化学成分:本品含秦艽碱甲、乙、丙,龙胆苦苷,当药苦苷,褐煤酸,褐煤酸甲酯,栎瘿酸,α-香树脂醇,β-谷甾醇等。

2. 药理作用:秦艽具有镇静、镇痛、解热、抗炎、抗菌、抗病毒作用;能抑制反射性肠液的分泌;能明显降低胸腺指数,有抗组胺作用;秦艽碱甲能降低血压、升高血糖;龙胆苦苷能抑制 CCl_4 所致转氨酶升高,具有抗肝炎作用。

3. 提取新技术:有报道称,超声水提秦艽中龙胆苦苷;表面活性剂辅助提取秦艽生物碱;D-101 树脂分离秦艽中环烯醚萜苷类化合物。

桑 寄 生

【来源】 为桑寄生科植物斛寄生的干燥带叶茎枝。

【性味归经】 苦,甘,平。归肝、肾经。

【功效】 祛风湿,补肝肾,强筋骨,安胎。

【主要应用】

1. 风湿痹痛。桑寄生既能祛除风湿,又能补肝肾、强筋骨,对风湿痹痛、肝肾不足、腰膝酸痛最为适宜,常与独活、牛膝等配伍应用。代表方如独活寄生汤(见《备急千金要方》)。

2. 肝肾不足。桑寄生药性平和,专入肝肾,为补益肝肾要药,故对肝肾不足之腰膝疼痛、筋骨无力者,常与杜仲、续断等配伍应用。

3. 胎漏下血,胎动不安。桑寄生有补肝肾而兼养血安胎的功效,用于肝肾虚亏、冲任不固所致胎漏下血、胎动不安,常与续断、菟丝子、阿胶等配伍,代表方如寿胎丸(见《医学衷中参西录》)。

【现代研究】

1. 化学成分:四川寄生叶中含黄酮类化合物有:槲皮素、槲皮苷、萹蓄苷及少量的右旋儿茶酚。

2. 药理作用:桑寄生有降压作用;注射液对冠状血管有扩张作用,并能减慢心率;萹蓄苷有利尿作用;煎剂或浸剂在体外对脊髓灰质炎病毒和多种肠道病毒均有明显抑制作用,能抑制伤寒杆菌及葡萄球菌的生长;提取物对乙型肝炎病毒表面抗原有抑制活性。

五 加 皮

【来源】 为五加科植物细柱五加的干燥根皮。

【性味归经】 辛、苦,温。归肝、肾经。

【功效】 祛风湿,补肝肾,强筋骨,利水。

【主要应用】

1. 风湿痹证。五加皮辛能散风,苦能燥湿,温能祛寒,且兼补益之功,为强壮性祛风湿药,尤宜于老人及久病体虚者。治风湿痹证,腰膝疼痛,筋脉拘挛,可单用浸酒服,或配木瓜、牛膝、桑寄生等同用。

2. 筋骨痿软。五加皮有温补之效,能补肝肾,强筋骨。常用于肝肾不足,筋骨痿软者,多与杜仲、牛膝等配伍。

3. 水肿。五加皮能温肾而除湿利水。治水肿,小便不利,每与茯苓皮、大腹皮、生姜皮、地骨皮配伍,如五皮散(见《和剂局方》)。

丝 瓜 络

【来源】　为葫芦科植物丝瓜的干燥成熟果实的维管束。

【性味归经】　甘,平。归肺、胃、肝经。

【功效】　祛风通络,活血下乳。

【主要应用】

1. 风湿痹证。丝瓜络善祛风通络,其药力平和,多入复方中应用。治风湿痹痛,筋脉拘挛,肢体麻痹,常与秦艽、防风、当归、鸡血藤等配伍。

2. 胸胁胀痛。丝瓜络能入肝活血通络,常用于气血瘀滞之胸胁胀痛,多配柴胡、香附、郁金等。

3. 乳汁不通,乳痈。丝瓜络体轻通利,善通乳络,常与王不留行、路路通、穿山甲、猪蹄等同用,治产后乳少或乳汁不通者;常与蒲公英、浙贝母、瓜蒌、青皮等配伍治乳痈肿痛。

12. 2　芳香化湿药

凡以化除湿浊、醒悦脾胃为主要作用,治疗湿阻中焦证的药物,称为化湿药。化湿药大多气味芳香,故又称为"芳香化湿药"。化湿药性味大多辛温,归入脾胃,性属温燥或偏于温燥。脾胃为后天之本,主运化,喜燥而恶湿,易为湿邪所困,湿困脾胃(又称湿阻中焦)则脾胃功能失常,化湿药能宣化湿浊,醒悦脾胃而使脾运复健。化湿药主要适用于湿困脾胃、身体倦怠、脘腹胀闷、胃纳不馨、口甘多涎、大便溏薄、舌苔白腻等症状。此外,对湿温、暑温诸证亦有治疗作用。以藿香、苍术、厚朴等为代表药,鲜者用量加倍。

藿　香

【来源】　为唇形科植物广藿香或藿香的干燥地上部分。

【性味归经】　辛,温。归脾、胃、肺经。

【功效】　化湿,止呕,解暑。

【主要应用】

1. 呕吐。藿香芳香辟秽浊而能和理脾胃,为芳化湿浊之要药,适用于感受秽浊、湿阻脾胃之脘腹胀满、呕吐泄泻之症,可配苏叶、半夏、厚朴、陈皮等同用,代表方如藿香正气散(见《和剂局方》)。胃寒呕吐,可配半夏同用;湿热者,可配黄连、竹茹同用;脾胃虚弱者,可配党参、甘草;妊娠呕吐,可配砂仁同用;外感风寒者,可配伍紫苏、陈皮同用。

2. 暑湿症、湿温初起。藿香微温,化湿而不燥热,又善于解暑,为解暑要药。其治暑湿之症,不论偏寒、偏热,均可应用,常与佩兰配伍同用,并称藿佩。用于湿温初起,可配薄荷、茵陈、黄芩等同用。

【备注】

1. 紫苏与藿香皆有发表和中的作用,紫苏长于散寒解表,且能安胎、解鱼蟹毒;藿香长于化湿醒脾,且能解暑、治鼻渊。

2. 香薷与藿香皆为既能发表,又能解暑之药,而香薷散寒解表力佳,且能行水消肿;藿香则化湿醒脾力优,且能治鼻渊。

【现代研究】

1. 化学成分：含挥发油约 1.5％，油中主要成分为广藿香醇，其他成分有苯甲醛、丁香油酚、桂皮醛等。另有多种其他倍半萜、生物碱类。

2. 药理作用：挥发油能促进胃液分泌，增强消化力，对胃肠有解痉作用。有防腐和抗菌作用，此外，尚有收敛止泻、扩张微血管而略有发汗等作用。

3. 提取新技术：有报道称，微波提取、超临界 CO_2 萃取藿香挥发油；柱色谱法分离、纯化再利用碱性溶液萃取分离藿香中广藿香酮。

苍　术

【来源】 为菊科草本植物苍术的干燥根茎。

【性味归经】 辛、苦，温。归脾、胃、肝经。

【功效】 燥湿健脾，祛风湿，解表，明目。

【主要应用】

1. 湿阻脾胃、脘腹胀满。苍术温燥而辛烈，由于其燥湿力强，湿去则脾胃得以健运，故称其功效燥湿健脾。用治湿阻脾胃，常与厚朴、陈皮等配伍应用，代表方如平胃散（见《和剂局方》）。

2. 痿证。对湿热下注之脚膝肿痛、痿软无力、舌苔白腻厚浊等症状，可配黄柏、牛膝、苡仁等同用，代表方如四妙丸（见《成方便读》）。

3. 风湿痹痛。苍术既能温燥除湿，又能辛散祛风，散除经络肢体的风湿之邪，对寒湿凝滞肢体关节疼痛尤为适宜，可配合羌活、独活等同用。

4. 风寒表证。苍术辛散，能散寒解表，对外感风寒湿邪的头痛、身痛、无汗等症状，常与羌活、细辛、防风等同用，如九味羌活汤（见《此事难知》）。

5. 夜盲、眼目昏涩。苍术生用有明目之功，为治夜盲要药，可单用，或与猪肝、羊肝、石决明等同用。

【备注】

1. 苍术性偏温燥，易于伤阴，以湿浊内阻、舌苔厚腻者用之为宜。如阴虚有热、大便燥结及多汗者，不宜应用。

2. 苍术气味芳香，又能辟秽，民间端午节用苍术与白芷在室内同燃，用以辟疫。

【现代研究】

1. 化学成分：主要含挥发油，油中主含苍术醇（系 β-桉油醇和茅术醇的混合结晶物）。其他尚含少量苍术酮、维生素 A 样物质、维生素 B 及菊糖。

2. 药理作用：苍术挥发油有明显的抗副交感神经介质乙酰胆碱引起的肠痉挛；苍术醇有促进胃肠运动作用。苍术挥发油对中枢神经系统，小剂量是镇静作用，同时使脊髓反射亢进；大剂量则呈抑制作用。苍术煎剂有降血糖作用，同时具有排钠、排钾作用；其维生素 A 样物质可治疗夜盲及角膜软化症。

厚　朴

【来源】 为木兰科植物厚朴的干燥干皮、根皮及枝皮。

【性味归经】 苦、辛，温。归脾、胃、肺、大肠经。

【功效】 燥湿化痰,下气除满。

【主要应用】

1. 湿阻中焦。厚朴辛苦温,善燥湿、行气、除满,为消除湿滞痞满之要药。常与陈皮、苍术等同用,代表方如平胃散(见《和剂局方》)。

2. 便秘腹胀。厚朴能下有形之湿满,又能散无形之气滞,为消除胀满的要药。与大黄、枳实等同用,代表方如大承气汤(见《伤寒论》)或厚朴三物汤(见《金匮要略》),用于热结便秘或气滞便秘。

3. 梅核气。取其燥湿化痰之功,与半夏、紫苏、茯苓、生姜等同用,代表方如半夏厚朴汤(见《金匮要略》)。

砂 仁

【来源】 为姜科植物阳春砂、绿壳砂或海南砂的干燥成熟果实。

【性味归经】 辛,温。归脾、胃、肾经。

【功效】 化湿行气,温中止泻,安胎。

【主要应用】

1. 湿阻中焦及脾胃气滞证。砂仁辛散温通,气味芬芳,其化湿醒脾,行气温中之效均佳,为醒脾调胃要药。故凡湿阻或气滞所致之脘腹胀痛等脾胃不和诸证常用,尤其是寒湿气滞者最为适宜。若湿阻中焦者,常与厚朴、陈皮、枳实等同用;若脾胃气滞,可与木香、枳实同用,如香砂枳术丸(见《景岳全书》);若脾胃虚弱之证,可配健脾益气之党参、白术、茯苓等,如香砂六君子汤(见《和剂局方》)。

2. 脾胃虚寒吐泻。砂仁善温中暖胃以止呕止泻,但其重在温脾。可单用研末吞服,或与干姜、附子等药同用。

3. 气滞妊娠恶阻及胎动不安。砂仁能行气和中而止呕安胎。若妊娠呕逆不能食,可单用,或与苏梗、白术等配伍同用;若气血不足,胎动不安者,可与人参、白术、熟地等配伍,以益气养血安胎,如泰山磐石散(见《古今医统》)。

【备注】 水煎服,3~6 g,入汤剂宜后下。阴虚血燥者慎用。

白 豆 蔻

【来源】 为姜科植物白豆蔻的干燥成熟果实。又名豆蔻。

【性味归经】 辛,温。归肺、脾、胃经。

【功效】 化湿行气,温中止呕。

【主要应用】

1. 湿阻中焦及脾胃气滞证。与砂仁功效类似,白豆蔻可化湿行气,常与砂仁同用,或与藿香、陈皮等同用;若脾虚湿阻气滞之胸腹虚胀,食少无力者,常与黄芪、白术、人参等同用,如白豆蔻丸(见《太平圣惠方》)。

2. 湿温初起。白豆蔻辛散入肺而宣化湿邪,故还常用于湿温初起,胸闷不饥症。若湿邪偏重者,每与薏苡仁、杏仁等同用,如三仁汤(见《温病条辨》)。

3. 呕吐。白豆蔻能行气宽中,温胃止呕,可用于多种呕吐。尤以胃寒湿阻气滞呕吐最为适宜。可单用为末服,或配藿香、半夏等药,如白豆蔻汤(见《沈氏尊生书》)。

【备注】

1. 白豆蔻入汤剂用量 3～6 g,宜后下。阴虚血燥者慎用。

2. 白豆蔻、砂仁同为芳香化湿药,具有化湿行气,温中止呕、止泻之功,常相须为用,用治湿阻中焦及脾胃气滞证。白豆蔻化湿行气之力偏中上焦,而砂仁偏中下焦。故豆蔻可用于湿温痞闷,温中偏胃而善止呕;砂仁化湿行气力略胜,温中重在脾而善止泻。

12.3 利水渗湿药

凡能通利水道,渗泄水湿,治疗水湿内停病症的药物称为利水渗湿药。利水渗湿药味多甘、淡,性多寒、平,主要归肾、膀胱经。利水渗湿药善通利小便,具有排除停蓄体内水湿之邪的作用,可以解除由水湿停蓄引起的各种病证,并能防止水湿日久化饮、水气凌心等。利水渗湿药主要适用于小便不利、水肿、淋症等病症。对于湿温、黄疸、湿疮等水湿为患,亦具有治疗作用。以茯苓、泽泻、滑石等为代表药。利水渗湿药,易耗伤津液,对阴亏津少、肾虚遗精遗尿者,宜慎用或忌用。有些药物有较强的通利作用,孕妇应慎用。

茯 苓

【来源】 为多孔菌科真菌茯苓的干燥菌核,寄生于松科植物赤松或马尾松等树根上。产云南者称为"云苓",为道地药材。

【性味归经】 甘、淡,平。归心、脾、肾经。

【功效】 利水渗湿,健脾化痰,宁心安神。

【主要应用】

1. 小便不利,水肿。茯苓利水渗湿,而药性平和,利水而不伤正气,为利水渗湿要药,可用治各类型之水肿。凡小便不利、水湿停滞,不论偏于寒湿,或偏于湿热,或属于脾虚湿聚,均可配合应用。偏于寒湿者,可与桂枝、白术等配伍;偏于湿热者,可与猪苓、泽泻等配伍;属脾气虚者,可与党参、黄芪、白术等配伍;属虚寒者,可配附子、白术等同用。

2. 脾虚泄泻。茯苓既能健脾,又能渗湿,对于脾虚运化失常所致泄泻,应用茯苓有标本兼顾之效,常与党参、白术、山药等配伍,如参苓白术散(见《和剂局方》)。

3. 痰饮咳嗽。茯苓既能利水渗湿,又具健脾作用,对于脾虚不能运化水湿,停聚化生痰饮之症,可配半夏、陈皮同用,也可配桂枝、白术同用,代表方如二陈汤(见《和剂局方》)。

4. 心悸,失眠。茯苓善宁心安神,故可用于心神不安、心悸、失眠等症状,常与人参、远志、菖蒲等配伍,如定志丸(见《备急千金要方》)。

【备注】

1. 茯苓皮:为茯苓菌核的外皮,性味甘、淡、平。偏于利水消肿,适用于水肿。

2. 茯神:为茯苓菌核中间抱有松根的部分,性味甘、平。偏于宁心安神,适用于心悸怔忡、失眠健忘等症状。

【现代研究】

1. 化学成分:本品含 β-茯苓聚糖,占干重约 93%,另含茯苓酸、蛋白质、脂肪、卵磷脂、胆碱、组氨酸、麦角甾醇等。

2. 药理作用:茯苓煎剂、糖浆剂、醇提取物、乙醚提取物,分别具有利尿、镇静、抗肿瘤、降血糖、增加心肌收缩力的作用。茯苓有护肝作用,能降低胃液分泌、对胃溃疡有抑制作用。茯苓多糖可增强机体免疫功能。

3. 提取新技术:有报道称,微波辅助、超声辅助提取、气-质联用法提取茯苓水溶性多糖;微波辅助酶法提取茯苓多糖;高速逆流色谱,快速分离茯苓皮中的高纯度茯苓酸 A。

泽 泻

【来源】 为泽泻科沼泽植物泽泻的干燥块茎。

【性味归经】 甘,寒。归肾、膀胱经。

【功效】 利水消肿,渗湿泄热。

【主要应用】

1. 水肿,小便不利,泄泻,痰饮。泽泻性味甘寒,甘淡渗湿,归肾、膀胱,功专利水道、渗水湿,为利水渗湿要药。其药性寒凉,能泄肾与膀胱之热,故对水湿偏热者,尤为适宜。治水肿、小便不利等症状,常与茯苓、猪苓、车前子等配伍;治痰饮泄泻眩晕,可与白术配伍。

2. 淋证,遗精,带下。用于肾阴不足、虚火亢盛,配地黄、山茱萸等同用,可泄相火。代表方如六味地黄丸(见《小儿药证直诀》)。

【备注】 茯苓与泽泻均能利水渗湿,作用广泛,常配伍应用。茯苓能泻能补,兼有健脾宁心之效,而泽泻性偏于寒,泻而无补,专用于渗利水道。

滑 石

【来源】 为硅酸盐类矿物滑石,主含硅酸镁。

【性味归经】 甘,淡,寒。归膀胱、肺、胃经。

【功效】 利尿通淋,清热解暑,收湿敛疮。

【主要应用】

1. 热淋,石淋,尿热涩痛。如配合八正散、配合四金(金钱草、海金沙、鸡内金、郁金)等使用。

2. 暑湿,湿温。滑石甘淡而寒,既能利水湿,又能解暑热,是治暑湿之常用药。代表方如六一散(见《宣明论方》)。

【备注】

1. 水煎服,10~20 g;宜包煎。滑石还常作为各种痱子粉的成分。

2. 注意药用滑石粉与工业用滑石粉应区分使用。

茵 陈 蒿

【来源】 为菊科草本植物滨蒿或茵陈蒿的幼苗。

【性味归经】 苦、辛,微寒。归脾、胃、肝、胆经。

【功效】 清热利湿,退黄疸,解毒疗疮。

【主要应用】

湿热黄疸。茵陈苦泄下降,功专清利湿热,为治黄疸之要药,主要用于湿热黄疸,可单用一味,大剂量煎汤内服;亦可配合大黄、栀子等同用,代表方如茵陈蒿汤(见《金匮要略》);若小便不利者,可与泽泻、猪苓等配伍;对受寒湿或素体阳虚之阴黄,配合温中祛寒之品如附子、干姜等药同用,代表方如茵陈四逆汤(见《卫生宝鉴》)。

【备注】 茵陈虽为退黄要药,对急性无黄疸性肝炎,凡属湿热所致,亦可用,不必拘之于退黄。

金 钱 草

【来源】 为报春花科植物过路黄的全草。

【性味归经】 甘、淡,寒。归肝、胆、肾、膀胱等经。

【功效】 利湿退黄,利尿通淋,解毒消肿。

【主要应用】

1. 热淋、石淋。金钱草甘淡利尿,通淋排石,性寒清热,为清热利尿通淋要药,常用于热淋,尤善治疗石淋,可单味浓煎代茶饮服,或与海金沙、生鸡内金、石苇、瞿麦、冬葵子、茵陈蒿等同用。

2. 湿热黄疸。金钱草又能清热利湿,利疸退黄,用于湿热黄疸,可与茵陈、栀子等同用。

3. 疮疡肿痛,蛇虫咬伤、烫伤。取其清热解毒而消肿止痛,可用1～2两鲜金钱草捣汁饮服,以渣外敷局部。

冬 瓜 皮

【来源】 为葫芦科植物冬瓜的干燥外层果皮。

【性味归经】 甘,凉。归脾、小肠经。

【功效】 利水消肿,清热解暑。

【主要应用】

1. 水肿。冬瓜皮味甘,药性平和,善于利水消肿,可作食疗。

2. 暑热证。冬瓜皮性凉,有清热解暑的作用。用于治夏日暑热口渴、小便短赤。

玉 米 须

【来源】 为禾本科植物玉米的花柱及柱头。

【性味归经】 甘,平。归膀胱、肝、胆经。

【功效】 利水消肿,利湿退黄。

【主要应用】

1. 水肿。玉米须甘淡渗泄,功专利水渗湿消肿。治疗水肿,小便不利,可单用玉米须大剂量煎服;或与泽泻、冬瓜皮、赤小豆等利水药同用;亦可治脾虚水肿,与白术、茯苓等配伍。

2. 热淋、石淋。玉米须归膀胱经,利水而通淋,尤宜于膀胱湿热之小便短赤涩痛。对热淋、石淋,均可用单味大剂量玉米须煎汤取效。治热淋,还可与车前草、珍珠草等同用;治石淋,还可与海金沙、金钱草等同用。

3. 黄疸。玉米须能利湿而退黄,药性平和,故阳黄或阴黄均可用。可单味大剂量煎汤服,亦可与金钱草、郁金、茵陈等配用。

【备注】 水煎服,30～60 g。鲜者加倍。现代研究显示,玉米须有一定的降血脂、降血压、降血糖等作用,可煎汤代茶,辅助降脂、降压、降糖。

枳 椇 子

【来源】 为鼠李科植物枳椇的带有肉质果柄的干燥果实或种子。别名拐枣、鸡爪梨等。

【性味归经】 甘、酸,平。归脾经。

【功效】 利水消肿,解酒毒。

【主要应用】

1. 水肿证。枳椇子通利二便而消肿。用于水湿停蓄所致的水肿、小便不利证,可与猪苓、泽泻、椿皮等同用。

2. 酒醉。枳椇子善解酒毒,清胸膈之热。治酒醉后头晕、呕吐诸证。

拓展阅读

陈丰连,马鑫斌,徐鸿华. 不同产地广金钱草药材质量研究. 广东药学院学报,2010,26 (3):248-251.

复习题

1. 填空题

(1) 祛风湿药常以（   ）形式取效。

(2) （   ）善消骨鲠。

(3) 藿香、佩兰药对简称（   ）,常用于暑湿证。

(4) （   ）为消胀除满之要药。

(5) 茯苓性味（   ）,为利水渗湿之要药。

(6) （   ）为治疗黄疸之要药。

(7) （   ）为治疗石淋之要药。

(8) （   ）有辅助降脂、降压、降糖的作用。

(9) （   ）善解酒毒。

2. 问答题

(1) 举出具有祛风湿功效的中药 5 种以上。

(2) 简述茯苓和泽泻功效、主治的异同点。

第13章 化痰药

学习目标 掌握化痰药的含义、功效、分类、适应范围等。掌握半夏、桔梗、瓜蒌、杏仁等 4 味中药的性味归经、功效、主要应用、异同比较等;熟悉贝母、天南星、桑白皮、葶苈子、竹茹等 5 味中药的性味归经、功效、主要应用;了解苏子、海藻、百部、紫菀、款冬花、枇杷叶、罗汉果、白果、胖大海等 9 味中药的主要应用。

凡能化除痰涎,制止咳嗽、平定气喘的药物,称为化痰止咳平喘药,简称化痰药。

痰涎与咳嗽、气喘有一定的关系,一般咳喘每多夹痰,而痰多亦每致咳喘,故将化痰、止咳、平喘合并介绍。化痰药不仅用于因痰引起的咳嗽、气喘,并可用于瘰疬、瘿瘤、癫痫、惊厥等症。其治疗范围以现代医学的呼吸系统、神经系统疾病为主。

化痰止咳平喘药一般分为清化热痰、温化寒痰、止咳平喘三类。使用化痰止咳药时,应注意:凡内伤外感的病证,均能引起痰多及咳嗽,治疗时应仔细分辨病因。如有外感的配合解表药同用,虚劳的配合补虚药同用。咳嗽且咯血时,不宜用燥烈的化痰药,以免引起大量出血。

化痰药共同的药理作用有祛痰、止咳、平喘、抗炎等。

13.1 温化寒痰药

温化寒痰药多属温性,适用于寒痰、湿痰的证候,如咳嗽气喘、痰多稀薄,以及肢节酸痛,阴疽流注等病证。如属阴虚燥咳,或有吐血、咯血病史,应当慎用。以半夏、天南星等为代表药。

半　夏

【来源】 为天南星科草本植物半夏的干燥块茎。

【性味归经】 辛,温,有毒。归脾、胃经。

【功效】 燥湿化痰,消痞散结,降逆止呕。

【主要应用】

1. 痰多咳嗽。半夏性燥而功能化痰,其所化之痰,以脾不化湿,聚而成痰者为主,为治湿痰之要药,适用于痰湿壅滞、咳嗽气逆等症状,常与陈皮、茯苓等配伍,代表方如二陈汤(见《和剂局方》)。用治寒痰,宜与白芥子、生姜等同用;治热痰可与瓜蒌、黄芩等配伍;治风痰,宜与天南星等同用,代表方如半夏白术天麻汤(见《医学心悟》)。

2. 呕吐。半夏善降逆止呕,可用于多种呕吐。治胃寒呕吐,可配合生姜或藿香、丁香等品,代表方如小半夏汤(见《金匮要略》)。治胃热呕吐可配合黄连、竹茹等药;治胃虚呕吐,可配人参、白蜜同用,如大半夏汤(见《金匮要略》)。

3. 胸脘痞闷。半夏辛散温通、化痰、燥湿,故可用于痰湿内阻、胸脘痞闷病证,可配陈皮、茯苓等同用;如寒热互结,可配黄芩、黄连、干姜等同用,可收辛开苦降、散结除痞的功效,代表方如半夏泻心汤(见《金匮要略》)。

4. 胸痹、结胸。治疗胸痹胸痛,配瓜蒌、薤白等同用,代表方如瓜蒌薤白半夏汤(见《金匮要略》);治结胸证可与瓜蒌、黄连等同用,代表方如小陷胸汤(见《金匮要略》)。

5. 瘿瘤瘰疬、梅核气。半夏又能化痰散结,可治痰湿结聚所致诸证。用于治瘿瘤瘰疬痰核,可与海藻、黄独、贝母等同用;用于治梅核气,可配厚朴、紫苏等同用,代表方如半夏厚朴汤(见《金匮要略》)。

【备注】

1. 半夏生用有毒,生姜、明矾能抑制其毒,所以制半夏时,多以生姜、明矾制。

2. 半夏有伤阴耗津之弊,阴虚燥咳、血证、燥痰者忌用。不宜与乌头类药材同用。

3.《本经逢原》:"半夏同白术、茯苓治湿痰;同瓜蒌、黄芩治热痰;同南星、前胡治风痰;同芥子、姜汁治寒痰。唯燥痰宜瓜蒌、贝母,非半夏所能治也。"

【现代研究】 半夏含挥发油、少量脂肪、淀粉、烟碱、氨基酸、β-谷甾醇、胆碱、3,4-二羟基苯甲醛等。

天 南 星

【来源】 为天南星科植物天南星、异叶天南星或东北天南星的干燥块茎。除去须根及外皮,晒干,即生南星;用姜汁、明矾制过用,为制南星。

【性味归经】 苦、辛,温。有毒。归肺、肝、脾经。

【功效】 燥湿化痰,祛风解痉;外用散结消肿。

【主要应用】

1. 湿痰、寒痰证。天南星性温而燥,有较强的燥湿化痰之功。治湿痰阻肺,咳喘痰多,胸膈胀闷,常与半夏相须为用,并配枳实、橘红,如导痰汤(见《传信适用方》)。

2. 风痰眩晕、中风、癫痫、破伤风。天南星归肝经,走经络,善祛风痰而止痉厥。治风痰眩晕,配半夏、天麻等;治风痰留滞经络,半身不遂,手足顽麻,口眼歪斜等,则配半夏、川乌、白附子等,如青州白丸子(见《和剂局方》);治癫痫,可与半夏、全蝎、僵蚕等同用,如五痫丸(见《杨氏家藏方》);治破伤风角弓反张,痰涎壅盛,则配白附子、天麻、防风等,如玉真散(见《外科正宗》)。

【备注】

1. 阴虚燥痰及孕妇忌用。

2. 半夏、天南星药性辛温有毒,均为燥湿化痰要药,善治湿痰、寒痰,炮制后又能治热痰、风痰。半夏主入脾、肺,重在治脏腑湿痰,且能止呕。天南星则走经络,偏于祛风痰而能解痉止厥,善治风痰证。如《本经逢原》论述:"南星、半夏皆治痰药也。然南星专走经络,故中风、麻痹以之为导;半夏专走肠胃,故呕吐、泄泻以之为向导。"

3. 胆南星:为制南星的细粉与牛、羊或猪胆汁经加工而成,或以生天南星的细粉与牛、羊或猪胆汁经发酵加工而成。味苦、微辛,性凉。归肝、胆、脾经。清热化痰,息风定惊。适用于痰热咳嗽、头风眩晕、中风痰迷、癫狂惊痫等。

桔 梗

【来源】 为桔梗科植物桔梗的干燥根。

【性味归经】 苦、辛,平。归肺经。

【功效】 宣肺祛痰,利咽排脓。

【主要应用】

1. 咳嗽痰多。桔梗辛开苦泄,功能宣肺祛痰。如外感咳嗽,常配合解表药同用。属于外感风寒者,可与荆芥、防风、紫苏叶、杏仁等配伍;外感风热,可与前胡、牛蒡子、菊花、桑叶等配伍应用。

2. 咽痛声哑。桔梗善宣肺利咽开音,凡外邪犯肺之咽痛声哑均可用。可与牛蒡子、甘草、山豆根、射干等同用。

3. 肺痈。桔梗性散上行,为祛痰排脓治肺痈之佳品。可与生苡仁、冬瓜子、桃仁、鲜芦根、鱼腥草等配伍。

13.2 清化热痰药

清化热痰药物多属寒性,适用于痰热郁肺,咳嗽痰多而黏稠,以及由于痰热而致的癫痫惊厥、瘰疬等症状。如治疗癫痫、惊厥等并见痰涎壅盛的热证,需与清热、镇痉药同用。以贝母、瓜蒌、竹茹等为代表药。

贝 母

【来源】 为百合科植物卷叶川贝、川贝母及浙贝母等的鳞茎。

【性味归经】 川贝母:苦、甘,微寒。浙贝母:苦,寒。归心、肺经。

【功效】 止咳化痰,清热散结。

【主要应用】

1. 燥痰咳嗽。川贝性凉而甘,兼有润肺之功,故宜用于肺虚久咳、痰少咽燥等症状,可与瓜蒌、天花粉等同用,代表方如贝母瓜蒌散(见《医学心悟》)。

2. 痰热咳嗽。浙贝母苦寒之性较重,开泄力胜,大多用于外感风邪、痰热郁肺所引起的咳痰黄稠,常与桑叶、杏仁、牛蒡子、前胡等同用。

3. 瘰疬。两种贝母都有清热散结的功效,可用于瘰疬等症。如浙贝清火散结,治瘰疬可与玄参、牡蛎配伍,代表方如消瘰丸(见《医学心悟》)。

【备注】

1. 川贝母价格较贵,以研末吞服为宜,每次吞服三分至五分。

2. 贝母与半夏,都能止咳化痰。但贝母苦寒清热,功专治肺,适用于热痰、燥痰;半夏辛温散寒,治在肺脾,适用于寒痰、湿痰。

【现代研究】 川贝母含多种生物碱,如川贝碱、青贝碱、白炉贝碱、炉贝碱、松贝碱甲和乙、西贝母碱、西贝素、岷贝碱甲、岷贝碱乙、川贝酮。浙贝母主要含甾体生物碱,如贝母碱

（贝母素甲）、去氢贝母碱（贝母素乙）、浙贝宁、浙贝丙素、浙贝酮等。

瓜　蒌

【来源】　为葫芦科植物栝蒌或双边栝蒌的干燥成熟果实。

【性味归经】　甘，寒。归肺、胃、大肠经。

【功效】　清肺化痰，宽胸散结，润燥滑肠。

【主要应用】

1. 肺热咳嗽。瓜蒌甘寒清润，有清肺化痰功效，故可用于痰热咳嗽、咯痰稠厚、咳吐不利及肺痈等症状，常与知母、浙贝母等配伍同用。

2. 胸痹。瓜蒌能清上焦的积热，又可化浊痰的胶结，而治痰热互结之胸痹，常与薤白配伍。代表方如瓜蒌薤白白酒汤（见《金匮要略》）。

3. 乳痈肿痛。取瓜蒌消肿散结之效，与蒲公英、乳香等合用，用于乳痈初起、肿痛而未成脓者。

4. 肠燥便秘。瓜蒌仁质润多脂，善涤痰垢而导积滞，有滑肠通便的功效，可用于肠燥便秘等症状，常与火麻仁、郁李仁等配伍应用。

【备注】　瓜蒌入药又有全瓜蒌、瓜蒌皮、瓜蒌仁之分。瓜蒌皮重在清热化痰，宽胸理气；瓜蒌仁之功重在润燥化痰，润肠通便；全瓜蒌则兼有瓜蒌皮、瓜蒌仁之功效。

【现代研究】　瓜蒌含多糖、三萜皂苷、有机酸、蛋白质及挥发油类、微量元素等。

竹　茹

【来源】　为禾本科植物青杆竹、大头典竹或淡竹的茎的中间层。取新鲜茎，刮去外层青皮，然后将中间层刮成丝状，摊放阴干。生用、炒用或姜汁炙用。

【性味归经】　甘，微寒。归肺、胃经。

【功效】　清热化痰，除烦止呕。

【主要应用】

1. 肺热咳嗽。竹茹甘寒性润，善清化热痰。治肺热咳嗽，痰黄稠者，常配瓜蒌、桑白皮等同用。

2. 痰热心烦不寐。竹茹甘而微寒，善清化热痰而除烦。治痰火内扰，胸闷痰多，心烦不寐者，常配枳实、半夏、茯苓，如温胆汤（见《三因极—病证方论》）。

3. 胃热呕吐。竹茹能清热降逆止呕，为治热性呕逆之要药。配人参、陈皮、生姜等，可治胃虚有热之呕吐，如橘皮竹茹汤（见《金匮要略》）。

【备注】

1. 竹茹生用清化痰热，姜汁炙用止呕。

2. 《本草汇言》：“竹茹，清热化痰，下气止呃之药也。如前古治肺热热甚，咳逆上气，呕哕寒热及血溢崩中诸证。此药甘寒而降，善除阳明一切火热痰气为疾，用之立安，如诸病非因胃热者勿用。”

胖　大　海

【来源】　为梧桐科植物胖大海的干燥成熟种子。

【性味归经】 甘,寒。归肺、大肠经。

【功效】 清肺化痰,利咽开音,润肠通便。

【主要应用】

1. 肺热声哑,咽痛,咳嗽。胖大海甘寒质轻能清宣肺气,化痰利咽开音。常单味泡服,亦可配桔梗、甘草等同用。

2. 燥热便秘,头痛目赤。胖大海润肠通便,清泄火热,可单味沸水泡服,或配清热泻下药。

13.3 止咳平喘药

止咳平喘药主要作用是制止咳嗽、下气平喘,适用于咳嗽和气喘。喘咳的证候较为复杂,有干咳无痰,有咳吐稀痰或稠痰,有外感咳嗽气急,有虚劳咳喘等,寒热虚实各不相同,当选用相适宜的配伍。以杏仁、葶苈子、桑白皮等为代表药。

杏 仁

【来源】 为蔷薇科植物杏、山杏等的干燥成熟种子。用时打碎。

【性味归经】 甘、苦,温。有小毒。归肺、大肠经。

【功效】 止咳化痰,润肠通便。

【主要应用】

1. 咳嗽气喘。杏仁苦泄降气而止咳,治咳喘之要药,可用于多种咳喘。风寒咳喘,常与麻黄、甘草配伍,如三拗汤(见《和剂局方》)。风热咳喘,可与桑叶、贝母等配伍。肺热咳喘,常与麻黄、石膏、甘草配伍,如麻杏石甘汤(见《伤寒论》)。

2. 肠燥便秘。杏仁质润多油,故又有润肠通便之功,应用时可与火麻仁、瓜蒌仁等润肠药配伍。

【备注】

1. 野生杏的种仁为苦杏仁,性属苦泄,长于治喘咳实证;栽培杏的种仁为甜杏仁,偏于滋润,多用于肺虚久咳。

2. 杏仁有小毒,内服不宜过量,以免中毒;婴儿慎用;阴虚喘咳、大便溏泻者忌用。

【现代研究】 含苦杏仁苷,脂肪油,并含苦杏仁酶、苦杏仁苷酶及可溶性蛋白质等。

葶 苈 子

【来源】 为十字花科植物独行菜或播娘蒿的干燥成熟种子。

【性味归经】 辛、苦,大寒。归肺、膀胱经。

【功效】 泻肺定喘,行水消肿。

【主要应用】

1. 痰涎壅滞、咳嗽气喘。葶苈子善泻肺水,可与桑白皮、旋覆花等药同用。代表方如葶苈大枣泻肺汤(见《金匮要略》)。

2. 水肿、小便不利。葶苈子泻肺气之闭,利膀胱之水,故又可用于面浮、小便不利、胸腹积水而属于实证者,常与防己、椒目、大黄等品配伍同用,代表方如己椒苈黄丸(见《金匮要略》）。

【备注】 入煎剂宜包煎。止咳平喘多采用炒制法。

【现代研究】 葶苈子含强心苷类、异硫氰酸类、脂肪油类等成分。

桑 白 皮

【来源】 为桑科植物桑的干燥根皮。

【性味归经】 甘,寒。归肺经。

【功效】 泻肺平喘,行水消肿。

【主要应用】

1. 肺热咳喘。桑白皮能泻肺热而下气平喘,常与地骨皮、生甘草等配合应用。代表方如泻白散。

2. 面目浮肿、小便不利。桑白皮有利尿消肿作用,常与生苡仁、茯苓、泽泻、车前子等配合应用。

【备注】 葶苈子苦泄下降,能泄肺平喘、利水消肿,功似桑白皮而力较强,偏于泻肺水,桑白皮偏于泻肺热。

【现代研究】 桑白皮含有黄酮类、2-芳基苯并呋喃类、香豆素类等多种化学成分。

海 藻

【来源】 为马尾藻科植物海蒿子或羊栖菜的干燥藻体。

【性味归经】 咸,寒。归肝、肾经。

【功效】 消痰软坚,利水消肿。

【主要应用】

1. 瘿瘤、瘰疬、睾丸肿痛。海藻咸能软坚,消痰散结。治瘿瘤,常配昆布、贝母等药用,如海藻玉壶汤(见《外科正宗》);治瘰疬,常与夏枯草、玄参、连翘等同用,如内消瘰疬丸(见《疡医大全》);治睾丸肿胀疼痛,配橘核、昆布、川楝子等,如橘核丸(见《济生方》)。

2. 痰饮水肿。海藻有利水消肿之功,但单用力薄,多与茯苓、猪苓、泽泻等利湿药同用。

苏 子

【来源】 为唇形科植物紫苏的干燥成熟果实。生用或微炒,用时捣碎。

【性味归经】 辛,温。归肺、大肠经。

【功效】 降气化痰,止咳平喘,润肠通便。

【主要应用】

1. 咳喘痰多。苏子辛温主降,长于降肺气,化痰涎,气降痰消则咳喘自平。用治痰壅气逆,咳嗽气喘,痰多胸痞,甚则不能平卧,常配白芥子、莱菔子,如三子养亲汤(见《韩氏医通》)。若上盛下虚之久咳痰喘,则配肉桂、当归、厚朴等温肾化痰下气之品,如苏子降气汤(见《和剂局方》)。

2. 肠燥便秘。苏子富含油脂,能润燥滑肠,又能降泻肺气以助大肠传导,常配伍杏仁、火麻仁、瓜蒌仁等。

【备注】 阴虚喘咳及脾虚便溏者慎用。

百　部

【来源】 为百部科植物直立百部、蔓生百部或对叶百部的干燥块根。

【性味归经】 甘、苦,微温。归肺经。

【功效】 润肺止咳,杀虫灭虱。

【主要应用】

1. 新久咳嗽,百日咳,肺痨咳嗽。百部甘润苦降,微温不燥,功专润肺止咳,无论外感、内伤、暴咳、久嗽,皆可用之。可单用或配伍蜜紫菀、蜜杷叶应用,久咳虚嗽宜蜜炙用。

2. 蛲虫病。百部有杀虫灭虱之功,以治蛲虫病为多用,以百部浓煎,睡前保留灌肠。

紫　菀

【来源】 为菊科植物紫菀的干燥根及根茎。

【性味归经】 辛、苦、甘,微温。归肺经。

【功效】 润肺下气,化痰止咳。

【主要应用】

咳嗽有痰。紫菀甘润苦泄,性温而不热,质润而不燥,长于润肺下气,开肺郁,化痰浊而止咳。对于咳嗽,无论外感、内伤、病程长短,寒热虚实,皆可用之。外感暴咳生用,肺虚久咳蜜炙用。

款冬花

【来源】 为菊科植物款冬的干燥花蕾。

【性味归经】 辛、微苦,温。归肺经。

【功效】 润肺下气,止咳化痰。

【主要应用】

咳喘。款冬花辛温而润,治咳喘无论寒热虚实,皆可随证配伍。咳嗽偏寒,可与干姜、紫菀、五味子同用,如款冬煎(见《备急千金要方》);治肺热咳喘,则配知母、桑叶、川贝母同用,如款冬花汤(见《圣济总录》);若配人参、黄芪,可治肺气虚弱,咳嗽不已;若治阴虚燥咳,则配沙参、麦冬;喘咳日久痰中带血,常配百合同用,如百花膏(见《济生方》);肺痈咳吐脓痰者,可配桔梗、苡仁等同用,如款花汤(见《疮疡经验全书》)。

【备注】

1. 外感暴咳宜生用,内伤久咳宜炙用。

2. 款冬花、紫菀,其性皆温,但温而不燥,既可化痰,又能润肺,咳嗽无论寒热虚实,病程长短均可用之。前者重在止咳,后者尤善祛痰。治咳喘诸方中,两者每多同用。

枇　杷　叶

【来源】 为蔷薇科植物枇杷的干燥叶。

【性味归经】 苦,微寒。归肺、胃经。

【功效】 清肺止咳,降逆止呕。

【主要应用】

1. 肺热咳嗽,气逆喘急。枇杷叶味苦能降,性寒能清,具有清降肺气之功。可单用制膏服用,或与黄芩、桑白皮、栀子等同用,如枇杷清肺饮(见《医宗金鉴》);治燥热咳喘,咯痰不爽,口干舌红者,宜与宣燥润肺之品桑叶、麦冬、阿胶等同用,如清燥救肺汤(见《医门法律》)。

2. 胃热呕吐,呃逆。枇杷叶能清胃热,降胃气而止呕吐、呃逆,常配陈皮、竹茹等同用。

【备注】 止咳宜炙用,止呕宜生用。《本草纲目》:"治胃病以姜汁涂炙,治肺病以蜜水涂炙。"

白 果

【来源】 为银杏科植物银杏的成熟种子。

【性味归经】 甘、苦、涩,平。有毒。归肺经。

【功效】 敛肺定喘,止带缩尿。

【主要应用】

1. 哮喘痰嗽。白果性涩而收,能敛肺定喘,且兼有一定化痰之功,为治喘咳痰多所常用。若外感风寒而内有蕴热而喘者,则配麻黄、黄芩等同用,如定喘汤(见《摄生众妙方》)。若治肺热燥咳,喘咳无痰者,宜配天门冬、麦门冬、款冬花以润肺止咳。

2. 滑脱诸证。白果收涩而固下焦。治妇女带下,属脾肾亏虚,色清质稀者最宜,常配山药、莲子等健脾益肾之品同用;若属湿热带下,色黄腥臭者,也可配黄柏、车前子等,以化湿清热止带,如易黄汤(见《傅青主女科》);治小便白浊,可单用或与萆薢、益智仁等同用;治遗精、尿频、遗尿,常配熟地、山萸肉、覆盆子等,以补肾固涩。

【备注】

1. 白果有毒,不可多用,小儿尤当注意。过食白果可致中毒,出现腹痛、吐泻、发热、紫绀及昏迷、抽搐,严重者可呼吸麻痹而死亡。

2. 银杏叶为银杏树的叶,主要成分为银杏黄酮。性味苦、涩,平。功能敛肺平喘,活血止痛。用于肺虚咳喘,以及高血脂、高血压、冠心病心绞痛、脑血管痉挛等。水煎服5~10 g,或制成片剂、注射剂。

罗 汉 果

【来源】 为葫芦科植物罗汉果的干燥果实。

【性味归经】 甘,凉。归肺、大肠经。

【功效】 清肺利咽,化痰止咳,润肠通便。

【主要应用】

1. 咳喘,咽痛。罗汉果味甘性凉,善清肺热,化痰饮,且可利咽止痛,常用治痰嗽,气喘,可单味煎服,或配伍百部、桑白皮同用;治咽痛失音,可单用泡茶饮。

2. 便秘。罗汉果甘润,可生津润肠通便,可配蜂蜜泡饮,治肠燥便秘。

【备注】 罗汉果中存在一种甜味物质,其甜度比食糖约甜300倍,这种新物质是糖尿病人的理想食品。

拓展阅读

［1］史闰均,吴皓,郁红礼,等.生姜解半夏毒的研究进展.中国中医药信息杂志,2010(11):108-110.

［2］廖华军.二陈汤的现代药学研究.中医药学报,2012(5):142-144.

复习题

1. 填空题

(1) 化痰止咳平喘药一般分为清化热痰、温化寒痰、(　　　　　　　　)等三类。

(2) (　　　　　　　　)为治疗各种痰证之要药。

(3) (　　　　　　　　)主入脾、肺,重在治脏腑湿痰。

(4) (　　　　　　　　)走经络,偏于祛风痰而能解痉止厥,善治风痰证。

(5) (　　　　　　　　)能清热降逆止呕,为治热性呕逆之要药。

(6) 桔梗的功效是(　　　　　　　)。

(7) 葶苈子、桑白皮的功效是(　　　　　　　)。

(8) 苏子的功效是(　　　　　　)。

(9) (　　　　　　　　)为治疗各种咳喘之要药。

2. 问答题

举出 10 种具有止咳平喘作用的中药。

第 14 章 安 神 药

学习目标 掌握安神药的含义、功效、分类、适应范围等。掌握朱砂、酸枣仁、柏子仁、远志等 4 味中药的性味归经、功效、主要应用、异同比较等；熟悉磁石、夜交藤、龙骨等 3 味中药的性味归经、功效、主要应用；了解琥珀、合欢皮、灵芝等 3 味中药的主要应用。

凡以安定神志为主要作用，治疗心神不宁及神志失常病证的药物，称为安神药。安神药多入心、肝经，根据其性能的不同，安神药分为重镇安神和养心安神两类。其治疗范围以现代医学的神经(精神)系统疾病为主。

安神药共同的药理作用是：对中枢神经系统具有镇静、催眠、安定、抗惊厥作用。

14.1 重镇安神药

重镇安神药为质地沉重的矿石类物质，多用于心悸失眠、惊痫发狂、烦躁易怒等阳气躁动、心神不安的实证，以朱砂、磁石、龙骨等为代表药。

朱 砂

【来源】 为硫化物类矿物辰砂族辰砂，主含硫化汞(HgS)。以产于古之辰州(今湖南沅陵)者为道地药材。

【性味归经】 甘，微寒。有毒。归心经。

【功效】 清心镇惊，安神解毒。

【主要应用】

1. 心神不宁，心悸，失眠。朱砂甘寒质重，寒能降火，重可镇怯，专入心经，既可重镇安神，又能清心安神，为镇心、清火、安神定志之药。若与当归、生地黄、炙甘草等同用，可治心火亢盛，阴血不足之失眠多梦、惊悸怔忡、心中烦热，如朱砂安神丸(见《内外伤辨惑论》)。

2. 惊风，癫痫。朱砂质重而镇，有一定的镇惊止痉之功。用治癫痫卒昏抽搐，常与磁石同用，如磁朱丸(见《备急千金要方》)；若小儿癫痫，可与雄黄、珍珠等药研细末为丸服，如五色丸(见《小儿药证直诀》)。

3. 疮疡肿毒，咽喉肿痛，口舌生疮。朱砂性寒，不论内服、外用，均有清热解毒作用，用治疮疡肿毒，常与雄黄、山慈菇、大戟等同用。若咽喉肿痛，口舌生疮，可配冰片、硼砂外用。

【备注】

1. 内服,只宜入丸、散服,每次 0.1～0.5 g;不宜入煎剂。外用适量。

2. 朱砂有毒,内服不可过量或持续服用,孕妇及肝功能不全者禁服。入药只宜生用,忌火煅。

磁　石

【来源】　为氧化物类矿物尖晶石族磁铁矿的矿石。

【性味归经】　咸,寒。归心、肝、肾经。

【功效】　镇惊安神,平肝潜阳,聪耳明目,纳气平喘。

【主要应用】

1. 心神不宁,惊悸,失眠,癫痫。磁石质重沉降,入心经,能镇惊安神;味咸入肾,又有益肾之功;性寒清热,清泻心肝之火。故能顾护真阴,镇摄浮阳,安定神志。主治肾虚肝旺,肝火上炎,扰动心神或惊恐气乱,神不守舍所致的心神不宁、惊悸、失眠及癫痫,常与朱砂、神曲同用,如磁朱丸(见《备急千金要方》)。

2. 头晕目眩。磁石入肝、肾经,既能平肝潜阳,又能益肾补阴,故可用治肝阳上亢之头晕目眩、急躁易怒等症状,常与石决明、珍珠、牡蛎等平肝潜阳药同用。若阴虚甚者可配伍生地、白芍、龟甲等滋阴潜阳药;若热甚者又可与钩藤、菊花、夏枯草等清热平肝药同用。

3. 耳鸣耳聋,视物昏花。磁石入肝、肾经,补益肝肾,有聪耳明目之功。用于治肾虚耳鸣、耳聋,多配伍熟地黄、山茱萸、山药等滋肾之品,如耳聋左慈丸(见《小儿药证直诀》)。用于治肝肾不足,目暗不明,视物昏花者,多配伍枸杞子、女贞子、菊花等补肝肾、明目之品。

4. 肾虚气喘。磁石入肾经,质重沉降,用于治肾气不足,摄纳无权之虚喘,常与五味子、胡桃肉、蛤蚧等同用,共奏纳气平喘之功。

【备注】

1. 水煎服,15～30 g;宜打碎先煎。入丸、散,每次 1～3 g。因吞服后不易消化,如入丸、散,不可多服,脾胃虚弱者慎用。

2. 磁石、朱砂均为重镇安神常用药,两药质重性寒入心经,均能镇心安神。然磁石益肾阴、潜肝阳,主治肾虚肝旺,肝火扰心之心神不宁;朱砂镇心、清心而安神,善治心火亢盛之心神不安。

龙　骨

【来源】　为古代大型哺乳类动物象类、三趾马类、犀类、鹿类、牛类等骨骼的化石。

【性味归经】　甘、涩,平。归心、肝、肾经。

【功效】　镇惊安神,平肝潜阳,收敛固涩。

【主要应用】

1. 心神不宁,心悸失眠,惊痫癫狂。龙骨质重,入心、肝经,能镇静安神,为重镇安神的常用药。用于治心神不宁,心悸失眠,健忘多梦等症状,可与菖蒲、远志等同用,如孔圣枕中丹(见《备急千金要方》);也常与酸枣仁、柏子仁、朱砂、琥珀等安神之品配伍。治疗痰热内盛,惊痫抽搐,癫狂发作者,与牛黄、胆南星、羚羊角、钩藤等化痰及息风止痉之品配伍。

2. 肝阳眩晕。龙骨入肝经,质重沉降,善平肝潜阳,用于治肝阴不足,肝阳上亢所致的头晕目眩,烦躁易怒等症状,多与代赭石、生牡蛎、生白芍等滋阴潜阳药同用,如镇肝息风汤(见《医学衷中参西录》)。

3. 滑脱诸证。龙骨味涩能敛,有收敛固涩功效,与不同药配伍可治疗遗精、滑精、尿频、遗尿、崩漏、带下、自汗、盗汗等多种正虚滑脱之证。用于治疗肾虚遗精、滑精,每与芡实、沙苑子、牡蛎等配伍,如金锁固精丸(见《医方集解》);治疗心肾两虚,小便频数,遗尿者,常与桑螵蛸、龟甲、茯神等配伍,如桑螵蛸散(见《本草衍义》);治疗气虚不摄,冲任不固之崩漏,可与黄芪、乌贼骨、五倍子等配伍,如固冲汤(见《医学衷中参西录》);治疗表虚自汗,阴虚盗汗者,常与牡蛎、浮小麦、五味子、生地黄、黄芪等同用。

4. 湿疮痒疹,疮疡久溃不敛。龙骨性收涩,外用有收湿、敛疮、生肌之效,可用于治湿疮流水,阴汗瘙痒,常配伍牡蛎研粉外敷;若疮疡溃久不敛,常与枯矾等共研细末,掺敷患处。

【备注】 水煎服,15～30 g;宜先煎。外用适量。镇静安神,平肝潜阳多生用。收敛固涩宜煅用,湿热积滞者不宜使用。

琥　珀

【来源】 为古代松科植物(如枫树、松树)的树脂埋藏地下经年久转化而成的化石样物质。

【性味归经】 甘,平。归心、肝、膀胱经。

【功效】 镇惊安神,活血散瘀,利尿通淋。

【主要应用】

1. 心神不宁,心悸失眠,惊风。琥珀入心肝二经,质重而镇,具有镇惊安神功效。主治心神不宁,心悸失眠,健忘等症状,常与菖蒲、远志、茯神等同用,如琥珀定志丸(见《杂病源流犀烛》);治心血亏虚,惊悸怔忡,夜卧不安,常与酸枣仁、人参、当归等同用,如琥珀养心丸(见《证治准绳》);若治小儿惊风,可与天竺黄、茯苓、胆南星等同用,如琥珀抱龙丸(见《幼科发挥》)。

2. 痛经经闭,心腹刺痛,症瘕积聚。琥珀入心、肝血分,有活血通经,散瘀消症作用,治血瘀气阻之痛经经闭,可与当归、莪术、乌药等活血行气药同用,如琥珀散(见《灵苑方》);用治血瘀经闭,与水蛭、虻虫、大黄等活血通经之品配伍,如琥珀煎丸(见《太平圣惠方》);若治心血瘀阻,胸痹心痛证,常与三七同用,研末内服;治症瘕积聚,可与三棱、鳖甲、大黄等活血消症、软坚散结药同用。

3. 淋证,癃闭。琥珀有利尿通淋作用,故可用治淋证、尿频、尿痛及癃闭小便不利之证,单用有效,如《仁斋直指方》中所说的单用琥珀为散,灯心汤送服。治石淋、热淋,可与金钱草、海金沙、木通等利尿通淋药同用。

【备注】 研末冲服,或入丸、散,每次 1.5～3 g。外用适量。不入煎剂。忌火煅。

14.2　养心安神药

养心安神药多为植物药,具有养心滋肝的作用,用于心肝血虚、心神失养所致的心悸怔忡、失眠多梦等神志不宁的虚证,以酸枣仁、柏子仁、远志等为代表药,并常与补血养心药同用。

酸 枣 仁

【来源】 为鼠李科植物酸枣的干燥成熟种子。

【性味归经】 甘、酸,平。归心、肝、胆经。

【功效】 养心益肝,安神,敛汗。

【主要应用】

1. 心悸失眠。酸枣仁味甘,入心、肝经,能养心阴,益肝血而有安神之效,为养心安神要药。治肝虚有热之虚烦不眠,常与知母、茯苓、川芎等同用,如酸枣仁汤(见《金匮要略》);治心肾不足,阴亏血少,心悸失眠,健忘梦遗者,又当与麦冬、生地、远志等合用,如天王补心丹(见《摄生秘剖》)。

2. 自汗,盗汗。酸枣仁味酸能敛而有收敛止汗之效,用治体虚自汗、盗汗,常与五味子、山茱萸、黄芪等益气固表止汗药同用。

3. 伤津口渴。酸枣仁味酸,酸能收敛,敛阴生津止渴,与甘味药合用有酸甘化阴之妙,用治伤津口渴咽干者,可与生地、麦冬、天花粉等同用。

【备注】

1. 水煎服,9～15 g。研末吞服,每次 1.5～2 g。本品炒后质脆易碎,便于煎出有效成分,可增强疗效。

2.《别录》:"主心烦不得眠,……虚汗,烦渴,补中,益肝气,坚筋骨,助阴气。"

3. 不良反应:煎服酸枣仁偶尔可发生过敏反应,可出现大片荨麻疹,全身皮肤瘙痒,也有表现为恶寒发热、关节疼痛等症状者。

【现代研究】 酸枣仁主要含有皂苷类、黄酮类、生物碱类和脂肪酸类化合物等。

柏 子 仁

【来源】 为柏科植物侧柏的种仁。

【性味归经】 甘,平。归心、肾、大肠经。

【功效】 养心安神,润肠通便。

【主要应用】

1. 心悸失眠。柏子仁味甘质润,药性平和,主入心经,具有养心安神之功效,多用于心阴不足,心血亏虚以致心神失养之心悸怔忡、虚烦不眠、头晕健忘等,常与人参、五味子、白术等配伍,如柏子仁丸(见《普济本事方》),也可与酸枣仁、当归、茯神等同用,如养心汤(见《校注妇人大全良方》);若治心肾不交之心悸不宁、心烦少寐、梦遗健忘,常以柏子仁配伍麦门冬、熟地黄、石菖蒲等以补肾养心,交通心肾,如柏子养心丸(见《体仁汇编》)。

2. 肠燥便秘。柏子仁质润,富含油脂,有润肠通便之功。用于阴虚血亏,老年、产后等肠燥便秘症状,常与郁李仁、松子仁、杏仁等同用,如五仁丸(见《世医得效方》)。

【备注】

1. 水煎服,10～20 g。大便溏者宜用柏子仁霜代替柏子仁。便溏及多痰者慎用。

2. 柏子仁与酸枣仁皆味甘性平,均有养心安神之功,用于治阴血不足、心神失养所致的心悸怔忡、失眠、健忘等症状,常相须为用。然柏子仁质润多脂,能润肠通便而治肠燥便秘;酸枣仁安神作用较强,其味酸收敛止汗,体虚自汗、盗汗较常选用。

3.《本草纲目》:"养心气,润肾燥,安魂定魄,益智宁神。""柏子仁性平而不寒不燥,味甘而补,辛而能润,其气清香,能透心肾,益脾胃。"

【现代研究】 柏子仁含脂肪油,并含少量挥发油、皂苷、植物甾醇、维生素 A、蛋白质等。

灵 芝

【来源】 为多孔菌科真菌赤芝或紫芝的干燥子实体。

【性味归经】 甘,平。归心、肺、肝、肾经。

【功效】 补气安神,止咳平喘。

【主要应用】

1. 心神不宁,失眠,惊悸。灵芝味甘性平,入心经,能补心血、益心气、安心神,故可用治气血不足、心神失养所致的心神不宁、失眠、惊悸、多梦、健忘、体倦神疲、食少等症状。可单用研末吞服,或与当归、白芍、酸枣仁、柏子仁、龙眼肉等同用。

2. 咳喘痰多。灵芝味甘能补,性平偏温,入肺经,补益肺气,温肺化痰,止咳平喘,常可治痰饮证,见形寒咳嗽、痰多气喘者。可单用,或与党参、五味子、干姜、半夏等益气敛肺,温阳化饮药同用。

3. 虚劳证。灵芝有补养气血作用,故常用治虚劳短气、不思饮食、手足逆冷或烦躁口干等症状,常与山茱萸、人参、地黄等补虚药配伍,如紫芝丸(见《圣济总录》)。

【备注】

1. 水煎服,6～12 g;研末吞服 1.5～3 g。

2.《神农本草经》:"紫芝味甘温,主耳聋,利关节,保神益精,坚筋骨,好颜色,久服轻身不老延年。"

【现代研究】 灵芝含多糖、核苷类、呋喃类、甾醇类、生物碱、三萜类、油脂类、多种氨基酸及蛋白质类、多种微量元素。

夜 交 藤

【来源】 为蓼科植物何首乌的干燥藤茎。

【性味归经】 甘,平。归心、肝经。

【功效】 养血安神,祛风通络。

【主要应用】

1. 心神不宁,失眠多梦。夜交藤味甘,入心肝二经,能补养阴血,养心安神,适用于阴虚血少之失眠多梦,心神不宁,头目眩晕等症状,常与合欢皮、酸枣仁、柏子仁等养心安神药同用;若失眠而阴虚阳亢者,可与珍珠母、龙骨、牡蛎等潜阳安神药配伍。

2. 血虚身痛,风湿痹痛。夜交藤养血祛风,通经活络止痛,用于治血虚身痛,常与鸡血藤、当归、川芎等配伍;用于治风湿痹痛,常与羌活、独活、桑寄生、秦艽等祛风湿、止痹痛药同用。

4. 皮肤痒疹。夜交藤有祛风湿止痒之功,治疗风疹疥癣等皮肤瘙痒症状,常与蝉蜕、浮萍、地肤子、蛇床子等同用,煎汤外洗,共收祛风止痒之效。

【现代研究】 夜交藤含蒽醌类化合物,有大黄素、大黄酚、大黄素甲醚等。

合 欢 皮

【来源】 为豆科植物合欢的干燥树皮。

【性味归经】 甘,平。归心、肝、肺经。

【功效】 解郁安神,活血消肿。

【主要应用】

1. 心神不宁,愤怒忧郁,烦躁失眠。合欢皮性味甘平,入心、肝经,善解肝郁,为悦心安神要药。可单用或与柏子仁、酸枣仁、首乌藤、郁金等安神解郁药配伍应用。

2. 跌打骨折,血瘀肿痛。合欢皮入心、肝血分,能活血祛瘀,续筋接骨,可与桃仁、红花、乳香、没药、骨碎补等活血疗伤、续筋接骨药配伍同用。

【备注】 合欢花为合欢树的花或花蕾。性味甘,平。归心、肝经。功能解郁安神。适用于虚烦不眠、抑郁不舒、健忘多梦等症状。

【现代研究】 合欢皮含皂苷、黄酮类化合物、鞣质和多种木质素及其糖苷等。

远 志

【来源】 为远志科植物远志或卵叶远志的干燥根。

【性味归经】 苦,辛,温。归心、肾、肺经。

【功效】 安神益智,祛痰开窍,消散痈肿。

【主要应用】

1. 失眠多梦,心悸怔忡,健忘。远志苦辛性温,性善宣泄通达,既能开心气而宁心安神,又能通肾气而强志不忘,为交通心肾、安定神志、益智强识之佳品。主治心肾不交之心神不宁、失眠、惊悸等症状,常与茯神、龙齿、朱砂等镇静安神药同用,如远志丸(见《张氏医通》);治健忘症,常与人参、茯苓、菖蒲同用,如开心散(见《备急千金要方》),若方中再加茯神,即不忘散(见《证治准绳》)。

2. 癫痫惊狂。远志味辛通利,能利心窍,逐痰涎,故可用治痰阻心窍所致之癫痫惊狂等症状。用于癫痫昏仆、痉挛抽搐者,可与半夏、天麻、全蝎等化痰息风药配伍;治疗惊风狂症发作,常与菖蒲、郁金、白矾等祛痰开窍药同用。

3. 咳嗽痰多。远志苦温性燥,入肺经,能祛痰止咳,故可用治痰多黏稠、咯吐不爽或外感风寒、咳嗽痰多者,常与杏仁、贝母、瓜蒌、桔梗等同用。

【备注】 化痰止咳宜炙用。凡实热或痰火内盛者及有胃溃疡或胃炎者慎用。

【现代研究】 远志含有皂苷类、苯肼色原酮类、生物碱类和糖酯类等化学成分。

拓展阅读

[1]刘洪旭,邓思珊,吴文晞,等.传统中药朱砂研究概况.海峡药学,2012,24(3):12-13.

[2]陈斌,肖敏,李飞艳,等.朱砂妊娠用药的实验研究.中医药导报,2013,19(2):99-100.

复习题

1. 填空题

(1)（　　　　　　　　　）甘寒质重,专入心经,为镇心、清火、安神定志之药。

(2)（　　　　　　　　　）为养心安神要药。

(3)（　　　　　　　　　）的功效是养心安神,润肠通便。

(4)（　　　　　　　　　）性味甘平,入心、肝经,善解肝郁,为悦心安神之要药。

(5)（　　　　　　　　　）为交通心肾、安定神志、益智强识之佳品。

2. 问答题

试比较酸枣仁与柏子仁功效的异同点。

第 15 章 平肝息风药

学习目标 掌握平肝息风药的含义、功效、分类、适应范围等。掌握石决明、珍珠母、羚羊角、钩藤、天麻等 5 味中药的性味归经、功效、主要应用、异同比较等；熟悉牡蛎、珍珠、牛黄、代赭石等 4 味中药的性能、功效、主要应用；了解地龙、刺蒺藜、全蝎等 3 味中药的主要应用。

凡以平降肝阳或止息肝风为主要作用，治疗肝阳上亢或肝风内动病症的药物，称为平肝息风药。平肝息风药，适用于肝阳上亢、头晕目眩，以及肝风内动、惊痫抽搐等症状。根据其性能的不同，分为平肝潜阳和息风止痉两类。其治疗范围以现代医学的脑血管疾病为主。

平肝息风药中，矿石类介贝类质坚沉重，用量应大，生用时宜先煎。钩藤的有效成分易被高热破坏，入汤剂则应后下。羚羊角为贵重物品，一般入丸散服用。全蝎为有毒之品，用量不宜过大。药性寒凉的平肝息风药不适宜于脾虚慢惊者；偏温燥的平肝息风药对血虚伤阴者慎用。

平肝息风药共同药理作用是：降压、镇静、抗惊厥、抗癫痫及解热、镇痛等。

15.1 平肝潜阳药

平肝潜阳药多为质重之介类或矿石类药物，能平抑或潜镇肝阳，用于肝阳上亢证，症见头晕目眩、头痛、耳鸣、烦躁易怒、面红口苦等。以石决明、珍珠母、牡蛎等为代表药。

石 决 明

【来源】 为鲍科动物杂色鲍（光底石决明）、皱纹盘鲍（毛底石决明）、羊鲍、澳洲鲍、耳鲍或白鲍的贝壳。生用或煅用。用时打碎。

【性味归经】 咸，寒。归肝经。

【功效】 平肝潜阳，清肝明目。

【主要应用】

1. 肝阳上亢，头晕目眩。石决明咸寒清热，质重潜阳，专入肝经，而有清泻肝热，镇潜肝阳，利头目之效，为凉肝、镇肝之要药，又兼有滋养肝阴之功，故对肝肾阴虚、肝阳眩晕，尤为适宜。用于治邪热灼阴，筋脉拘急，手足蠕动，头目眩晕之症状，常与白芍、生地黄、牡蛎等养阴、平肝药配伍应用，如阿胶鸡子黄汤（见《通俗伤寒论》）。

2. 目赤翳障，视物昏花。石决明清肝火而明目退翳。治疗风热目赤，翳膜遮睛，常与蝉蜕、菊花、木贼等配伍；治目生翳障，本品常配伍木贼、荆芥、桑叶、白菊花、谷精草、苍术等，如石决明散（见《证治准绳》）。

【备注】

1. 水煎服，3～15 g；应打碎先煎。平肝、清肝宜生用，外用点眼宜煅用、水飞。

2. 石决明咸寒易伤脾胃，故脾胃虚寒，食少便溏者慎用。

3. 石决明与决明子均有清肝明目之功效，皆可用于治目赤肿痛、翳障等偏于肝热者。石决明咸寒质重，凉肝镇肝，滋养肝阴，故无论实证、虚证之目疾均可应用，多用于血虚肝热之羞明、目暗、青盲等；而决明子苦寒，偏于清泻肝火而明目，常用于治肝经实火之目赤肿痛。

4. 《医学衷中参西录》："石决明味微咸，性微凉，为凉肝镇肝之要药。肝开窍于目，是以其性善明目。研细水飞作敷药，能治目外障；作丸、散内服，能消目内障。为其能凉肝，兼能镇肝，故善治脑中充血作疼作眩晕，因此证多系肝气、肝火挟血上冲也。"

5. 石决明含碳酸钙，有机质，尚含少量镁、铁、硅酸盐、磷酸盐、氯化物和极微量的碘；煅烧后碳酸钙分解，产生氧化钙，有机质则破坏。还含锌、锰、铬、锶、铜等微量元素；贝壳内层具有珍珠样光泽的角质蛋白，经盐酸水解得16种氨基酸。

珍 珠 母

【来源】　为蚌科动物三角帆蚌、褶纹冠蚌或珍珠贝科动物马氏珍珠贝的贝壳。用时打碎。

【性味归经】　咸，寒。归肝、心经。

【功效】　平肝潜阳，安神，定惊明目。

【主要应用】

1. 肝阳上亢，头晕目眩。珍珠母咸寒入肝，与石决明相似，有平肝潜阳，清泻肝火作用，适用于肝阴不足，肝阳上亢所致的头痛眩晕、耳鸣、心悸失眠等症状，常与白芍、生地黄、龙齿等同用，如甲乙归藏汤（见《医醇賸义》）；治疗肝阳眩晕、头痛者，又常与石决明、牡蛎、磁石等平肝药同用。若肝阳上亢并有肝热烦躁易怒者，可与钩藤、菊花、夏枯草等清肝火药配伍。

2. 惊悸失眠，心神不宁。珍珠母质重入心经，有镇惊安神之功。治疗心悸失眠，心神不宁，可与朱砂、龙骨、琥珀等安神药配伍，如珍珠母丸（见《普济本事方》）；若配伍天麻、钩藤、天南星等息风止痉药，可用于治癫痫、惊风抽搐等。

3. 目赤翳障，视物昏花。珍珠母性寒清热，有清肝明目之效，用于治肝热所致之目赤、羞明怕光、翳障等症状，常与石决明、菊花、车前子配伍，能清肝明目退翳；用于治肝虚目暗，视物昏花，则与枸杞子、女贞子、黑芝麻等配伍，可养肝明目。现用珍珠层粉制成眼膏外用，治疗白内障、角膜炎及结膜炎等，均有一定疗效。

【备注】

1. 珍珠母属镇降之品，故脾胃虚寒者及孕妇慎用。

2. 珍珠母、石决明皆为贝类咸寒之品，均能平肝潜阳，清肝明目，用于治肝阳上亢、肝经有热之头痛、眩晕、耳鸣及肝热目疾、目昏翳障等症状。然石决明清肝明目作用力强，又有滋养肝阴之功，尤适宜于血虚肝热之羞明、目暗、青盲等目疾，以及阴虚阳亢之眩晕、耳鸣等；珍珠母又入心经，有镇惊安神之效，故多用于失眠、烦躁、心神不宁等神志疾病。

牡　蛎

【来源】　为牡蛎科动物长牡蛎、大连湾牡蛎或近江牡蛎的贝壳。用时打碎。

【性味归经】　咸，微寒。归肝、胆、肾经。

【功效】　重镇安神，潜阳补阴，软坚散结。

【主要应用】

1. 心神不安，惊悸失眠。牡蛎质重能镇，有安神之功效，常与龙骨相须为用，如桂枝甘草龙骨牡蛎汤（见《伤寒论》）。亦可配伍朱砂、琥珀、酸枣仁等安神之品。

2. 肝阳上亢，头晕目眩。牡蛎咸寒质重，入肝经，有平肝潜阳，益阴之功。用治水不涵木，阴虚阳亢，头目眩晕，烦躁不安，耳鸣者，常与龙骨、龟甲、白芍等同用，如镇肝息风汤（见《医学衷中参西录》）；亦治热病日久，灼烁真阴，虚风内动，四肢抽搐之症，常与生地黄、龟甲、鳖甲等养阴、息风止痉药配伍，如大定风珠（见《温病条辨》）。

3. 痰核，瘰疬，瘿瘤，症瘕积聚。牡蛎味咸，软坚散结。用治痰火郁结之痰核、瘰疬、瘿瘤等，常与浙贝母、玄参等配伍，如消瘰丸（见《医学心悟》）；用治气滞血瘀的症瘕积聚，常与鳖甲、丹参、莪术等同用。

4. 滑脱诸证。煅牡蛎与煅龙骨相似的收敛固涩作用，通过与不同药配伍可治疗自汗、盗汗、遗精、滑精、尿频、遗尿、崩漏、带下等滑脱之证。用于治自汗，盗汗，常与麻黄根、浮小麦等同用，如牡蛎散（见《和剂局方》），亦可用牡蛎粉扑撒汗处，有止汗作用；治肾虚遗精，滑精，常与沙苑子、龙骨、芡实等配伍，如金锁固精丸（见《医方集解》）；治尿频、遗尿，可与桑螵蛸、金樱子、益智仁、龙骨等同用；治疗崩漏，带下证，又常与海螵蛸、山茱萸、山药、龙骨等配伍。

5. 胃痛泛酸。煅牡蛎有制酸止痛作用，与乌贼骨、浙贝母共为细末，内服取效。

【备注】

1. 水煎服，9～30 g；宜打碎先煎。外用适量。收敛固涩宜煅用，其他宜生用。

2. 龙骨与牡蛎均有重镇安神、平肝潜阳、收敛固涩作用，均可用于治心神不安、惊悸失眠、阴虚阳亢、头晕目眩及各种滑脱证。龙骨长于镇惊安神，且收敛固涩之力优于牡蛎；牡蛎长于平肝潜阳，并有软坚散结之功。

代　赭　石

【来源】　为三方晶系氧化物类矿物赤铁矿的矿石。开采后，除去杂石泥土，打碎生用或醋淬研末用。

【性味归经】　苦，寒。归肝、心经。

【功效】　平肝潜阳，重镇降逆，凉血止血。

【主要应用】

1. 肝阳上亢，头晕目眩。代赭石为矿石类药物，质重沉降，长于镇潜肝阳；又性味苦寒，善清肝火，故为重镇潜阳常用之品。用于肝阳上亢所致的头晕目眩、目胀耳鸣等症状，常与怀牛膝、生龙骨、生牡蛎、生白芍等滋阴潜阳药同用，如镇肝息风汤（见《医学衷中参西录》）。

2. 呕吐，呃逆，噫气。代赭石质重性降，为重镇降逆要药。尤善降上逆之胃气而具止呕、止呃、止噫之效。常与旋覆花、半夏、生姜等配伍，如旋覆代赭汤（见《伤寒论》）。

3. 血热吐衄，崩漏。代赭石苦寒，入心肝血分，有凉血止血之效。又本品善于降气、降火，尤适宜于气火上逆，迫血妄行之出血证。可单用或入复方。

【备注】

1. 水煎服，10～30 g；宜打碎先煎。入丸、散，每次 1～3 g。外用适量。降逆、平肝宜生用，止血宜煅用。

2. 因代赭石含微量砷，故不宜长期服用。孕妇慎用。

3. 代赭石与磁石均为铁矿石类重镇之品，均能平肝潜阳、降逆平喘，用于肝阳上亢之眩晕及气逆喘息之证。代赭石主入肝经，偏于平肝潜阳、凉血止血，善降肺胃之逆气而止呕、止呃、止噫；磁石主入肾经，偏于益肾阴而镇浮阳、纳气平喘、镇惊安神。

刺　蒺　藜

【来源】　为蒺藜科植物蒺藜的干燥果实。

【性味归经】　辛、苦，微温。有小毒。归肝经。

【功效】　平肝疏肝，祛风明目。

【主要应用】

1. 肝阳上亢，头晕目眩。刺蒺藜味苦降泄，主入肝经，有平抑肝阳之功。常与钩藤、珍珠母、菊花等平肝潜阳药同用。

2. 胸胁胀痛，乳闭胀痛。刺蒺藜苦泄辛散。用于治肝郁气滞，胸胁胀痛，可与柴胡、香附、青皮等疏肝理气药同用；若治肝郁乳汁不通，乳房作痛，可单用本品研末服，或与穿山甲、王不留行等通经下乳药配伍应用。

3. 风热上攻，目赤翳障。刺蒺藜味辛，又疏散肝经风热而明目退翳，为祛风明目要药。用于治风热目赤肿痛，多泪多眵或翳膜遮睛等症状，多与菊花、蔓荆子、决明子、青葙子等同用，如白蒺藜散（见《张氏医通》）。

4. 风疹瘙痒，白癜风。刺蒺藜辛散苦泄，轻扬疏散，又有祛风止痒之功。治疗风疹瘙痒，常与防风、荆芥、地肤子等祛风止痒药配伍；若治血虚风盛，瘙痒难忍者，可与当归、何首乌、防风等养血祛风药同用。《备急千金要方》中提及单用本品研末冲服，治白癜风。

【备注】《本草求真》："宣散肝经风邪，凡因风盛而见目赤肿翳，并通身白癜瘙痒难当者，服此治无不效。"

15.2　息风止痉药

息风止痉药，主入肝经，以息肝风、止痉抽为主要功效。适用于温热病热极动风、肝阳化风、血虚生风等所致之眩晕欲仆、项强肢颤、痉挛抽搐等，以及癫痫、惊风抽搐、破伤风、角弓反张等症状。以羚羊角、牛黄、珍珠等为代表药。

羚　羊　角

【来源】　为牛科动物赛加羚的角。主产于新疆、青海、甘肃等地。镑片或粉碎成细粉。

【性味归经】　咸，寒。归肝、心经。

【功效】　平肝息风，清肝明目，散血解毒。

【主要应用】

1. 肝风内动,惊痫抽搐。羚羊角主入肝经,咸寒质重,善能清泄肝热,平肝息风,镇惊解痉。故为治惊痫抽搐之要药,尤宜于热极生风所致者。用于治温热病热邪炽盛之高热、神昏、惊厥抽搐者,常与钩藤、白芍、菊花、桑叶、生地同用,如羚角钩藤汤(见《通俗伤寒论》);用于治癫痫、惊悸等,可与钩藤、天竺黄、郁金、朱砂等同用。

2. 肝阳上亢,头晕目眩。羚羊角味咸质重主降,有平肝潜阳之功。常与石决明、龟甲、生地、菊花等同用,如羚羊角汤(见《医醇賸义》)。

3. 肝火上炎,目赤头痛。羚羊角善清泻肝火而明目。常与决明子、黄芩、龙胆草、车前子等同用,如羚羊角散(见《和剂局方》)。

4. 温热病壮热神昏,热毒发斑。羚羊角入心肝二经,寒以胜热,故能气血两清,清热凉血散血,泻火解毒,常与石膏、寒水石、麝香等配伍,如紫雪丹(见《外台秘要》)。

【备注】

1. 水煎服,1~3 g;宜单煎 2 h 以上。磨汁或研末服,每次 0.3~0.6 g。羚羊角性寒,脾虚慢惊者忌用。

2.《本草纲目》:"入厥阴肝经甚捷……肝主木,开窍于目,其发病也,目暗障翳,而羚羊角能平之。肝主风,在合为筋,其发病也,小儿惊痫,妇人子痫,大人中风搐搦及筋脉挛急,历节掣痛,而羚羊角能舒之。"

3. 山羊角为牛科动物青羊的角。性味咸,寒。归肝经。功能平肝,镇惊。适用于肝阳上亢、头晕目眩、肝火上炎、目赤肿痛及惊风抽搐等病状。《医林纂要》:"功效近羚羊角。"可代羚羊角使用。水煎服用量 10~15 g。

牛　黄

【来源】　为牛科动物牛干燥的胆结石。研极细粉末。

【性味归经】　苦,凉。归心、肝经。

【功效】　化痰开窍,凉肝息风,清热解毒。

【主要应用】

1. 热病神昏。牛黄性凉,其气芳香,入心经,能清心,祛痰,开窍醒神。故用治温热病热入心包及卒中,惊风,癫痫等痰热阻闭心窍所致神昏谵语、高热烦躁、口噤、舌謇、痰涎壅塞等症状,常与麝香、冰片、朱砂、黄连、栀子等开窍醒神,清热解毒之品配伍,如安宫牛黄丸(见《温病条辨》)。

2. 小儿惊风,癫痫。牛黄入心肝二经,有清心,凉肝,息风止痉之功。常用治小儿急惊风之壮热、神昏、惊厥抽搐等症状,每与朱砂、全蝎、钩藤等清热息风止痉药配伍,如牛黄散(见《证治准绳》)。

3. 疮痈肿痛。牛黄性凉,为清热解毒之良药,用于治火毒郁结之口舌生疮、咽喉肿痛、牙痛,常与黄芩、雄黄、大黄等同用,如牛黄解毒丸(见《全国中药成药处方集》);亦可用治乳岩、横痃、痰核、流注、瘰疬、恶疮等证,每与麝香、乳香、没药同用,如犀黄丸(见《外科证治全生集》)。

【备注】

1. 入丸、散剂,每次 0.15~0.35 g。外用适量,研末敷患处。非实热证不宜用,孕妇慎用。

3. 《别录》:"疗小儿百病,诸痫热,口不开;大人狂癫。又堕胎。"

4. 除黄牛、水牛外,牛科动物牦牛及野牛的胆结石亦可入药。另有人工牛黄,系牛胆汁或猪胆汁,经人工提取出胆酸、胆甾醇、胆红素、无机盐等,加工制造而成;又有人工培植牛黄,根据天然牛黄的成因机理,在牛胆囊内植入异体,培植而成,以缓解天然牛黄药源之短缺。

珍 珠

【来源】 为珍珠贝科动物马氏珍珠贝、蚌科动物三角帆蚌或褶纹冠蚌等双壳类动物受刺激形成的珍珠。水飞或研成极细粉用。

【性味归经】 甘、咸,寒。归心、肝经。

【功效】 安神定惊,明目消翳,解毒生肌。

【主要应用】

1. 心神不宁,心悸失眠。珍珠甘寒,质重沉降,入心肝二经,重可镇怯,故安神定惊。单用即效,如《肘后备急方》用本品研末与蜜和服。性寒清热,甘寒益阴,故更宜于证属心虚有热者,每与酸枣仁、柏子仁、五味子等养心安神药同用。

2. 惊风,癫痫。珍珠性寒质重,清心、肝之热而定惊止痉。治疗小儿痰热之急惊风,高热神昏,痉挛抽搐者,可与牛黄、胆南星、天竺黄等清热化痰药配伍,如金箔镇心丸(见《杂病源流犀烛》);用于治小儿惊痫,惊惕不安,吐舌抽搐等症状,可与朱砂、牛黄、黄连等配伍,如镇惊丸(见《医宗金鉴》)。

3. 目赤翳障,视物不清。珍珠性寒清热,入肝经,善于清肝明目,消翳,故可用治多种眼疾。用于治肝经风热或肝火上攻之目赤涩痛,眼生翳膜,常与青葙子、菊花、石决明等清肝明目之品配伍,如真珠散(见《证治准绳》)。

4. 口内诸疮,疮疡肿毒,溃久不敛。珍珠有清热解毒,生肌敛疮之功,用治口舌生疮,牙龈肿痛,咽喉溃烂等症,多与硼砂、青黛、冰片、黄连、人中白合用,共为细末,吹入患处,如珍宝散(见《丹台玉案》);亦可用珍珠与牛黄共为末,如珠黄散(见《全国中药成药处方集》);若治疮疡溃烂,久不收口者,可用本品配炉甘石、黄连、血竭、钟乳石等,令极细,调匀,外敷,如珍珠散(见《张氏医通》)。

5. 皮肤色斑。现多将珍珠用于化妆品中,以防治皮肤色素沉着,有润肤养颜之效。

【备注】

1. 内服入丸、散用,0.1~0.3g。外用适量。

2. 珍珠与珍珠母来源同一动物体,均有镇心安神、清肝明目、退翳、敛疮之功效,均可用治心悸失眠、心神不宁及肝火上攻之目赤、翳障及湿疮溃烂等症状。然珍珠重在镇惊安神,多用于治心悸失眠、心神不宁、惊风、癫痫等,且敛疮生肌力好;珍珠母重在平肝潜阳,多用治肝阳上亢、肝火上攻之眩晕,其安神、敛疮作用均不如珍珠,且无生肌之功。

钩 藤

【来源】 为茜草科植物钩藤、大叶钩藤、毛钩藤、华钩藤或无柄果钩藤的干燥带钩茎枝。

【性味归经】 甘,凉。归肝、心包经。

【功效】 清热平肝,息风定惊。

【主要应用】

1. 头痛,眩晕。钩藤性凉,主入肝经,既能清肝热,又能平肝阳,故可用治肝火上攻或肝阳上亢之头胀头痛,眩晕等症状;属肝火者,常与夏枯草、龙胆草、栀子、黄芩等配伍,属肝阳者,常与天麻、石决明、怀牛膝、杜仲、茯神等同用,如天麻钩藤饮(见《杂病症治新义》)。

2. 肝风内动,惊痫抽搐。钩藤入肝、心包二经,有息风止痉作用,又能清泄肝热,故适用于热极生风,四肢抽搐及小儿高热惊风症。如治小儿急惊风,壮热神昏、牙关紧闭、手足抽搐者,可与天麻、全蝎、僵蚕、蝉衣等同用,如钩藤饮子(见《小儿药证直诀》);用治温热病热极生风,痉挛抽搐,多与羚羊角、白芍、菊花、生地等同用,如羚角钩藤汤(见《通俗伤寒论》)。

【备注】 入煎剂宜后下。

天 麻

【来源】 为兰科植物天麻的干燥块茎。

【性味归经】 甘,平。归肝经。

【功效】 息风止痉,平抑肝阳,祛风通络。

【主要应用】

1. 肝风内动,惊痫抽搐。天麻主入肝经,功能息风止痉,且味甘质润,药性平和。故可用于各种病因之肝风内动,惊痫抽搐,不论寒热虚实,皆可配伍应用。如治小儿急惊风,常与羚羊角、钩藤、全蝎等息风止痉药同用,如钩藤饮(见《医宗金鉴》);用于治小儿诸惊,可与全蝎、制南星、白僵蚕同用,如天麻丸(见《魏氏家藏方》);若用治破伤风痉挛抽搐、角弓反张,又与天南星、白附子、防风等药配伍,如玉真散(见《外科正宗》)。

2. 眩晕,头痛。天麻既息肝风,又平肝阳,为治眩晕、头痛之要药。不论虚证、实证,随不同配伍皆可应用。用治肝阳上亢之眩晕、头痛,常与钩藤、石决明、牛膝等同用,如天麻钩藤饮(见《杂病症治新义》);用于治风痰上扰之眩晕、头痛,痰多胸闷者,常与半夏、陈皮、茯苓、白术等同用,如半夏白术天麻汤(见《医学心悟》);若头风攻注、偏正头痛、头晕欲倒者,可配等量川芎为丸,如天麻丸(见《普济方》)。

3. 肢体麻木,手足不遂,风湿痹痛。天麻又能祛外风,通经络,止痛。用于治卒中手足不遂、筋骨疼痛等,可与没药、制乌头、麝香等药配伍,如天麻丸(见《圣济总录》);用于治妇人风痹,手足不遂,可与牛膝、杜仲、附子浸酒服,如天麻酒(见《十便良方》);若治风湿痹痛,关节屈伸不利者,多与秦艽、羌活、桑枝等祛风湿药同用,如秦艽天麻汤(见《医学心悟》)。

【备注】

1. 水煎服,3~9 g。研末冲服,每次 1~1.5 g。

2. 钩藤、羚羊角、天麻均有平肝息风、平肝潜阳之功,均可治肝风内动、肝阳上亢之证。然钩藤性凉,轻清透达,长于清热息风,用于治小儿高热惊风轻证为宜;羚羊角性寒,清热力强,除可用于治热极生风证外,又能清心解毒,多用于高热神昏,热毒发斑等症状;天麻甘平质润,清热之力不及钩藤、羚羊角,但肝风内动、惊痫抽搐、眩晕头痛之寒热虚实皆可配伍应用,且能祛风止痛。

地　龙

【来源】　为钜蚓科动物参环毛蚓、通俗环毛蚓、威廉环毛蚓或栉盲环毛蚓的干燥体。

【性味归经】　咸,寒。归肝、脾、膀胱经。

【功效】　清热定惊,通络,平喘,利尿。

【主要应用】

1. 高热惊痫,癫狂。地龙性寒,既能息风止痉,又善于清热定惊,故适用于热极生风所致的神昏谵语、痉挛抽搐及小儿惊风,或癫痫、癫狂等症状。狂热癫痫,可单用(见《本草拾遗》);治小儿急慢惊风,地龙与朱砂作丸服(见《摄生众妙方》);治高热抽搐惊痫之症,多与钩藤、牛黄、白僵蚕、全蝎等息风止痉药同用。

2. 气虚血滞,半身不遂。地龙性走窜,善于通行经络,常与黄芪、当归、川芎、赤芍等补气活血药配伍,治疗中风后气虚血滞、经络不利、半身不遂、口眼歪斜等症状,如补阳还五汤(见《医林改错》)。

3. 痹证。地龙长于通络止痛,适用于多种原因导致的经络阻滞、血脉不畅,肢节不利之症。性寒清热,尤适用于关节红肿疼痛、屈伸不利之热痹,常与防己、秦艽、忍冬藤、桑枝等除湿热、通经络药物配伍;用于治风寒湿痹,肢体关节麻木、疼痛尤甚、屈伸不利等症状,则与川乌、草乌、南星、乳香等祛风散寒,通络止痛药配伍,如小活络丹(见《和剂局方》)。

4. 肺热哮喘。地龙性寒降泄,长于清肺平喘。单用研末内服即效;亦可用鲜地龙水煎,加白糖收膏用。或与麻黄、杏仁、黄芩、葶苈子等同用。

5. 小便不利,尿闭不通。地龙咸寒入肾,能清热结而利水道。用于热结膀胱,小便不通,可单用,或配伍车前子、木通、冬葵子等同用。

全　蝎

【来源】　为钳蝎科动物东亚钳蝎的干燥体。

【性味归经】　辛,平。有毒。归肝经。

【功效】　息风镇痉,攻毒散结,通络止痛。

【主要应用】

1. 痉挛抽搐。全蝎主入肝经,性善走窜,既平息肝风,又搜风通络,有良好的息风止痉之效,为治痉挛抽搐之要药。用于治各种原因之惊风、痉挛抽搐,常与蜈蚣同用,即止痉散(见《经验方》);如用于治小儿急惊风高热,神昏、抽搐,常与羚羊角、钩藤、天麻等清热、息风药配伍;用于治小儿慢惊风抽搐,常与党参、白术、天麻等益气健脾药同用;用于治痰迷癫痫抽搐,可与郁金、白矾等分,研细末服。或与蜈蚣、钩藤、朱砂等配伍,如摄风散(见《证治准绳》);治疗风中经络,口眼歪斜,可与白僵蚕、白附子等同用,如牵正散(见《杨氏家藏方》)。

2. 疮疡肿毒,瘰疬结核。全蝎味辛,有毒,故有散结、攻毒之功,多作外敷用。近代用本品配伍蜈蚣、地龙、蟅虫各等分,研末或水泛为丸服,以治淋巴结核、骨与关节结核等。亦有单用全蝎,香油炸黄内服,治疗流行性腮腺炎。

3. 风湿顽痹。全蝎善于通络止痛,对风寒湿痹久治不愈,筋脉拘挛,甚则关节变形之顽痹,作用颇佳。可用全蝎配麝香少许,共为细末,温酒送服,如全蝎末方(见《仁斋直指方》)可止痛;亦常与川乌、白花蛇、没药等祛风、活血、舒筋活络之品同用。

4. 顽固性偏正头痛。全蝎搜风通络止痛之效较强,用于治偏正头痛,单味研末吞服即有效;配合天麻、蜈蚣、川芎、僵蚕等同用,则效果更佳。

【备注】 水煎服,3~6 g。研末吞服,每次 0.6~1 g。外用适量。全蝎有毒,用量不宜过大。孕妇慎用。

拓展阅读

[1]韦正.石决明、牡蛎、珍珠母三味平肝潜阳药碳酸钙的含量测定及其比较研究.中药与临床,2012,3(4):10-13.

[2]刘爽,肖云峰,李妍.石决明药理作用研究.北方药学,2011,8(11):21.

[3]莫红梅,李欣欣.珍珠母化学成分及药用现状研究进展.医药前沿,2011,1(20):184-186.

复习题

1. 填空题

(1)(   )咸寒清热,质重潜阳,专入肝经,为凉肝、镇肝之要药,又兼有滋养肝阴之功。

(2)(   )质重性降,为重镇降逆要药,尤善降上逆之胃气而具止呕、止呃、止噫之效。

(3)(   )主入肝经,咸寒质重,为治惊痫抽搐之要药,尤宜于热极生风所致者。

(4)钩藤入煎剂宜(   )。

(5)(   )药性甘平,既息肝风,又平肝阳,为治各种眩晕、头痛之要药。

(6)(   )有良好的息风止痉之效,为治痉挛抽搐之要药。

2. 问答题

试比较钩藤、羚羊角、天麻功效与主治的异同点。

第16章 补 虚 药

> **学习目标** 掌握补虚药的含义、功效、分类、适应范围等。掌握人参、黄芪、白术、甘草、当归、熟地黄、白芍、麦冬、鹿茸、杜仲等10味中药的性味归经、功效、主要应用、异同比较等;熟悉党参、北沙参、天冬、杜仲、淫羊藿、菟丝子、巴戟天、续断、肉苁蓉等9味中药的性味归经、功效、主要应用;了解山药、龙眼肉、蜂蜜、阿胶、何首乌、大枣、枸杞子、黄精、百合、桑葚、龟甲、鳖甲、补骨脂、益智仁、韭菜子等15味中药的主要应用。

凡能补虚扶正,纠正人体气血阴阳虚损不足的病理状态,以治疗虚证为主的药物,称为补虚药,亦称补养药或补益药。

补虚药主要用于虚证。所谓虚证,一般说来,有气虚、阳虚、血虚、阴虚等不同类型。补虚药一般分为补气药、补血药、补阴药、补阳药等四类。对气血两亏或阴阳俱虚者,需兼筹并顾,灵活掌握,用气血并补或阴阳两补法。对严重虚证,常配伍收涩药。此外,补虚药对实邪未尽的病人,应予慎用,以免病邪留滞。

补虚药可以调节免疫系统、中枢神经系统、内分泌系统、消化系统、血液系统、生殖系统等多系统、多器官的功能,并应用于多系统疾病。

补虚药共同的药理作用是:调节免疫、调节中枢神经系统功能、影响物质代谢、调节神经内分泌系统的功能、抗衰老、抗氧化、抗应激、抗疲劳、调节心血管系统功能及不同程度的抗肿瘤作用。

16.1 补气药

补气药又称益气药,药性甘温,主归脾、肺,部分兼归心、肾。补气药主要用于肺气虚证及脾气虚证。脾为后天之本,生化之源,脾气虚则神疲倦怠,大便泄泻,食欲不振,脘腹虚胀,甚至浮肿、脱肛等症状;肺主一身之气,肺气不足,则少气懒言,动作喘乏,易出虚汗。以人参、白术、黄芪等为代表药。

人 参

【来源】 为五加科植物人参的干燥根。

【性味归经】 甘、微苦,温。归肺、脾、心经。

【功效】 大补元气,补脾益肺,安神益智,生津止渴。

【主要应用】

1. 元气虚脱证。人参大补元气,为挽救气虚欲脱证的要药,适用于因大汗、大泻、大失血或大病、久病所致气息短促、汗出肢冷、脉微细等危急证候,可单用人参煎服,即独参汤(见《景岳全书》);如阳气衰微,气虚欲脱兼见汗出,四肢逆冷,可与附子等同用,即参附汤(见《正体类要》);若气虚欲脱兼见汗出身暖,渴喜冷饮,舌红干燥者,常与麦冬、五味子配伍,以补气养阴,敛汗固脱,如生脉散(见《内外伤辨惑论》)。

2. 肺虚气喘。人参能补肺气,可用于肺虚气喘,常与蛤蚧、胡桃肉等同用,代表方如人参蛤蚧汤;或与黄芪、五味子、桑白皮、熟地黄、紫菀等同用,代表方如补肺汤。

3. 脾胃虚弱。人参能鼓舞脾胃的元气,为治疗脾胃虚弱的要药。用于倦怠乏力,气虚脱肛等症状,常与黄芪、白术等配伍。用于纳呆、腹胀、泄泻等症属于脾虚的,可与白术、茯苓、山药、莲肉、砂仁等配伍同用。代表方如四君子汤(见《和剂局方》)及其类方。

4. 消渴,热病耗津。人参能生津止渴,故可与生地、天花粉配伍,用于消渴;高热大汗后,气伤液耗而见身热口渴者,还可与石膏、知母等同用,代表方如白虎加参汤(见《伤寒论》);热伤气阴,口渴汗多,气虚脉弱者,与麦冬、五味子相配伍,以达益气养阴而敛汗之功,代表方如生脉散。

5. 神志不安。人参益心气、安心神,凡心悸怔忡、失眠健忘等属于气血两亏、心神不安者,常与酸枣仁、桂圆肉、当归等同用,代表方如人参归脾汤等;或与菖蒲、远志、茯苓等同用,代表方如定志丸及其类方。

【备注】

1.《神农本草经》:"补五脏,安精神,定魂魄,止惊悸,除邪气,明目,开心益智。"

2. 入煎剂,文火另煎;如用于急救虚脱,大剂可用五钱至一两,煎汁分数次灌服;如研末或制成片剂,吞服,每次三分至五分,或三片至五片,每日一次至三次。

3. 人参能大补元气、生津、安神,既能用于久病气虚,又可用于急救虚脱,故为补虚扶正的要药。如气虚而兼有津液不足现象者,可用移山参;如属气虚而兼有肢冷畏寒、阳虚症状者,可用红参。

4. 人参补气作用较强,一般不用于实证,如外感初起,或里热炽盛,或肝阳上亢,以及湿阻、食滞等引起的胸闷腹胀、便溏泄泻等症状,均应忌用。如体质壮实之火,并无虚弱现象,则不必再进服补药,妄用本品,如误用或多用,反而导致闭气,而出现胸闷腹胀等症状。

5. 一般认为服用人参时,不可同时服食萝卜、茶叶等食物。人参反藜芦,畏五灵脂,恶莱菔子。

6. 人参叶:一称参叶,即人参的叶片,性味甘苦寒。功能生津祛暑,降虚火。适用于热病伤津,暑热口渴,胃阴不足,虚火牙痛等症状。一般用量为一钱至三钱。水煎服。

【现代研究】

1. 化学成分:本品含多种人参皂苷、挥发油、氨基酸、微量元素及有机酸、糖类、维生素等成分。

2. 药理作用:除具有补虚药共同的药理作用外,可使心搏振幅及心率显著增加,在心功能衰竭时,强心作用更为显著;此外,尚有抗炎、抗过敏、抗利尿及抗肿瘤等多种作用。人参的药理活性常因机能状态不同而呈双向作用。

3. 不良反应:长期服人参或人参制剂,可出现腹泻、皮疹、失眠、神经过敏、血压升高、忧郁、性欲亢进(或性机能减退)、头痛、心悸等不良反应。出血是人参急性中毒的特征。

4. 提取新技术:有报道称,采用微波提取法和超声法提取人参皂苷;采用超临界二氧化碳提取人参中稀有皂苷及挥发性成分;采用超滤、亲和色谱法、疏水色谱法等生物方法提纯人参总蛋白。人参皂苷粗提物常采用色谱分离的方法进行精制,典型的分离方法为大孔吸附树脂分离方法。

党 参

【来源】 桔梗科植物党参及素花党参等同属多种植物的干燥根。山西上党产者为道地药材。

【性味归经】 甘,平。归肺、脾经。

【功效】 益气,养血,生津。

【主要应用】

1. 肺脾气虚证。党参为常用的补气药,功能补脾益肺,效近人参而为较弱,适用于各种气虚不足,症见倦怠乏力,气急喘促,脾虚食少,面目浮肿,久泻脱肛等。常与黄芪、白术、山药等配伍应用,代表方如四君子汤(代替人参)。

2. 气血两虚证。如血虚萎黄及慢性出血疾患引起的气血两亏的病症,党参又可配补血药如熟地、当归等同用。代表方如八珍汤(代替人参)。

【备注】

1. 党参既可补脾胃而益肺气,又能益气以补血,主要用于脾胃虚弱及气血两亏等症状。又可用于虚实相兼之症,如虚火外感,可与解表药同用;体虚里实,可与攻下药配伍,用以扶正祛邪。

2. 党参的补气作用,与人参相似,但功力较弱;产量较人参为多而价廉,故在一般补益剂中多用党参;但如遇虚脱危重之症,急需补气固脱,因党参力薄,当用人参为宜。

【现代研究】

1. 化学成分:本品含甾醇、党参苷、党参多糖、党参内酯、生物碱、无机元素、氨基酸、微量元素等。

2. 药理作用:除具有补虚药共同的药理作用外,党参能调节胃肠运动、抗溃疡。党参皂苷还能兴奋呼吸中枢;对动物有短暂的降压作用,但又能使晚期失血性休克家兔的血压回升;能显著升高兔血糖,其升血糖作用与所含糖分有关;能升高动物红细胞、血红蛋白、网织红细胞。

黄 芪

【来源】 为豆科植物内蒙黄芪、膜荚黄芪或其他同属相近种植物的干燥根。

【性味归经】 甘,微温。归脾、肺经。

【功效】 补气升阳,益卫固表,利水消肿,托毒生肌。

【主要应用】

1. 中气不足。黄芪健脾益气,且具升阳举陷的功效,为补气升阳的要药,故可用于气虚乏力、气虚发热及中气下陷之胃下垂、脱肛、子宫脱垂等症状。与人参、白术、当归、升麻、柴胡等配伍,代表方如补中益气汤(见《脾胃论》);黄芪又能补气生血,治血虚证常与补血药配伍,如当归补血汤(见《兰室秘藏》)。

2. 自汗。黄芪固护卫阳、实表止汗。用于表虚自汗,常与麻黄根、浮小麦、牡蛎等配伍;

如表虚易感风寒者,可与防风、白术同用;代表方:牡蛎散(见《和剂局方》)、玉屏风散(见《丹溪心法》)。

3. 疮疡。黄芪能温养脾胃而生肌,补益元气而托疮,故一般称为疮疡要药。用于疮疡内陷或久溃不敛,可与党参、肉桂、当归等配伍,如十全大补汤(见《和剂局方》);用于脓成不溃,可与当归、银花、白芷、穿山甲、皂角刺等同用,如透脓散(见《外科正宗》)。

4. 卒中半身不遂。黄芪可与活血祛瘀通络药如当归、川芎、桃仁、红花、地龙等配伍,补气活血以通络,代表方如补阳还五汤(见《医林改错》)。

5. 水肿。黄芪善益气健脾利水,故可用于水肿脚气、面目浮肿而兼有气虚症状者,多配合防己、白术、茯苓等同用,代表方如防己黄芪汤(见《金匮要略》)。

6. 消渴。黄芪常与生地、麦冬、天花粉、山药等配伍,收益气养阴清热之效,代表方如黄芪汤。常与天花粉、葛根等同用,如玉液汤(见《医学衷中参西录》)。

【备注】

1. 生黄芪多用于固表、托疮、利水、通络等;蜜炙黄芪,用于补气健脾。

2. 人参、党参、黄芪三药,皆具有补气及补气生津、补气生血之功效,且常相须为用,能相互增强疗效。但人参作用较强,被誉为补气第一要药,并具有益气救脱、安神增智之功。党参补气之力较为平和,专于补益脾肺之气,兼能补血。黄芪补益元气之力不及人参,但长于补气升阳、益卫固表、托疮生肌、利水退肿,尤宜于脾虚气陷及表虚自汗等症状。

3. 黄芪为补气扶阳的药物,对气滞湿阻、食滞胸闷、热毒疮疡、表实邪盛及阴虚阳亢等证不宜。

【现代研究】

1. 化学成分:本品主要含苷类、多糖、黄酮、氨基酸、微量元素等。

2. 药理作用:黄芪除具备补虚药的共同药理作用外,有明显的利尿作用,能消除实验性肾炎尿蛋白;能改善动物贫血现象;能升高低血糖,降低高血糖;能兴奋呼吸;有较广泛的抗菌作用;能增强心肌收缩力,保护心血管系统,抗心律失常,扩张冠状动脉和外周血管,降低血压,能降低血小板黏附力,减少血栓形成;还有降血脂、保肝等作用。

3. 提取新技术:有报道称,采用树脂吸附法精制和超临界 CO_2 法提取黄芪皂苷;采用超声波提取、微波提取、超高压提取、超滤法提取和分离黄芪多糖;纤维素酶提取黄芪多糖。

白　术

【来源】 为菊科植物白术的干燥根茎。

【性味归经】 苦、甘,温。归脾、胃经。

【功效】 补气健脾,燥湿利水,止汗安胎。

【主要应用】

1. 脾胃虚弱。白术有补脾燥湿的作用,为补脾胃要药,可用于脾胃虚弱、食少倦怠及脾虚湿困、腹胀泄泻等症状。可与党参、甘草、陈皮、茯苓等配伍,代表方如四君子汤、参苓白术散(见《和剂局方》);脾胃虚寒者,与干姜、人参等配伍,代表方如理中丸(见《伤寒论》)。

2. 水湿停留。白术既能燥湿,又能利水,故可用于水湿内停之痰饮或水湿外溢之水肿。治痰饮可与茯苓、桂枝等配伍,代表方如苓桂术甘汤(见《金匮要略》);治水肿常与茯苓、泽泻等同用,代表方如五苓散(见《金匮要略》)。

3. 表虚自汗。白术与黄芪、防风等同用可固表止汗,代表方如玉屏风散(见《丹溪心法》),或单用白术即效。

4. 胎动不安。可与黄芩、砂仁、杜仲、续断、桑寄生等同用。

【备注】

1. 生白术,燥湿、利水作用较好;炒白术、焦白术(用麸皮炒黄用,减少燥性,功偏补脾;制白术,蒸熟用,燥性减弱,用于补脾益气。

2. 热病伤津及阴虚燥渴者慎用白术。气滞胀闷者禁用。

3. 白术与苍术,古时统称为"术",后世逐渐分别入药。两药均具有健脾与燥湿两种主要功效。然白术以健脾益气为主,宜用于脾虚湿困而偏于虚证者;苍术以苦温燥湿为主,宜用于湿浊内阻而偏于实证者。此外,白术还有利尿、止汗、安胎之功,苍术还有发汗解表、祛风湿及明目作用。

【现代研究】

1. 化学成分:本品含挥发油,油中主要有苍术酮、苍术醇、苍术醚、杜松脑、苍术内脂等,并含有果糖、菊糖、白术多糖,多种氨基酸及维生素A类成分等。

2. 药理作用:白术对肠管活动有双向调节作用,当肠管兴奋时呈抑制作用,而肠管抑制时则呈兴奋作用;有防治实验性胃溃疡的作用;有强壮作用;能促进小鼠体重增加;能明显促进小肠蛋白质的合成;能促进细胞免疫功能;有一定提升白细胞作用;还能保肝、利胆、利尿、降血糖、抗血凝、抗菌、抗肿瘤等。

山　药

【来源】　为薯蓣科植物薯蓣的干燥根茎。主产于河南省。

【性味归经】　甘,平。归脾、肺、肾经。

【功效】　补脾养胃,生津益肺,补肾涩精。

【主要应用】

1. 脾虚证。山药性味甘平,能补脾益气,滋养脾阴。多用于脾气虚弱或气阴两虚,消瘦乏力,食少,便溏;或脾虚不运,湿浊下注之妇女带下。唯其亦食亦药,可辅助治疗气虚证。如治脾虚食少便溏的参苓白术散(见《和剂局方》)。因其富含营养成分,又容易消化,适用于久病或病后虚弱羸瘦者的食疗。

2. 肺虚证。山药又能补肺气,兼能滋肺阴。其补肺之力虽较和缓,但对肺脾气阴俱虚者,补土亦有助于生金。

3. 肾虚证。山药还能补肾气,兼能滋养肾阴,对肾脾俱虚者,其补后天亦有助于充养先天。适用于肾气虚之腰膝酸软,夜尿频多或遗尿,滑精早泄,女子带下清稀及肾阴虚之形体消瘦、腰膝酸软、遗精等症状。代表方如肾气丸(见《金匮要略》)、六味地黄丸(见《小儿药证直诀》)。

4. 消渴。气阴两虚为消渴主要病机之一。本品既补脾肺肾之气,又补脾肺肾之阴,常与黄芪、天花粉、知母等品同用,如玉液汤(见《医学衷中参西录》)。

【现代研究】

1. 化学成分:含薯蓣皂苷元、黏液质、胆碱、淀粉、糖蛋白、游离氨基酸、止权素、维生素C、淀粉酶等。

2. 药理作用：山药对实验大鼠脾虚模型有预防和治疗作用，对离体肠管运动有双向调节作用，有助消化作用，对小鼠细胞免疫功能和体液免疫有较强的促进作用，并有降血糖、抗氧化等作用。

甘 草

【来源】 为豆科植物甘草、胀果甘草、光果甘草的干燥根及根茎。

【性味归经】 甘，平。归心、肺、脾、胃经。

【功效】 补心健脾，清热解毒，祛痰止咳，缓急止痛，调和药性。

【主要应用】

1. 心动悸、脉结代。可与补血养阴及温通心阳药如阿胶、生地、麦冬、人参、桂枝等品配合应用。代表方如炙甘草汤（见《伤寒论》），用于心气血阴阳不足者。

2. 脾胃虚弱。甘草味甘性平，能补脾胃不足而益中气，对于脾胃虚弱之症，常与党参、白术、茯苓等补气健脾药配伍应用。

3. 咽喉肿痛。甘草生用则能泻火解毒，可与桔梗、牛蒡子等配合应用，代表方如甘草桔梗汤（见《金匮要略》）。

4. 咳嗽气喘。因其性质平和，肺寒咳喘或肺热咳嗽，均可配合应用，代表方如甘草合剂等。

5. 腹痛、四肢挛急作痛。甘草缓解挛急，常与芍药配伍，代表方如芍药甘草汤（见《伤寒论》）。

6. 缓和药性。甘草有减低或缓和药物烈性的作用，如四逆汤（见《伤寒论》）用甘草以缓和干姜、附子的温热；调胃承气汤（见《伤寒论》）用甘草以缓和大黄、芒硝的攻下作用等。

7. 药食中毒。生甘草还长于解毒，应用十分广泛。对附子等多种药物所致中毒，或多种食物所致中毒，有一定解毒作用。可单用生甘草煎浓汤或配伍绿豆煎浓汤饮服。

【备注】

1. 生用，多用于泻火解毒，缓急止痛。炙甘草、炙草、蜜炙用，多用于补中益气。

2. 不宜与京大戟、芫花、甘遂同用。甘草甘缓，有助湿壅气之弊，湿盛胀满、水肿者不宜用。大剂量久服可导致水钠潴留，引起浮肿。

3. 《本草正》："味至甘，得中和之性，有调补之功，故毒药得之解其毒，刚药得之和其性……助参芪成气虚之功。"

【现代研究】

1. 化学成分：本品含三萜类（三萜皂苷甘草酸的钾、钙盐为甘草甜素，是甘草的甜味成分）、黄酮类、生物碱、多糖等成分。

2. 药理作用：甘草有抗心律失常作用；有抗溃疡，抑制胃酸分泌，缓解胃肠平滑肌痉挛及镇痛作用，并与芍药的有效成分芍药苷有协同作用；能促进胰液分泌；有明显的镇咳、祛痰及一定的平喘作用；有抗菌、抗病毒、抗炎、抗过敏作用；能保护发炎的咽喉和气管黏膜；对某些毒物有类似葡萄糖醛酸的解毒作用；有类似肾上腺皮质激素样作用；还有抗利尿、降脂、保肝等作用。

3. 提取新技术：有报道称，超临界 CO_2 萃取甘草中甘草次酸；微波法、超声波法、大孔树脂吸附法及酶解法提取甘草总黄酮；微波提取法、超声波提取法提取甘草多糖；树脂吸附法精制甘草总黄酮;高速逆流色谱法分离纯化甘草查尔酮甲和胀果香豆素甲。

大 枣

【来源】 为鼠李科植物大枣的干燥成熟果实。

【性味归经】 甘,温,归脾、胃、心经。

【功效】 补中益气,养血安神,缓和药性。

【主要应用】

1. 脾胃虚弱。单用有效。若气虚乏力较甚,宜与人参、白术等补脾益气药配伍。

2. 脏躁。大枣能养心安神,为治疗脏躁的要药。单用有效,如《证治准绳》治脏躁自悲自哭自笑,以红枣烧存性,米饮调下。因其证多与心阴不足,心失充养,心神无主,心火浮亢有关,且往往心气亦不足,故常与小麦、甘草配伍,如甘麦大枣汤(见《金匮要略》)。

3. 缓和药物烈性。大枣与部分药性峻烈或有毒的药物同用,缓和其药性,如十枣汤(见《伤寒论》),即用以缓和甘遂、大戟、芫花的烈性与毒性,从而保护胃气。

【现代研究】

1. 化学成分:本品含有机酸、三萜苷类、生物碱类、黄酮类、糖类、维生素类、氨基酸、挥发油、微量元素等成分。

2. 药理作用:大枣能增强肌力,增加体重;能增加胃肠黏液,纠正胃肠病损,保护肝脏;有增加白细胞内 cAMP 含量,抗变态反应作用;有镇静催眠作用;还有抑制癌细胞增殖、抗突变、镇痛等作用。

龙 眼 肉

【来源】 为无患子科植物龙眼树的干燥假种皮。

【性味归经】 甘,温。归心、脾经。

【功效】 补益心脾,养血安神。

【主要应用】

心脾两虚证。龙眼肉能补心脾、益气血、安神,用于思虑过度,劳伤心脾,而致惊悸怔忡,失眠健忘,食少体倦,以及脾虚气弱,便血崩漏等。可单用,或与人参、当归、酸枣仁等同用,如归脾汤(见《济生方》)。

蜂 蜜

【来源】 为蜜蜂科昆虫中华蜜蜂或意大利蜜蜂所酿成的蜜。

【性味归经】 甘,平。归肺、脾、大肠经。

【功效】 补中润燥,止痛解毒。外用生肌敛疮。

【主要应用】

1. 脾气虚弱,脘腹疼痛。蜂蜜富含营养成分,补脾益气,宜用于脾气虚弱,营养不良者。可作食品服用。尤多作为补脾益气丸剂、膏剂的赋型剂,或作为炮炙补脾益气药的辅料。对中虚脘腹疼痛,腹痛喜按,空腹痛甚,食后稍安者,本品既可补中,又可缓急止痛,标本兼顾。单用有效。更常与白芍、甘草等补中缓急止痛之品配伍。

2. 肺虚久咳及燥咳证。蜂蜜既能补气益肺,又能润肺止咳,还可补土以生金。治虚劳咳嗽日久,气阴耗伤,气短乏力,咽燥痰少者,单用有效。亦可与人参、生地黄等品同用,如琼玉膏(见《洪氏集验方》);燥邪伤肺,干咳无痰或痰少而黏者,亦可用本品润肺止咳,可与阿胶、桑叶、川贝母等养阴润燥,清肺止咳之品配伍。本品用于润肺止咳,尤多作为炮制止咳药的辅料,或作为润肺止咳类丸剂或膏剂的赋型剂。

3. 便秘证。蜂蜜有润肠通便之效,治疗肠燥便秘者,可单用冲服,或随证与生地黄、当归、火麻仁等滋阴、生津、养血、润肠通便之品配伍。亦可将蜂蜜制成栓剂,纳入肛内,以通导大便,如蜜煎导(见《伤寒论》)。本品作栓剂肛内给药,通便效果较口服更捷。

4. 解乌头类药毒。蜂蜜与乌头类药物同煎,可降低其毒性。服乌头类药物中毒者,大剂量服用本品,有一定解毒作用。

【备注】
1. 水煎服或冲服,15～30 g,大剂量 30～60 g。外用适量。
2. 蜂蜜助湿壅中,又能润肠,故湿阻中满及便溏泄泻者慎用。
3.《神农本草经》:"益气补中,止痛,解毒……和百药。"
4.《本草纲目》:"……清热也,补中也,解毒也,润燥也,止痛也。生则性凉,故能清热;熟则性温,故能补中。甘而和平,故能解毒;柔而濡泽,故能润燥。缓可以去急,故能止心腹、肌肉、疮疡之痛……张仲景治阳明燥结,大便不通,蜜煎导法,诚千古神方也。"

【现代研究】
1. 化学成分:本品含糖类、挥发油、蜡质、有机酸、花粉粒、泛酸、菸酸、乙酰胆碱、维生素、抑菌素、酶类、微量元素等多种成分。
2. 药理作用:蜂蜜有促进实验动物小肠推进运动的作用,能显著缩短排便时间;能增强体液免疫功能;对多种细菌有抑杀作用;有解毒作用,以多种形式使用均可减弱乌头毒性,以加水同煎解毒效果最佳;能减轻化疗药物的毒副作用;有加速肉芽组织生长,促进创伤组织愈合等作用。

16.2　补血药

补血药,适用于血虚证,症见面色萎黄、唇甲色淡、头晕、耳鸣、心悸、健忘、失眠、月经不调等。养血药性多黏腻,凡湿浊中阻,脘腹胀满,食少便溏者不宜;脾胃虚弱者,应与健胃消食药同用,以免影响食欲。以熟地黄、当归、白芍等为代表药。

熟 地 黄

【来源】　为玄参科植物地黄的块根,经加工炮制而成。
【性味归经】　甘,微温。归肝、肾经。
【功效】　补血养阴,填精益髓。
【主要应用】

1. 血虚诸证。熟地甘温质润,补阴益精以生血,为养血补虚之要药。常与当归、白芍、川芎同用,治疗血虚萎黄、眩晕、心悸、失眠及月经不调、崩中漏下等,如四物汤(见《和剂局方》);血虚血寒、少腹冷痛者,可与阿胶、艾叶等同用,如胶艾汤(见《金匮要略》)。

2. 肝肾阴虚诸证。熟地质润入肾,善滋补肾阴,填精益髓,为补肾阴之要药。古人谓之

"大补五脏真阴"、"大补真水"。常与山药、山茱萸等同用,治疗肝肾阴虚、腰膝酸软、遗精、盗汗、耳鸣耳聋及消渴等,可补肝肾、益精髓,如六味地黄丸(见《小儿药证直诀》);亦可与知母、黄柏、龟甲等同用治疗阴虚骨蒸潮热,如大补阴丸(见《丹溪心法》);熟地益精血、乌须发,常与何首乌、牛膝、菟丝子等配伍,治精血亏虚须发早白,如七宝美髯丹(见《医方集解》)。

【备注】

1. 地黄始见于《神农本草经》,现临床使用有鲜、生、熟三种。均有养阴生津之功,而治阴虚津亏诸证。鲜地黄甘苦大寒,滋阴之力虽弱,但长于清热凉血,泻火除烦,多用于血热邪盛,阴虚津亏证;生(干)地黄甘寒质润凉血之力稍逊但长于养心肾之阴,故血热阴伤及阴虚发热者宜之;熟地黄性味甘温,入肝肾而功专养血滋阴,填精益髓,凡真阴不足,精髓亏虚者,皆可用之。

2. 熟地性质黏腻,较生地黄更甚,有碍消化,凡气滞痰多、脘腹胀痛、食少便溏者忌服。重用久服宜与陈皮、炒仁等同用,防止黏腻碍胃。

3.《药品化义》:"熟地,藉酒蒸熟,味苦化甘,性凉变温,专入肝脏补血。因肝苦急,用甘缓之,兼主温胆,能益心血,更补肾水。凡内伤不足,苦志劳神,忧患伤血,纵欲耗精,调经胎产,皆宜用此。安五脏,和血脉,润肌肤,养心神,宁魂魄,滋补真阴,封填骨髓,为圣药也。"

【现代研究】

1. 化学成分:本品含梓醇、地黄素、甘露醇、维生素 A 类物质、糖类及氨基酸等。

2. 药理作用:地黄能对抗连续服用地塞米松后血浆皮质酮浓度的下降,并能防止肾上腺皮质萎缩。地黄煎剂灌胃能显著降低大白鼠肾上腺维生素 C 的含量。可见地黄具有对抗地塞米松对垂体-肾上腺皮质系统的抑制作用,并能促进肾上腺皮质激素的合成。

当　归

【来源】　为伞形科植物当归的干燥根。以甘肃省岷县(秦州)出产者为地道药材。

【性味归经】　甘、辛、温。归肝、心、脾经。

【功效】　补血调经,活血止痛,润肠通便。

【主要应用】

1. 血虚诸证。当归甘温质润,长于补血,为补血之圣药。若气血两虚,常配黄芪以补气生血,如当归补血汤(见《兰室秘藏》);若血虚萎黄、心悸失眠,常与熟地黄、白芍、川芎配伍,如四物汤(见《仙授理伤续断秘方》);对血虚血瘀诸证,如血虚血瘀之月经不调、经闭、痛经等,常以当归补血活血,调经止痛,常与补血调经药同用,如四物汤,既为补血之要剂,亦为妇科调经的基础方。

2. 虚寒性腹痛。当归辛行温通,为活血行气之要药。配桂枝、芍药、生姜等同用,治疗血虚血瘀寒凝之腹痛,如当归生姜羊肉汤(见《金匮要略》)。

3. 血虚肠燥便秘。当归补血以润肠通便,用治血虚肠燥便秘。常以当归与肉苁蓉、牛膝、升麻等同用,如济川煎(见《景岳全书》)。

4. 跌打损伤。当归活血止痛,与乳香、没药、桃仁、红花等同用,治疗瘀血作痛,如复原活血汤(见《医学发明》)。

【备注】

1. 湿盛中满、大便泄泻者忌服。本品行则有余,守则不足,如属崩漏经多,使用时需谨慎。

2. 当归既能补血，又能活血，故有和血的功效，为治血病的要药。因它长于调经，尤为妇科所重视，凡妇女月经不调、血虚经闭、胎产诸证，为常用药，平日可调经；婚后不孕可调经种子；孕中可安胎、止妊娠腹痛；足月时可催产下胎；产后可调理。

【现代研究】

1. 化学成分：当归中含 β-蒎烯、α-蒎烯、莰烯等中性油成分。含对-甲基苯甲醇、5-甲氧基-2,3-二甲苯酚等酸性油成分，有机酸，糖类，维生素，氨基酸等。

2. 药理作用：当归挥发油能对抗肾上腺素-脑垂体后叶素或组织胺对子宫的兴奋作用。当归水或醇溶性非挥发性物质对离体子宫有兴奋作用，使子宫收缩加强。在离体蟾蜍心脏灌流实验中，本品煎剂含挥发油可使收缩幅度及收缩频率皆明显抑制。当归浸膏有显著扩张离体豚鼠冠脉作用，增加冠脉血流量。麻醉犬静注本品心率无明显改变，冠脉阻力和总外周阻力下降，冠脉血流量显著增加，心肌氧耗量显著下降，心排出量和心搏指数有增加趋势。当归及其阿魏酸钠有明显的抗血栓作用。当归水浸液给小鼠口服能显著促进血红蛋白及红细胞的生成。

3. 提取新技术：有报道称，微波辅助提取当归阿魏酸；超临界 CO_2 萃取法提取当归挥发油；中压柱色谱法和 GC-MS 结合计算机分离当归挥发油成分；高效离子交换色谱分离当归多糖。

白　芍

【来源】　为毛茛科植物芍药的干燥根。

【性味归经】　苦、酸，微寒。归肝、脾经。

【功效】　养血敛阴，柔肝止痛，平抑肝阳。

【主要应用】

1. 血虚证。白芍味酸，收敛肝阴以养血，常与熟地、当归等同用，用治肝血亏虚，面色苍白，眩晕心悸，或月经不调、崩中漏下，如四物汤（见《仙授理伤续断秘方》）。

2. 肝脾不和。白芍酸敛肝阴，养血柔肝而止痛，常配柴胡、当归、白芍等，治疗血虚肝郁，胁肋疼痛，如逍遥散（见《和剂局方》）；白芍调肝理脾，柔肝止痛，与白术、防风、陈皮同用；治疗脾虚肝旺，腹痛泄泻，如痛泻要方（见《景岳全书》）；若与木香、黄连等同用，可治疗痢疾腹痛，如芍药汤（见《素问病机气宜保命集》）；若阴血虚筋脉失养而致四肢挛急作痛，常配甘草缓急止痛，即芍药甘草汤（见《伤寒论》）。

4. 肝阳上亢之头痛眩晕。以芍药养血敛阴、平抑肝阳，常配牛膝、代赭石、龙骨、牡蛎等，如镇肝息风汤（见《医学衷中参西录》）。

【备注】

1. 白芍长于养血调经，敛阴止汗，平抑肝阳；赤芍则长于清热凉血，活血散瘀，清泄肝火。如《本草求真》所述："赤芍药与白芍药主治略同，但白则有敛阴益营之力，赤则有散邪行血之意；白则能于土中泻木，赤则能于血中活滞。"白芍养血平肝，长于敛阴；赤芍凉血活血，长于散瘀，故补血、养阴及调经方常用白芍，清热凉血及活血祛瘀剂常用赤芍。

2. 阳衰虚寒之证不宜用白芍。白芍反藜芦。

【现代研究】

1. 化学成分：白芍含有芍药苷、牡丹酚芍药花苷，还含有芍药内酯、苯甲酸等。此外，还含挥发油、脂肪油、树脂糖、淀粉、黏液质、蛋白质和三萜类成分。

2. 药理作用:白芍能促进小鼠腹腔巨噬细胞的吞噬功能、拮抗环磷酰胺对小鼠外周 T 淋巴细胞的抑制作用,使之恢复正常水平,表明白芍可使处于低下状态的细胞免疫功能恢复正常。白芍提取物对大鼠蛋清性急性炎症水肿有明显抑制作用,对棉球肉芽肿有抑制增生作用。白芍对醋酸引起的扭体反应有明显的镇痛效果,在醋酸扭体反应中,与甘草的甲醇复合物有协同镇痛作用。芍药中的主要成分芍药苷具有较好的解痉作用。

阿 胶

【来源】 为马科动物驴的皮,经漂泡去毛后熬制而成的胶块。以山东省东阿县产者为道地药材。

【性味归经】 甘,平。归肺、肝、肾经。

【功效】 补血,滋阴,润肺,止血。

【主要应用】

1. 血虚证。阿胶为血肉有情之品,甘平质润,为补血要药,多用治血虚诸证。而尤以治疗出血而致血虚为佳,可单用本品即效。亦常配熟地、当归、芍药、艾叶等同用,如胶艾四物汤(见《金匮要略》)。

2. 肺阴虚燥咳。阿胶滋阴润肺,常配马兜铃、牛蒡子、杏仁等同用治疗肺热阴虚,燥咳痰少,咽喉干燥,痰中带血,如补肺阿胶汤(见《小儿药证直诀》)。

3. 心烦失眠。阿胶养阴以滋肾水,常与黄连、白芍等同用,治疗热病伤阴,肾水亏而心火亢,心烦不得眠,如黄连阿胶汤(见《伤寒论》)。

【备注】 阿胶入汤剂宜烊化冲服。本品黏腻,有碍消化。脾胃虚弱者慎用。

何 首 乌

【来源】 为蓼科植物何首乌的干燥块根。

【性味归经】 苦、甘、涩,微温。归肝、肾经。

【功效】 制用:补益精血。生用:解毒,截疟,润肠通便。

【主要应用】

1. 精血亏虚诸证。制首乌功善补肝肾、益精血、乌须发。与当归、枸杞子、菟丝子、补骨脂、茯苓等同用,可治精血亏虚,腰酸脚弱、头晕眼花、须发早白及肾虚无子、遗精、崩带等,如七宝美髯丹(见《医方集解》)。

2. 久疟。生首乌截疟,若疟疾日久,气血虚弱,可用生首乌与人参、当归、陈皮、煨姜同用,如何人饮(见《景岳全书》)。

3. 肠燥便秘。生首乌有润肠通便之效,若年老体弱之人血虚肠燥便秘,可润肠通便,与肉苁蓉、当归、火麻仁等同用。

【备注】 大便溏泻及湿痰较重者不宜用。

16.3 补阴药

补阴药,归五脏,具有滋肾阴、补肺阴、养胃阴、益肝阴等功效,主要适用于肾阴虚、肺阴虚、胃阴虚、肝阴虚等症状。主要症状为：肝阴虚、两眼干涩昏花、眩晕等症状。心阴虚、心悸、失眠、健忘等。胃阴虚，唇干，津少口渴，或不知饥饿，或胃中虚嘈，或有呕呃等症状。肺阴虚，干咳，咯血，虚热，烦渴。肾阴虚，潮热，盗汗或遗精等症状。滋阴药大多甘寒滋腻，如遇脾肾阳虚，痰湿内阻，胸闷食少，便溏腹胀等症状，不宜应用。以沙参、麦冬、枸杞子等为代表药。

沙 参

【来源】 为伞形科植物珊瑚菜的干燥根。

【性味归经】 甘、微苦，微寒。归肺、胃经。

【功效】 养阴清肺，益胃生津。

【主要应用】

1. 肺阴虚证。沙参甘润而偏于苦寒，能补肺阴，兼能清肺热，适用于阴虚肺燥有热之干咳少痰、咳血或咽干音哑等症状。常与麦冬、南沙参、杏仁、桑叶、玄参等同用。

2. 胃阴虚证。沙参能补胃阴，而生津止渴，兼能清胃热。适用于胃阴虚有热之口干多饮、饥不欲食、大便干结等症状。常与石斛、玉竹、乌梅等同用。

【备注】 南沙参与北沙参是两种植物，南沙参为桔梗科植物轮叶沙参或沙参的根，两药功效相似，均以养阴清肺、益胃生津为主要功效。但南沙参偏于清肺祛痰兼益气，较宜于气阴两伤及燥痰咳嗽者；北沙参养胃生津的作用较佳，多用于肺胃阴虚有热者。

【现代研究】

1. 化学成分：本品主含生物碱、淀粉、多糖、多种香豆素类成分，微量挥发油及佛手柑内酯等成分。

2. 药理作用：北沙参的乙醇提取物有降低体温和镇痛作用；北沙参多糖对免疫功能有抑制作用；北沙参水浸液在低浓度时，能加强离体蟾蜍心脏收缩，浓度增高，则出现抑制直至心室停跳，但可以恢复；静脉注射北沙参可使麻醉兔的血压略升，呼吸加强。

3. 提取新技术：有报道称，采用超声波法、微波法提取北沙参粗多糖；RP-HPLC法分离北沙参中人参炔醇等。

麦 冬

【来源】 为百合科植物麦冬的干燥块根。别名有麦门冬、门冬、寸冬、山韭菜等。

【性味归经】 甘、微苦，微寒。归胃、肺、心经。

【功效】 养阴生津，润肺清心。

【主要应用】

1. 胃阴虚证。麦冬味甘柔润，性偏苦寒，长于滋养胃阴，生津止渴，兼清胃热。广泛用于胃阴虚有热之舌干口渴、胃痛、呕逆、饥不欲食、大便干结等症状。与半夏、人参等同用，治胃阴不足之气逆呕吐，如麦门冬汤（《金匮要略》）；与生地、玄参同用，治热邪伤津之便秘，如增液汤（见《温病条辨》）。

2. 肺阴虚证。麦冬又善养肺阴，清肺热，适用于阴虚肺燥有热的鼻燥咽干、干咳痰少、咳血、咽痛音哑等症状常与阿胶、石膏、桑叶、枇杷叶等同用，如清燥救肺汤（见《医门法律》）。

3. 心阴虚证。麦冬可归心经，还能养心阴，清心热，并略具除烦安神作用。可用于心阴虚有热之心烦、失眠多梦、健忘、心悸怔忡等症状。如天王补心丹(见《摄生秘剖》),以麦冬与生地、酸枣仁、柏子仁等养阴安神药同用。

【备注】《本草汇言》:"清心润肺之药。主心气不足,惊悸怔忡,健忘恍惚,精神失守;或肺热肺燥,咳声连发,肺痿叶焦,短气虚喘,火伏肺中,咯血咳血;或虚劳客热,津液干少;或脾胃燥涸,虚秘便难。"

【现代研究】

1. 化学成分:麦冬含多种甾体皂苷、β-谷甾醇、豆甾醇、高异黄酮类化合物、多种氨基酸、各种类型的多聚糖、维生素 A 样物质、铜、锌、铁、钾等成分。

2. 药理作用:家兔用麦冬煎剂肌肉注射,能升高血糖;正常兔口服麦冬的水、醇提取物则有降血糖作用;麦冬能提高免疫功能、提高机体适应性、提高实验动物耐缺氧能力,增加冠脉流量,对心肌缺血有明显保护作用,并能抗心律失常及改善心肌收缩力;有改善左心室功能与抗休克作用;还有一定镇静和抗菌作用。

3. 提取新技术:有报道称,采用生物酶法和常规醇提法提取麦冬总皂苷;超声波和微波法提取麦冬多糖;大孔吸附树脂提取分离麦冬总多糖和总皂苷。

枸 杞 子

【来源】 为茄科植物宁夏枸杞的干燥成熟果实。

【性味归经】 甘,平。归肝、肾经。

【功效】 滋补肝肾,益精明目。

【主要应用】

1. 肝肾阴虚证。枸杞子能滋肝肾之阴,为平补肾精肝血之品。治疗精血不足所致的头晕目眩、腰膝酸软、遗精滑泄、耳聋、牙齿松动、须发早白、失眠多梦及肝肾阴虚,潮热盗汗、消渴等,都颇为常用。可单用,或与补肝肾,益精补血之品配伍。

2. 目暗不明。尤多用于肝肾阴虚或精亏血虚之两目干涩,常与熟地、山茱萸、山药、菊花等同用,如杞菊地黄丸(见《麻疹全书》)。

【现代研究】

1. 化学成分:枸杞子含甜菜碱、多糖、粗脂肪、粗蛋白、硫胺素、核黄素、烟酸、胡萝卜素、抗坏血酸、尼克酸、β-谷甾醇、亚油酸、微量元素及氨基酸等成分。

2. 药理作用:枸杞子具有免疫调节作用;可提高血睾酮水平,起强壮作用;对造血功能有促进作用;对正常健康人也有显著升白细胞作用;还有抗衰老、抗突变、抗肿瘤、降血脂、保肝及抗脂肪肝、降血糖、降血压作用。

桑 葚

【来源】 为桑科植物桑的干燥成熟果穗。

【性味归经】 甘、酸,寒。归肝、肾经。

【功效】 滋阴补血,生津润燥。

【主要应用】

1. 肝肾阴虚证。桑葚能补益肝肾之阴,兼能凉血退热,适用于肝肾阴虚之头晕耳鸣、目暗昏花、关节不利、失眠、须发早白等症状。其作用平和,宜熬膏常服;或与熟地黄、何首乌等同用。故《滇南本草》有云："益肾脏而固精,久服黑发明目。"

2. 津伤口渴、消渴及肠燥便秘等症状。鲜品食用有效,亦可随证配伍。

百 合

【来源】 为百合科植物百合或细叶百合的干燥肉质鳞叶。

【性味归经】 甘,微寒。归肺、心、胃经。

【功效】 养阴润肺,清心安神。

【主要应用】

1. 肺阴虚证。百合微寒,作用平和,能补肺阴,兼能清肺热。用于阴虚肺燥有热之干咳少痰、咳血或咽干音哑等症状,常与生地、玄参、桔梗、川贝母等清肺、祛痰药同用,如百合固金汤(见《慎斋遗书》)。

2. 百合病。百合能养阴清心,宁心安神。治疗神志恍惚,情绪不能自主,口苦、小便赤、脉微数等为主的百合病心肺阴虚内热证。常与生地黄、知母等养阴清热之品同用。治虚热上扰,失眠,心悸,可与麦冬、酸枣仁、丹参等清心安神药同用。

天 冬

【来源】 为百合科植物天冬的干燥块根。

【性味归经】 甘、苦,寒。归肺、肾、胃经。

【功效】 养阴润燥,清肺生津。

【主要应用】

1. 肺肾阴虚证。天冬甘润苦寒之性较强,养肺阴,清肺热。适用于阴虚肺燥有热之干咳痰少、咳血、咽痛音哑等症状。治肺阴不足、燥热内盛之证,常与麦冬、沙参、川贝母等药同用;治肾阴亏虚,眩晕耳鸣,腰膝酸痛者,常与熟地、枸杞子、牛膝等同用;治阴虚火旺,骨蒸潮热者,宜与滋阴降火之生地黄、麦冬、知母、黄柏等品同用。

2. 热病伤津诸证。天冬益胃生津,清胃热,可用于热伤胃津之证。气阴两伤,食欲不振,口渴者,宜与生地黄、人参等配伍;津亏肠燥便秘者,宜与生地、当归、生首乌等同用。

【备注】

1. 天冬甘寒滋腻之性较强,脾虚泄泻、痰湿内盛者忌用。

2. 天冬与麦冬,既能滋肺阴、润肺燥、清肺热,又可养胃阴、清胃热、生津止渴,对于热病伤津之肠燥便秘,还可增液润肠以通便。两药性能功效相似,常相须为用。然天冬苦寒之性较甚,清火与润燥之力强于麦冬,且入肾滋阴,宜于肾阴不足、虚火亢旺之证。麦冬微寒,清火与滋润之力稍弱,而滋腻性亦较小,且能清心除烦,宁心安神,宜于心阴不足及心热亢旺之证。

黄 精

【来源】 为百合科植物黄精、滇黄精或多花黄精的干燥根茎。

【性味归经】 甘,平。归脾、肺、肾经。

【功效】 补气养阴,健脾,润肺,益肾。

【主要应用】

1. 阴虚肺燥、干咳少痰及肺肾阴虚的劳咳久咳。黄精甘平,能养肺阴,益肺气。治疗肺金气阴两伤之干咳少痰,多与沙参、川贝母等药同用。治疗肺肾阴虚的劳咳久咳,因作用缓和,可单用熬膏久服。亦可与熟地、百部等滋养肺肾、化痰止咳之品同用。

2. 脾虚阴伤证。黄精能补益脾气,又养脾阴。主治脾脏气阴两虚之面色萎黄、困倦乏力、口干食少、大便干燥。本品能气阴双补,单用或与补气健脾药同用。

3. 肾精亏虚。黄精能补益肾精,可改善头晕、腰膝酸软、须发早白等早衰症状。单用,亦可与枸杞、何首乌等补肾药同用。

【备注】 黄精与山药,均为性味甘平,主归肺、脾、肾三脏,气阴双补之品。然黄精滋肾之力强于山药,而山药长于健脾,并兼有涩性,较宜于脾胃气阴两伤,食少便溏及带下等症状。

黑 芝 麻

【来源】 为脂麻科植物脂麻的干燥成熟种子。

【性味归经】 甘,平。归肝、肾、大肠经。

【功效】 补肝肾,润肠燥。

【主要应用】

1. 肾精肝血亏虚所致的早衰诸证。黑芝麻药性平和,甘香可口,为食疗佳品。多用于精亏血虚,肝肾不足引起的头晕眼花、须发早白、四肢无力等症状,如桑麻丸(见《寿世保元》)以黑芝麻配伍桑叶为丸服。亦常与巴戟天、熟地黄等补肾益精养血之品配伍,用以延年益寿。

2. 肠燥便秘。黑芝麻富含油脂,能润肠通便,适用于精亏血虚之肠燥便秘。可单用,或与肉苁蓉、苏子、火麻仁等润肠通便之品配伍。

龟 甲

【来源】 为龟科动物乌龟的腹甲及背甲。

【性味归经】 甘,咸,寒。归肝、肾、心经。

【功效】 滋阴潜阳,益肾健骨,养血补心,固精止崩。

【主要应用】

1. 阴虚阳亢,阴虚内热,虚风内动。龟甲长于滋补肾阴,兼能滋养肝阴,故适用于肝肾阴虚而引起上述诸证。对阴虚阳亢头晕目眩之证,龟甲兼能潜阳,常与天冬、白芍、牡蛎等品同用,如镇肝息风汤(见《医学衷中参西录》);治阴虚内热,骨蒸潮热,盗汗遗精者,常与滋阴降火之熟地、知母、黄柏等品同用,如大补阴丸(见《丹溪心法》)。

2. 肾虚骨痿,囟门不合。龟甲长于滋肾养肝,又能健骨,故多用于肾虚之筋骨不健,腰膝酸软,步履乏力及小儿鸡胸、龟背、囟门不合诸证,常与熟地、知母、黄柏、锁阳等品同用,如虎潜丸(见《丹溪心法》)。

3. 阴血亏虚,惊悸、失眠、健忘。龟甲入于心肾,又可以养血补心,安神定志,适用于阴血不足,心肾失养之惊悸、失眠、健忘之证,常与石菖蒲、远志、龙骨等药同用,如孔圣枕中丹(见《备急千金要方》)。

4. 阴虚血热,冲任不固。龟甲能止血。因其长于滋养肝肾,性偏寒凉,故尤宜于阴虚血热,冲任不固之崩漏、月经过多。常与生地、黄芩、地榆等同用。

【备注】 水煎服,9~24 g。宜先煎。本品经砂炒醋淬后,有效成分更容易煎出;并除去腥气,便于制剂。

【现代研究】

1. 化学成分:本品含动物胶、角蛋白、脂肪、骨胶原、18 种氨基酸及钙、磷、锶、锌、铜等多种常量及微量元素。龟上甲与下甲所含成分相似。

2. 药理作用:龟甲能改善动物"阴虚"证病理动物机能状态,使之恢复正常;能增强免疫功能;具有双向调节 DNA 合成率的效应;对离体和在体子宫均有兴奋作用;有解热、补血、镇静作用;尚有抗凝血、增加冠脉流量和提高耐缺氧能力等作用;龟甲胶有一定提升白细胞数的作用。

鳖 甲

【来源】 为鳖科动物鳖的背甲。

【性味归经】 甘、咸,寒。归肝、肾经。

【功效】 滋阴潜阳,退热除蒸,软坚散结。

【主要应用】

1. 肝肾阴虚证。对阴虚内热证,鳖甲滋养之力不及龟甲,但长于退虚热、除骨蒸。治疗温病后期,阴液耗伤,邪伏阴分,夜热早凉,热退无汗者,常与丹皮、生地、青蒿等品同用,如青蒿鳖甲汤(见《温病条辨》)。

2. 症瘕积聚。鳖甲味咸,长于软坚散结,适用于肝脾肿大等症瘕积聚。与丹皮、桃仁、蟅虫、厚朴、半夏等同用,如鳖甲煎丸(见《金匮要略》),以之治疟疾日久不愈,胁下痞硬成块。

【备注】

1. 水煎服,9~24 g。宜先煎。鳖甲经砂炒醋淬后,有效成分更容易煎出;其可去其腥气,易于粉碎,方便制剂。

2. 龟甲与鳖甲,均能滋养肝肾之阴、平肝潜阳。均宜用于肾阴不足,虚火亢旺之骨蒸潮热、盗汗、遗精及肝阴不足,肝阳上亢之头痛、眩晕等症状。但龟甲长于滋肾,鳖甲长于退虚热。此外,龟甲还兼有健骨、补血、养心等功效,用于肝肾不足,筋骨痿弱,腰膝酸软,妇女崩漏、月经过多及心血不足,失眠健忘等症状。鳖甲尚可软坚散结,常用于腹内症瘕积聚。

3.《本草汇言》:"除阴虚热疟,解劳热骨蒸之药也。厥阴血闭邪结,渐至寒热,为症瘕,为痞胀,为疟疾,为淋沥,为骨蒸者,咸得主之。"

【现代研究】

1. 化学成分:本品含动物胶、骨胶原、角蛋白、17 种氨基酸、碳酸钙、磷酸钙、碘、维生素 D 及锌、铜、锰等微量元素。

2. 药理作用:鳖甲能降低实验性甲亢动物血浆 cAMP 含量;能提高淋巴母细胞转化率,延长抗体存在时间,增强免疫功能;能保护肾上腺皮质功能;能促进造血功能,提高血红蛋白含量;能抑制结缔组织增生而消散肿块;有防止细胞突变作用;还有一定镇静作用。

16.4 补阳药

补阳药,归肾、心、脾经,具有助肾阳、益心阳、补脾阳等功效,主要适用于肾阳虚、心阳虚、脾阳虚等。肾阳为一身之元阳,肾阳虚则有畏寒、肢冷、阳痿、遗精、遗尿等症状。心主血脉,心阳虚则冷汗淋漓、面色㿠、脉细欲绝或出现结代脉等。脾主运化,脾阳虚则完谷不化、泄泻、食欲不振等。助阳药性多温燥,阴虚火旺者慎用,以免助火劫阴。以鹿茸、杜仲、淫羊藿等为代表药。

鹿　茸

【来源】　为脊椎动物鹿科梅花鹿或马鹿等雄鹿头上尚未骨化而带茸毛的幼角。切片或研末。

【性味归经】　甘、咸,温。归肝、肾经。

【功效】　补肾阳,益精血,强筋骨,调冲任,托疮毒。

【主要应用】

1. 肾阳虚衰,精血不足证。鹿茸甘温补阳,甘咸滋肾,禀纯阳之性,具生发之气,故能壮肾阳,益精血。若肾阳虚,精血不足,而见畏寒肢冷、阳痿早泄、宫冷不孕、小便频数、腰膝酸痛、头晕耳鸣、精神疲乏等,均可以鹿茸单用或配入复方。

2. 肾虚骨弱,腰膝无力或小儿五迟。常以本品补肾阳,益精血,强筋骨。多与五加皮、熟地、山萸肉等同用,如加味地黄丸(见《医宗金鉴》)。

3. 妇女冲任虚寒,崩漏带下。鹿茸补肾阳,益精血而兼能固冲任,止带下。与乌贼骨、龙骨、川断等同用,可治崩漏不止,虚损羸瘦,如鹿茸散(见《证治准绳》)。

【备注】

1. 研末吞服,1～2 g,或入丸、散。服用本品宜从小量开始,缓缓增加,不可骤用大量,以免阳升风动,头晕目赤,或伤阴动血。凡发热者均当忌服。

2. 《本草纲目》:"生精补髓,养血益阳,强筋健骨。治一切虚损,耳聋目暗,眩晕虚痢。"

3. 鹿茸可促进机体生殖及生长功能,常用于性机能减退、血小板减少及白细胞减少、再生障碍性贫血、植物神经功能失调等。

4. 鹿角胶:为鹿角煎熬浓缩而成的胶状物。味甘咸,性温。归肝、肾经。功能补肝肾,益精血。功效虽不如鹿茸之峻猛,但比鹿角为佳,并有良好的止血作用。适用于肾阳不足,精血亏虚,虚劳羸瘦,吐衄便血、崩漏之偏于虚寒者,以及阴疽内陷等。用量5～15 g。用开水或黄酒加温烊化服,或入丸、散膏剂。阴虚火旺者忌服。

【现代研究】

1. 化学成分:从鹿茸的脂溶性成分中分离出雌二醇、胆固醇等,其中雌二醇及其在体内的代谢产物——雌酮为鹿茸雌激素样作用的主要成分。鹿茸中的氨基酸,以甘氨酸含量最丰富,还含有中性糖、葡萄糖胺,鹿茸灰分中含有钙、磷、镁等,水浸出物中含多量胶质。

2. 药理作用:大剂量鹿茸精使心缩幅度缩小,心率减慢,并使外周血管扩张,血压降低。中等剂量鹿茸精引起离体心脏活动明显增强,心缩幅度增大,心率加快,结果使心脉搏输出量和百分输出量都增加。鹿茸具有明显的抗脂质过氧化作用及抗应激作用。

杜　仲

【来源】　为杜仲科植物杜仲的干燥树皮。

【性味归经】　甘,温。归肝、肾经。

【功效】 补肝肾，强筋骨，安胎。

【主要应用】

1. 腰痛。以其补肝肾、强筋骨，尤宜于肾虚腰痛。其他腰痛用之，均有扶正固本之效。常与胡桃肉、补骨脂同用治肾虚腰痛或足膝痿弱，如青娥丸（见《和剂局方》）；与独活、寄生、细辛等同用，治风湿腰痛冷重，如独活寄生汤（见《备急千金要方》）；与川芎、桂心、丹参等同用，治疗外伤腰痛，如杜仲散（见《太平圣惠方》）。

2. 胎动不安。单用有效，亦可与桑寄生、续断、阿胶、菟丝子等同用。

【备注】

1. 炒用破坏杜仲胶质有利于有效成分煎出，故比生用效果好。本品为温补之品，阴虚火旺者慎用。

2. 单用或配入复方治高血压病有较好效果，多与夏枯草、桑寄生、菊花等同用。

3. 《神农本草经》："主腰脊痛，补中，益精气，坚筋骨，强志，除阴下痒湿，小便余沥。久服轻身耐老。"

【现代研究】

1. 化学成分：本品含杜仲胶、杜仲苷、松脂醇二葡萄糖苷、桃叶珊瑚苷、鞣质、黄酮类化合物等。

2. 药理作用：杜仲皮煎剂可显著减少小鼠活动次数。杜仲煎剂能延长戊巴比妥钠的睡眠时间，并能使实验动物反应迟钝，嗜睡等。杜仲皮能抑制 DNCB 所致小鼠迟发型超敏反应；能对抗氧化可的松的免疫抑制作用，具有调节细胞免疫平衡的功能，且能增强荷瘤小鼠肝糖原含量增加的作用，并能使血糖增高。生杜仲、炒杜仲和砂烫杜仲的水煎剂对家兔和狗都有明显的降压作用，均能对抗垂体后叶素对离体子宫的作用，显著抑制大白鼠离体子宫自主收缩的抑制作用增强。

3. 提取新技术：微波和超临界 CO_2 萃取杜仲籽油；溶剂提取法、超声提取法、超临界流体萃取杜仲黄酮类物质；酶法提取、微波辅助、超高压技术提取杜仲（叶）中的绿原酸；采用树脂吸附法分离杜仲苷类。

淫 羊 藿

【来源】 为小檗科植物淫羊藿和箭叶淫羊藿或柔毛淫羊藿等的干燥地上部分，别名仙灵脾。

【性味归经】 辛、甘，温。归肾、肝经。

【功效】 补肾壮阳，祛风除湿。

【主要应用】

1. 肾阳虚衰，阳痿尿频，腰膝无力。淫羊藿辛甘性温燥烈，长于补肾壮阳，单用有效，亦可与其他补肾壮阳药同用。单用本品浸酒服，疗腰膝冷痛，如淫羊藿酒（见《食医心镜》）；与肉苁蓉、巴戟天、杜仲等同用，治肾虚阳痿遗精等，如填精补髓丹（见《丹溪心法》）。

2. 风寒湿痹，肢体麻木。淫羊藿辛温散寒，祛风胜湿，入肝肾强筋骨，可用于风湿痹痛，筋骨不利及肢体麻木。常与威灵仙、苍耳子、川芎、肉桂同用，即仙灵脾散（见《太平圣惠方》）。

【现代研究】

1. 化学成分：淫羊藿主要成分是黄酮类化合物，还含有木质素，生物碱和挥发油等。

2. 药理作用:淫羊藿能增强下丘脑-垂体-性腺轴及肾上腺皮质轴、胸腺轴等内分泌系统的分泌功能,淫羊藿提取液能影响"阳痿"模型小鼠 DNA 合成,并促进蛋白质的合成,调节细胞代谢,明显增强动物体重及耐冻时间,淫羊藿醇浸出液能显著增强离体兔心冠脉流量,并具有降压作用。

3. 提取新技术:有报道称,采用微波辅助提取淫羊藿苷、超声波提取淫羊藿苷;采用超声波提取淫羊藿多糖、采用纤维素酶水解方法提取淫羊藿多糖;用超声法和浆状搅拌法提取淫羊藿苷和总黄酮;采用 D140 或 AB-8 大孔树脂分离淫羊藿黄酮等。

巴 戟 天

【来源】 为茜草科植物巴戟天的干燥根。

【性味归经】 辛、甘,微温。归肾、肝经。

【功效】 补肾助阳,祛风除湿。

【主要应用】

1. 肾阳虚阳痿、宫冷不孕。巴戟天补肾助阳,甘润不燥。治虚羸阳道不举,以巴戟天、牛膝浸酒服(见《备急千金要方》);也可配淫羊藿、仙茅、枸杞子,用治肾阳虚弱,命门火衰所致阳痿不育,如赞育丸(见《景岳全书》);若配肉桂、吴茱萸、高良姜,可用治下元虚冷,宫冷不孕,月经不调少腹冷痛,如巴戟丸(见《和剂局方》)。

2. 肾阳虚小便频数。常与桑螵蛸、益智仁、菟丝子等同用。

3. 风湿腰膝疼痛及肾虚腰膝酸软无力。本品补肾阳、强筋骨、祛风湿,对肾阳虚兼风湿之证为宜,多与补肝肾、祛风湿药同用。常与肉苁蓉、杜仲、菟丝子等同用,治肾虚骨痿,腰膝酸软,如金刚丸(见《张氏医通》);或配羌活、杜仲、五加皮等同用治风冷腰膝疼痛、行步不利,如巴戟丸(见《太平圣惠方》)。

【现代研究】

1. 化学成分:主要为糖类、苷类、黄酮类、氨基酸,另外尚含有小量的蒽醌类及维生素 C。

2. 药理作用:能显著增加小鼠体重,延长小鼠游泳时间;乙醇提取物及水煎剂有明显的促肾上腺皮质激素样作用。

3. 提取新技术:有报道称,酶法辅助提取、超声波水提巴戟天多糖;微波法提取巴戟天中的蒽醌;超声法水提取巴戟天中的氨基酸;采用离子交换和凝胶过滤色谱法分离巴戟天粗多糖;采用水提取树脂分离法分离巴戟天多糖等。

续 断

【来源】 为川续断科植物川续断的干燥根。

【性味归经】 苦、辛,微温。归肝、肾经。

【功效】 补益肝肾,强筋健骨,止血安胎,疗伤续折。

【主要应用】

1. 阳痿不举,遗精遗尿。续断甘温助阳,辛温散寒,用治肾阳不足,下元虚冷,阳痿不举,遗精滑泄,遗尿尿频等症状。常与鹿茸、肉苁蓉、菟丝子等壮阳起痿之品配伍,如鹿茸续断散(见《鸡峰普济方》)。

2. 腰膝酸痛,寒湿痹痛。续断甘温助阳,辛以散瘀,兼有补益肝肾,强健壮骨之功。可与萆薢、杜仲、牛膝等同用,用于治肝肾不足、腰膝酸痛,如续断丹(见《证治准绳》);亦可与防风、川乌等配伍,用于治肝肾不足兼寒湿痹痛,如续断丸(见《和剂局方》)。

3. 崩漏下血,胎动不安。配伍侧柏炭、当归、艾叶等止血活血,温经养血之品,用治崩中下血久不止者(见《永类钤方》);或以本品与桑寄生、阿胶等配伍,用治滑胎证,如寿胎丸(见《医学衷中参西录》)。

4. 跌打损伤,筋伤骨折。续断辛温破散,善能活血祛瘀;甘温补益,又能壮骨强筋,而有续筋接骨、疗伤止痛之效。常与桃仁、红花、穿山甲、苏木等配伍同用。

肉 苁 蓉

【来源】 为列当科植物肉苁蓉的带鳞叶的干燥肉质茎。

【性味归经】 甘、咸,温。归肾、大肠经。

【功效】 补肾阳,益精血,润肠通便。

【主要应用】

1. 肾阳亏虚,精血不足。肉苁蓉味甘能补,甘温助阳,质润滋养,咸以入肾,为补肾阳、益精血之良药。常配伍菟丝子、川断、杜仲同用,治男子五劳七伤,阳痿不起,小便余沥,如肉苁蓉丸(见《医心方》)。

2. 肠燥津枯便秘。肉苁蓉甘咸质润入大肠,可润肠通便,与当归、牛膝、泽泻等同用,治肾气虚弱,大便不通,小便清长,腰酸背冷,如济川煎(见《景岳全书》)。

【备注】 本品能助阳、滑肠,故阴虚火旺及大便泄泻者不宜。肠胃实热之大便秘结不宜。

补 骨 脂

【来源】 为豆科植物补骨脂的干燥成熟果实。别名为破故纸。

【性味归经】 苦、辛,温。归肾、脾经。

【功效】 补肾壮阳,固精缩尿,温脾止泻,纳气平喘。

【主要应用】

1. 肾虚阳痿、腰膝冷痛。补骨脂苦辛温燥,善壮肾阳暖水脏,补肾强腰。常与菟丝子、胡桃肉、沉香等同用,治肾虚阳痿,如补骨脂丸(见《和剂局方》);与杜仲、胡桃肉同用,治肾虚阳衰,风冷侵袭之腰膝冷痛等,如青娥丸(见《和剂局方》)。

2. 肾虚遗精、遗尿、尿频。补骨脂兼有涩性,善补肾助阳,固精缩尿,单用有效,亦可随证配伍其他药。与小茴香等分为丸,治肾气虚冷,小便无度,如破故纸丸(见《魏氏家藏方》)。

3. 脾肾阳虚五更泄泻。补骨脂能壮肾阳、暖脾阳、收涩以止泻,与肉豆蔻、生姜、大枣为丸,如二神丸(见《普济本事方》);或上方加吴茱萸、五味子,如四神丸(见《证治准绳》),均治五更泄。

4. 肾不纳气,虚寒喘咳。补骨脂补肾助阳,纳气平喘,多配伍胡桃肉、蜂蜜等。

【备注】 本品性温燥,能伤阴助火,故阴虚火旺及大便秘结者忌服。

益 智 仁

【来源】 为姜科植物益智的干燥成熟果实。

【性味归经】 辛,温。归肾、脾经。

【功效】 暖肾固精缩尿,温脾止泻摄唾。

【主要应用】

1. 下元虚寒遗精、遗尿、小便频数。益智仁暖肾固精缩尿,补益之中兼有收涩之性。与乌药等分为末,山药糊丸,治下焦虚寒,小便频数,如缩泉丸(见《魏氏家藏方》)。

2. 脾胃虚寒。若中气虚寒,食少,多涎唾,可单用本品,或与理中丸、六君子汤等同用。

【备注】 补骨脂与益智仁味辛性温热,归脾肾经,均能补肾助阳,固精缩尿,温脾止泻,都可用治肾阳不足的遗精滑精,遗尿尿频,以及脾肾阳虚的泄泻不止等。两者常相须为用。但补骨脂助阳的力量强,作用偏于肾,长于补肾壮阳,用于肾阳不足、命门火衰之腰膝冷痛、阳痿等,也可用于治肾不纳气的虚喘。益智仁则助阳之力较补骨脂为弱,作用偏于脾,长于温脾止泻摄唾,多用于中气虚寒之食少多唾,小儿流涎不止,腹中冷痛者。

菟 丝 子

【来源】 为旋花科植物菟丝子或大菟丝子的干燥成熟种子。

【性味归经】 辛、甘,平。归肾、肝、脾经。

【功效】 补肾益精,养肝明目,止泻安胎。

【主要应用】

1. 肾虚证。菟丝子辛以润燥,甘以补虚,为平补阴阳之品,功能补肾阳、益肾精以固精缩尿。如菟丝子、炒杜仲等分,合山药为丸,治腰痛(见《百一选方》);与枸杞子、覆盆子、车前子同用,治阳痿遗精,如五子衍宗丸(见《丹溪心法》)。

2. 泄泻。菟丝子能补肾益脾止泻,与枸杞子、山药、茯苓、莲子同用,治脾肾阳虚之泄泻,如菟丝子丸(见《沈氏尊生书》)。

3. 胎动不安。菟丝子能补肝肾安胎,与续断、桑寄生、阿胶同用,治肾虚胎元不固,胎动不安、滑胎,如寿胎丸(见《医学衷中参西录》)。

【备注】 本品为平补之药,但偏补阳,阴虚火旺,大便燥结、小便短赤者不宜服。

韭 菜 子

【来源】 为百合科植物韭菜的干燥成熟种子。

【性味归经】 辛、甘,温。归肾、肝经。

【功效】 温补肝肾,壮阳固精。

【主要应用】

1. 肾阳虚衰。韭菜子甘温,补肾助阳,兼有收涩之性而能固精止遗,缩尿止带,以治肾虚滑脱诸证。用治肾阳虚衰,下元虚冷之阳痿不举,遗精遗尿,单用,或与麦冬、车前子、菟丝子等配伍应用。

2. 肝肾不足,腰膝痿软。韭菜子温补肝肾,强筋壮骨,用治肝肾不足,筋骨痿软,步履艰难,屈伸不利。可以单用,也可以配伍仙茅、巴戟天、枸杞子等壮阳益精药同用。

拓展阅读

[1] 苏文文,陈仁寿.浅析黄芪的几种特殊效用.安徽中医学院学报,2012,31(5):3-4.

[2] 任鹏飞,邓毅.当归及其有效成分药效学研究进展.西部中医药,2012,25(9):125-128.

[3] 吉静娴,钱璟,黄凤杰,等.鹿茸的活性物质及药理作用的研究进展.中国生化药物杂志,2009,30(2):141-143.

[4] 周鲁,周晓芳,付超,等.271首治疗糖尿病中药复方用药规律研究.新中医,2004,36(11):40-41.

复习题

1. 填空题

(1) 可用于救急固脱的中药是(　　　　　　　　　)。

(2) 人参应用时配伍上反(　　　　　　　　),畏(　　　　　　　　),恶(　　　　　　　)。

(3) 党参、大枣在功效方面,均既可补气,又可(　　　　　　　),用于气血两虚者。

(4) 具有升阳作用的补气中药是(　　　　　　　　)。

(5) (　　　　　　　　)为补脾胃之要药。

(6) 甘草生用的功效是(　　　　　　　　)。

(7) 有国老之称的中药是(　　　　　　　)。

(8) (　　　　　　　　)甘温质润,补阴益精以生血,为养血补虚之要药,也是补肾阴的要药。

(9) (　　　　　　　　)为补血和血之要药。

(10) (　　　　　　　　)为补血止血之要药。

(11) 鹿茸入药部位为马鹿、梅花鹿等雄鹿的(　　　　　　　　　)。

(12) (　　　　　　　　)可作为良好的全身性强壮剂。

(13) 阿胶、鹿角胶入汤剂宜(　　　　　　　)。

(14) (　　　　　　　　)为治疗各种腰痛的要药。

2. 问答题

(1) 比较人参、党参、黄芪功效的异同点。

(2) 比较白术与苍术功效的异同点。

(3) 比较生地黄、熟地黄功效的异同点。

(4) 比较白芍和赤芍功效的异同点。

(5) 比较天冬和麦冬功效的异同点。

(6) 比较黄精与山药功效的异同点。

(7) 比较补骨脂与益智仁功效的异同点。

(8) 举出5种以上具有润肠通便作用的中药(不限于补虚药)。

(9) 举出5种以上具有明目作用的中药(不限于补虚药)。

第17章 收 涩 药

学习目标 掌握收涩药的含义、功效、分类、适应范围等。掌握麻黄根、五味子、乌梅、山茱萸等4味中药的性味归经、功效、主要应用、异同比较等;熟悉罂粟壳、诃子、莲子等3味中药的性味归经、功效、主要应用;了解石榴皮、肉豆蔻、芡实等3味中药的主要应用。

凡以收敛固涩,用以治疗各种滑脱证为主的药物,称为收涩药。收涩药味酸涩而性温或平,归肺、脾、肾、大肠经,主要用于久病体虚、正气不固、脏腑功能衰退所致的自汗、盗汗、久咳、久泻、久痢、遗精、滑精、遗尿、尿频、崩漏、带下等。

按照其性能的不同,主要分为固表止汗药、敛肺涩肠药和固精缩尿止带药等三类。其治疗范围以现代医学的呼吸系统、消化系统、泌尿生殖系统疾病为主。

收涩药共同的药理作用是:收敛、抑菌、消炎、止汗或止泻或止血等作用。

17.1 固表止汗药

固表止汗药适用于自汗、盗汗等,以麻黄根为代表药。

麻 黄 根

【来源】 为麻黄科植物草麻黄或中麻黄的干燥根及根茎。

【性味归经】 甘、微涩,平。归肺经。

【功效】 固表止汗。

【主要应用】

自汗、盗汗。麻黄根甘平性涩,入肺经而能行肌表、实卫气、固腠理、闭毛窍,为敛肺固表止汗之要药。治气虚自汗,常与黄芪、牡蛎同用,如牡蛎散(见《和剂局方》);治阴虚盗汗,常与熟地黄、当归等同用,如当归六黄汤(见《兰室秘藏》)。

【备注】 麻黄与麻黄根,两药同出一源,均可治汗。然前者以其地上草质茎入药,主发汗,以发散表邪为用,用于外感风寒表实证;后者以其地下根及根茎入药,主止汗,以敛肺固表为用,为止汗之专药,可内服、外用治疗各种虚汗。

【现代研究】

1. 化学成分:本品含多种生物碱,主要包括麻黄根素,麻黄根碱A、B、C、D及阿魏酰组胺等。尚含有麻黄宁A、B、C、D和麻黄酚等双黄酮类成分。

2. 药理作用:麻黄根甲醇提取物能降低血压,但麻黄素有升压作用。麻黄根所含生物碱可使蛙心收缩减弱,对末梢血管有扩张作用,对肠管、子宫等平滑肌呈收缩作用;能抑制低热和烟碱所致的发汗。

17.2 敛肺涩肠药

敛肺涩肠药适用于久泻、久痢,以五味子为代表药。

五　味　子

【来源】　为木兰科植物五味子或华中五味子的干燥成熟果实。

【性味归经】　酸、甘,温。归肺、心、肾经。

【功效】　收敛固涩,益气生津,补肾宁心。

【主要应用】

1. 久咳虚喘。五味子味酸收敛,甘温而润,能上敛肺气,下滋肾阴,为治疗久咳虚喘之要药。治肺虚久咳,可与罂粟壳同用,如五味子丸(见《卫生家宝》)。

2. 自汗,盗汗。五味子五味俱全,以酸为主,善敛肺止汗。治自汗、盗汗者,可与麻黄根、牡蛎等同用。

3. 遗精,滑精。五味子甘温而涩,入肾,能补肾涩精止遗,为治肾虚精关不固遗精、滑精之常用药。治滑精者,可与桑螵蛸、附子、龙骨等同用,如桑螵蛸丸(见《世医得效方》);治梦遗者,常与麦冬、山茱萸、熟地、山药等同用,如麦味地黄丸(见《医宗金鉴》)。

4. 久泻不止。五味子味酸涩、性收敛,能涩肠止泻。治脾肾虚寒久泻不止,可与吴茱萸同炒香研末,米汤送服,如五味子散(见《普济本事方》);或与补骨脂、肉豆蔻、吴茱萸同用,如四神丸(见《证治准绳》)。

5. 津伤口渴,消渴。五味子甘以益气,酸能生津,具有益气生津止渴之功。治热伤气阴,汗多口渴者,常与人参、麦冬同用,如生脉散(见《内外伤辨惑论》)。

【备注】

1. 凡表邪未解,内有实热,咳嗽初起,麻疹初期,均不宜用。

2. 《本草备要》:"性温,五味俱全,酸咸为多,故专收敛肺气而滋肾水,益气生津,补虚明目,强阴涩精,退热敛汗,止呕住泻,宁嗽定喘,除烦渴。"

【现代研究】

1. 化学成分:北五味子主含挥发油、有机酸、鞣质、维生素、糖及树脂等。种子挥发油中的主要成分为五味子素。

2. 药理作用:本品对神经系统各级中枢均有兴奋作用,对大脑皮质的兴奋和抑制过程均有影响,使之趋于平衡。对呼吸系统有兴奋作用,有镇咳和祛痰作用。对金色葡萄球菌、肺炎杆菌、肠道沙门氏菌、绿脓杆菌等均有抑制作用。能降低血压,能利胆,降低血清转氨酶,对肝细胞有保护作用。有与人参相似的适应原样作用,具有提高免疫、抗氧化、抗衰老作用。

乌　　梅

【来源】　为蔷薇科植物梅的近成熟果实。

【性味归经】 酸、涩,平。归肝、脾、肺、大肠经。

【功效】 敛肺止咳,涩肠止泻,安蛔止痛,生津止渴。

【主要应用】

1. 久泻,久痢。乌梅酸涩入大肠经,有良好的涩肠止泻痢作用,为治疗久泻、久痢之常用药。可与罂粟壳、诃子等同用,如固肠丸(见《证治准绳》)。

2. 肺虚久咳。乌梅味酸而涩,其性收敛,入肺经能敛肺气,止咳嗽。适用于肺虚久咳少痰或干咳无痰之证,可与罂粟壳、杏仁等同用。

3. 蛔厥腹痛,呕吐。蛔得酸则静,乌梅极酸,具有安蛔止痛,和胃止呕的功效,为安蛔之良药。适用于蛔虫所致腹痛、呕吐、四肢厥冷的蛔厥病证,常配伍细辛、川椒、黄连、附子等同用,如乌梅丸(见《伤寒论》)。

4. 虚热消渴。乌梅至酸性平,善能生津液,止烦渴。治虚热消渴,可单用煎服,或与天花粉、麦冬、人参等同用,如玉泉散(见《沈氏尊生书》)。

【现代研究】

1. 化学成分:本品主含柠檬酸、苹果酸、琥珀酸、酒石酸、碳水化合物、谷甾醇、蜡样物质及齐墩果酸样物质。

2. 药理作用:乌梅水煎剂在体外对多种致病性细菌及皮肤真菌有抑制作用;能抑制离体兔肠管的运动;有轻度收缩胆囊作用能促进胆汁分泌;在体外对蛔虫的活动有抑制作用;对豚鼠的蛋白质过敏性休克及组胺性休克有对抗作用,但对组胺性哮喘无对抗作用;能增强机体免疫功能。

罂 粟 壳

【来源】 为罂粟科植物罂粟成熟蒴果的干燥外壳,原产于外国,我国部分地区的药物种植场可少量栽培药用。

【性味归经】 酸、涩,平。有毒。归肺、大肠、肾经。

【功效】 涩肠止泻,敛肺止咳,止痛。

【主要应用】

1. 久泻,久痢。罂粟壳味酸涩,性平和,能固肠道,涩滑脱,《本草纲目》曰其"为涩肠止泻之圣药",适用于久泻、久痢而无邪滞者。治脾虚中寒久痢不止者,常与肉豆蔻等同用,如真人养脏汤(见《和剂局方》)。

2. 肺虚久咳。罂粟壳酸收,主入肺经,具有较强的敛肺气止咳逆作用,适用于肺虚久咳不止之证。可单用蜜炙研末冲服,或配伍乌梅肉。

3. 胃痛,腹痛,筋骨疼痛。本品有良好的止痛作用,单用有效或配入复方使用。

【备注】 水煎服,3～6 g。止咳蜜炙用,止血、止痛醋炒用。本品过量或持续服用易成瘾。咳嗽或泻痢初起邪实者忌用。

【现代研究】

1. 化学成分:本品含多种生物碱,如吗啡、可待因、那可汀、那碎因、罂粟碱、罂粟壳碱等,另含有多糖、内消旋肌醇、赤癣醇等。

2. 药理作用:其所含的吗啡、可待因等有显著的镇痛、镇咳作用,能使胃肠道及其括约肌的张力提高,消化液分泌减少,便意迟钝而起止泻作用。

肉 豆 蔻

【来源】 为肉豆蔻科植物肉豆蔻的干燥成熟种仁。

【性味归经】 辛,温。归脾、胃、大肠经。

【功效】 涩肠止泻,温中行气。

【主要应用】

1. 虚泻,冷痢。肉豆蔻辛温而涩,入中焦,能暖脾胃,固大肠,止泻痢,为治疗虚寒性泻痢之要药。治脾胃虚寒之久泻、久痢者,常与肉桂、干姜、党参、白术、诃子等药同用;若配补骨脂、五味子、吴茱萸,可治脾肾阳虚,五更泄泻者,如四神丸(见《证治准绳》)。

2. 胃寒胀痛,食少呕吐。肉豆蔻辛香温燥,能温中理脾、行气止痛。治胃寒气滞、脘腹胀痛、食少呕吐等证,常与木香、干姜、半夏等药同用。

【备注】 《本草经疏》:"肉豆蔻辛味能散能消,温气能和中通畅,其气芬芳,香气先入脾,脾主消化,温和而辛香,故开胃,胃喜暖故也。"

诃 子

【来源】 为使君子科植物诃子的干燥成熟果实。

【性味归经】 苦、酸、涩,平。归肺、大肠经。

【功效】 涩肠止泻,敛肺止咳,利咽开音。

【主要应用】

1. 久泻,久痢。诃子酸涩性收,入于大肠,善能涩肠止泻,为治疗久泻、久痢之常用药物。可单用,如诃黎勒散(见《金匮要略》);若久泻、久痢属虚寒者,常与干姜、罂粟壳、陈皮配伍,如诃子皮饮(见《兰室秘藏》)。

2. 久咳,失音。诃子酸涩而苦,其既收又降,既能敛肺下气止咳,又能清肺利咽开音,为治失音之要药。治肺虚久咳、失音者,可与人参、五味子等同用;治痰热郁肺,久咳失音者,常与桔梗、甘草同用,如诃子汤(见《宣明论方》)。

【备注】 水煎服,3~10 g。涩肠止泻宜煨用,敛肺清热利咽开音宜生用。凡外有表邪、内有湿热积滞者忌用。

石 榴 皮

【来源】 为石榴科植物石榴的干燥果皮。

【性味归经】 酸、涩,温。归大肠经。

【功效】 涩肠止泻,杀虫,收敛止血。

【主要应用】

1. 久泻,久痢。石榴皮酸涩收敛,入大肠经,能涩肠道,止泻痢,为治疗久泻久痢之常用药物。可单用煎服;或研末冲服;亦可配肉豆蔻、诃子等药同用。

2. 虫积腹痛。石榴皮有杀虫作用,治疗蛔虫、蛲虫、绦虫等虫积腹痛,常与槟榔、使君子等同用,如石榴皮散(见《太平圣惠方》)。

3. 崩漏,便血。石榴皮能收敛止血,治崩漏及妊娠下血不止者,常与当归、阿胶、艾叶炭等同用,如石榴皮汤。治便血,可单用煎服;或配伍地榆、槐花等药同用。

17.3 固精缩尿止带药

固精缩尿止带药适用于遗精、尿频、带下等病症,以山茱萸、莲子、芡实为代表药。

山　茱　萸

【来源】　为山茱萸科植物山茱萸的干燥成熟果肉。

【性味归经】　酸、涩,微温。归肝、肾经。

【功效】　补益肝肾,收敛固涩。

【主要应用】

1. 肾虚证。山茱萸酸微温质润,其性温而不燥,补而不峻,补益肝肾,既能益精,又可助阳,为平补阴阳之要药。治肝肾阴虚、头晕目眩、腰酸耳鸣、遗精滑精者,常与熟地,山药等配伍,如六味地黄丸(见《小儿药证直诀》);治命门火衰,腰膝冷痛,小便不利者,常与肉桂、附子等同用,如肾气丸(见《金匮要略》);治肾虚膀胱失约之遗尿、尿频者。常与覆盆子、金樱子、沙苑子、桑螵蛸等药同用。

2. 崩漏,月经过多。山茱萸入于下焦,能补肝肾、固冲任以止血。治妇女肝肾亏损,冲任不固之崩漏及月经过多者,常与熟地黄、白芍、当归等同用,如加味四物汤(见《傅青主女科》);若脾气虚弱,冲任不固而漏下不止者,常与龙骨、黄芪、白术、五味子等同用,如固冲汤(见《医学衷中参西录》)。

3. 大汗不止,体虚欲脱。山茱萸酸涩性温,能收敛止汗,固涩滑脱,为防止元气虚脱之要药。治大汗欲脱或久病虚脱者,常与人参、附子、龙骨等同用,如来复汤(见《医学衷中参西录》)。

【备注】　水煎服,5～10 g,急救固脱 20～30 g。素有湿热而致小便淋涩者,不宜应用。

【现代研究】

1. 化学成分:本品含山茱萸苷、乌索酸、莫罗忍冬苷、7-O-甲基莫罗忍冬苷、獐牙菜苷、番木鳖苷。此外,还有没食子酸、苹果酸、酒石酸、原维生素 A 及皂苷、鞣质等。

2. 药理作用:山茱萸煎剂在体外对痢疾杆菌、金黄色葡萄球菌及堇毛癣菌,流感病毒等有不同程度抑制作用。山茱萸注射液能强心、升压,并能抑制血小板聚集,抗血栓形成。对于因化学疗法及放射疗法引起的白细胞下降,有使其升高的作用。山茱萸醇提取物对糖尿病大鼠有明显降血糖作用。山茱萸流浸膏对麻醉犬有利尿作用。山茱萸能增强非特异性免疫功能,抑制腹水癌细胞,抗实验性肝损害、抗氧化作用。有较弱的兴奋副交感神经作用,所含鞣质有收敛作用。

莲　　子

【来源】　为睡莲科植物莲的干燥成熟种子。

【性味归经】　甘、涩,平。归脾、肾、心经。

【功效】　固精止带,补脾止泻,益肾养心。

【主要应用】

1. 遗精,滑精。莲子味甘而涩,入肾经而能益肾固精。治肾虚精关不固之遗精、滑精,常与芡实、龙骨等同用,如金锁固精丸(见《医方集解》)。

2. 带下。莲子既补脾益肾,又固涩止带,其补涩兼施,为治疗脾虚、肾虚带下之常用要。治脾虚带下者,常与茯苓、白术等药同用;治脾肾两虚,带下清稀,腰膝酸软者,可与山茱萸、山药、芡实等药同用。

3. 脾虚泄泻。莲子甘可补脾,涩能止泻,可补益脾气,又能涩肠止泻。治脾虚久泻,食欲不振者,常与党参、茯苓、白术等同用,如参苓白术散(见《和剂局方》)。

4. 心悸,失眠。莲子甘平,入于心肾,能养心血,益肾气,交通心肾而有安神之功。治心肾不交之虚烦、心悸、失眠者,常与酸枣仁、茯神、远志等药同用。

【备注】

1. 莲子心:莲子中的青嫩胚芽。味苦,性寒,清心安神,交通心肾,涩精止血。主治热入心包,神昏谵语;心肾不交,失眠遗精;血热吐血。

2. 荷叶:为莲的叶片。味苦、涩,性平,清暑利湿,升阳止血。主治暑热病症、脾虚泄泻和多种出血证。

芡 实

【来源】 为睡莲科植物芡的干燥成熟种仁。

【性味归经】 甘、涩,平。归脾、肾经。

【功效】 益肾固精,健脾止泻,除湿止带。

【主要应用】

1. 遗精,滑精。芡实甘涩收敛,善能益肾固精。治肾虚不固之腰膝酸软,遗精滑精者,常与金樱子相须而用,如水陆二仙丹(见《仁存堂经验方》);亦可与莲子、莲须、牡蛎等配伍,如金锁固精丸(见《医方集解》)。

2. 脾虚久泻。芡实既能健脾除湿,又能收敛止泻。可用治脾虚湿盛,久泻不愈者,常与白术、茯苓、扁豆等药同用。本品可单用,或与苡仁、山药同用,煮粥以调理脾胃,为常用的食疗方。

3. 带下。本品能益肾健脾、收敛固涩、除湿止带,为治疗带下证之佳品。治脾肾两虚之带下清稀,常与党参、白术、山药等药同用。若治湿热带下,则配伍清热利湿之黄柏、车前子等同用,如易黄汤(见《傅青主女科》)。

【备注】 芡实与莲子,两者同科属,均为甘涩平,主归脾、肾经。均能益肾固精、补脾止泻、止带,其补中兼涩,主治肾虚遗精、遗尿;脾虚食少、泄泻;脾肾两虚之带下等。但芡实益脾肾固涩之中,又能除湿止带,故为虚、实带下证之常用药。

拓展阅读

杨莹菲.乌梅化学成分、临床应用及现代药理研究进展.中国药师,2012,15(3):425-427.

复习题

填空题

(1) ( )甘平性涩,入肺经,为敛肺固表止汗之要药。

(2) ( )味酸收敛,甘温而润,能上敛肺气,下滋肾阴,为治疗久咳虚喘之要药。

（3）（　　　　　　　　　）药性极酸，具有安蛔止痛、和胃止呕的功效，为安蛔之良药。

（4）（　　　　　　　　　）辛温而涩，入中焦，能暖脾胃、固大肠、止泻痢，为治疗虚寒性泻痢之要药。

（5）（　　　　　　　　　）酸涩而苦，其既收又降，既敛肺下气止咳，又清肺利咽开音，为治失音之要药。

（6）（　　　　　　　　　）药性温而不燥，补而不峻，补益肝肾，既能益精，又可助阳，为平补阴阳之要药。

第三部分 方 剂 学

第18章 解 表 剂

学习目标 掌握解表剂的含义、功效、分类、代表方、使用注意等。掌握麻黄汤、桂枝汤的组成、功效、方解;熟悉辛凉解表三方的组成、功效;了解麻黄汤、桂枝汤类方的衍化规律。

凡以解表药为主组成,具有发汗、解肌、透疹等作用,用以治疗表证的方剂,统称为解表剂。解表剂体现八法中的汗法。

解表剂主要用于六淫病邪侵袭肌表、肺卫所致的表证。根据其作用的不同,解表剂分为辛温解表、辛凉解表、扶正解表三类。辛温解表方,适用于外感风寒表证。以麻黄汤、桂枝汤为代表方,主要用于肺系疾病等。辛凉解表方,适用于风热表证。以桑菊饮、银翘散、麻杏石甘汤为代表方,主要用于流行性疾病:如流行性感冒、急性上呼吸道感染、肺炎等。扶正解表方以人参败毒散,再造散等为代表方,主要用于虚人感冒(本书对扶正解表方剂从略)。

解表剂多为辛散轻宣之品,入汤剂不宜久煎,以免有效成分(挥发油)挥发而降低药效。解表剂一般宜温服,应注意避风寒,或增加衣被,以助取汗,以遍身微汗为佳,不可发汗太过,也不可发汗不彻。若表邪未尽,而又出现里证者,一般应先解表,后治里;表里俱急者,当表里双解。如病邪已经入里,或麻疹以透,疮疡已溃,虚性水肿,吐泻伤津等,均不宜使用。服解表剂后,并注意禁生冷、油腻之品。

解表剂的药理作用与解表药药理作用基本相同,共同点有:调节体温、调节免疫、抗病毒、发汗、镇咳、祛痰、平喘、抗过敏。

麻 黄 汤

【方源】 《伤寒论》(东汉,张仲景著)。

【组成】 麻黄9g,桂枝6g,杏仁6g,炙甘草3g。

【功效】 发汗解表,宣肺平喘。

【主治】 外感风寒表实证。恶寒发热,头身疼痛,无汗而喘,舌苔薄白,脉浮紧。

【病机】 本证皆是由外感风寒、肺气不宣所致。肺主气,合皮毛,通腠理。外感风寒之邪束表,导致毛窍闭塞,卫阳被遏,不能达外,故而可见恶寒、发热、无汗、头身疼痛;又由于毛窍不透,故而肺气不能宣通,则上逆而为咳喘。治宜发汗解表,宣肺平喘。

【方解】 麻黄汤主要用于治外感风寒表实证。方中用麻黄发汗解卫气之闭郁为君药,用透营达表的桂枝为臣药,以助麻黄发汗之力,且可以调和营卫。杏仁降利肺气,与麻黄配伍,一升一降,以增强宣肺平喘之功。炙甘草益气补中,即可调和麻黄杏仁的宣降特性,又能缓和麻黄桂枝合用的峻烈之性,防止汗出太过而伤及正气。诸药合用,共奏发汗解表、宣肺平喘之功。

【方歌】 麻黄汤中用桂枝,杏仁甘草四般施;发热恶寒头项痛,喘而无汗服之宜。

【用法】 水煎服,温覆取微汗。

【应用】 用于肺系疾病:感冒、流行性感冒、急性气管炎、肺炎、支气管哮喘等属于外感风寒表实证者。

麻黄汤类方

1. 三拗汤

出自《太平惠民和剂局方》,由麻黄汤去桂枝组成。突出麻黄、杏仁平喘作用,主治肺中风寒之咳喘轻证。

2. 华盖散

出自《太平惠民和剂局方》,由麻黄汤去桂枝、加理肺化痰药组成,增强麻杏平喘化痰之力。主治素体痰多,肺中风寒之咳喘证。

3. 麻杏石甘汤

出自《伤寒论》,由麻黄汤去桂枝、加清泄肺热的石膏组成,石膏用量 2 倍于麻黄,去性存用。主治外感风邪,肺热咳喘证。

4. 麻黄加术汤

出自《伤寒论》,由麻黄汤原方加白术/苍术组成,白术或苍术助祛湿,主治风寒湿痹、身体烦疼、无汗等,即风寒表实证挟湿。

桂 枝 汤

【方源】 《伤寒论》(东汉,张仲景著)。

【组成】 桂枝 9 g,芍药 9 g,甘草 6 g,生姜 9 g,大枣 3 枚。

【功效】 解肌发表,调和营卫。

【主治】 外感风寒表虚证。汗出恶风,头痛发热,鼻鸣干呕,苔白不渴,脉浮缓或浮弱者。

【病机】 本证是由风寒束表,营卫不和所致,即卫强营弱。外感风邪,风性疏泄,卫气失去其固护之性,不能固护营阴,致使营阴不能内守而外泄,故有头痛发热,汗出恶风,脉浮缓。风寒在表,应以辛温发散之品以解表,但本证属于表虚,腠理不固,故治以解肌发表,调和营卫,即祛邪调正兼顾治之。

【方解】 方中桂枝发汗解肌,温经通络,助阳化气为君药,助卫阳,通经络,解肌发表而祛在表之邪。用芍药养血调经,平肝止痛,敛阴止汗为臣药,因芍药有宜阴敛营,敛固外泄之营阴的作用。桂芍等量合用,一治卫强,一治营弱,使表邪得解,营卫调和。生姜辛温,发汗解表,温中止呕,既助桂枝辛散表邪,又可以和胃止呕。姜枣相配,是为补脾和胃、调和营卫的常用药对,炙甘草益气补中,缓急止痛,调和药性。合桂枝辛甘化阳以实卫,合芍药酸甘化阴以和营。诸药合用,共成解肌发表、调和营卫之剂。

【方歌】 桂枝汤治太阳风,芍药甘草姜枣同;解肌发表调营卫,表虚自汗可应用。

【用法】 水煎服,服后啜热稀粥,温覆取微汗。

【应用】 用于心肺系统疾病、皮肤病,如流行性感冒、病毒性心肌炎、皮肤瘙痒、半身汗出、成人遗尿等属于外感风寒表虚证者。

【备注】

1. 本证属外感风寒表虚见汗出,是由于风寒外袭,卫阳不固,营阴失守,津液外泄所致。外邪不去,营卫不和,则汗出不能止。桂枝汤用桂枝轻微解肌发汗以使邪从表而出,用白芍敛阴固营,使营阴不得继续外泄。"病汗"和"药汗"是有区别的,"病汗常带凉意,药汗则带热意,病汗虽久,不足以去病,药汗瞬时,而功乃大著,此其分也。"

2. 类方鉴别:麻黄汤以麻黄、桂枝配伍,发汗重剂,治疗外感风寒表实证,以无汗而喘为主症。桂枝汤以桂枝、白芍配伍,发汗轻剂,治疗外感风寒表虚证,以有汗恶风为主症。

桂枝汤类方

1. 桂枝加厚朴杏子汤

出自《伤寒论》,由桂枝汤加厚朴、杏仁组成,加厚朴、杏仁以平喘,用于素有喘疾,外感风寒。

2. 桂枝加葛根汤

出自《伤寒论》,由桂枝汤加葛根组成,葛根为治疗项背强痛的要药,用于桂枝汤证伴见项背强痛者。

3. 桂枝加黄芪汤

出自《金匮要略》,由桂枝汤加黄芪汤组成,加黄芪固表止汗,用于卫气虚所致的上半身汗出。

桑 菊 饮

【方源】 《温病条辨》(清,吴鞠通著)。

【组成】 桑叶 7.5 g,菊花 3 g,杏仁 6 g,连翘 5 g,薄荷 2.5 g,桔梗 6 g,生甘草 2.5 g,芦根 6 g。

【功效】 疏风清热,宣肺止咳。

【主治】 风温初起。但咳,身热不甚,口微渴,脉浮数。

【病机】 风温袭肺,肺失清肃,故气逆而咳。受邪轻浅,故身热不甚,口微渴。因此,治当辛以散风,凉以清肺为法。治之宜疏风清热,宣肺止咳。

【方解】 方中桑叶用为君药,味甘苦性凉,疏散上焦风热,且善走肺络,能清宣肺热而止咳嗽。肺热重则用霜桑叶。菊花疏散风热,清利头目;杏仁、桔梗宣肺利气止咳,一升一降,三者共为臣药。连翘清热解毒,薄荷疏散风热,芦根清热生津而止渴,三者共为佐药。甘草调和诸药。诸药相合,用于治外感风热轻证。

【方歌】 桑菊饮中桔杏翘,芦根薄荷甘草绕;辛凉解表之轻剂,风温咳嗽服之消。

【用法】 水煎服。

【应用】 用于感冒、急性支气管炎、上呼吸道感染、肺炎、急性结膜炎等属于外感风热者。

银 翘 散

【方源】 《温病条辨》(清,吴鞠通著)。

【组成】 连翘 15 g,银花 15 g,苦桔梗 9 g,薄荷 9 g,竹叶 6 g,生甘草 6 g,荆芥穗 6 g,淡豆豉 6 g,牛蒡子 9 g,鲜苇根汤煎。

【功效】 辛凉透表,清热解毒。

【主治】 温病初起。发热无汗,或有汗不畅,微恶风寒,头痛口渴,咳嗽咽痛,舌尖红,苔薄白或微黄,脉浮数。

【病机】 本证为温病初起、邪郁肺卫所致。温邪自口鼻而入,上犯于肺,肺卫被郁,开合失司,则发热无汗,或有汗不畅,微恶风寒。肺气失于宣降,则咳嗽。风热伤于上焦,则咽痛。温邪伤津,则口渴。舌尖红,苔薄白或微黄,脉浮数为温病初起之征。治宜辛凉透表,清热解毒。

【方解】 重用连翘、银花为君药,既有辛凉解表,清热解毒的作用,又具有芳香避秽的功效。薄荷、牛蒡子可疏散风热,清利头目,且可解毒利咽;荆芥穗、淡豆豉助君药发散表邪,透热外出,此两者虽为辛温之品,但辛而不烈,温而不燥,可增辛散透表之力,为臣药。竹叶清热除烦清上焦之热,且可生津,芦根功在清热生津,桔梗可宣肺止咳,三者同为佐药。甘草调和诸药。诸药合用,治其热在肺卫。

【方歌】 银翘散主风温疴,竹荆牛蒡豉薄荷;甘桔芦根凉解法,发热咽痛服之瘥。

【用法】 为散剂,每服 9 g,鲜苇根煎汤;或加鲜苇根水煎服,方中多芳香轻宣之品,不宜久煎。

【应用】 用于感冒、流行性感冒、急性扁桃体炎、上呼吸道感染、肺炎、流行性脑膜炎、乙型脑炎、腮腺炎、风疹等属于外感风热者。

【备注】

1. 吴鞠通创制了清热解毒法治温病之法,该法为后世医家治温热、瘟疫、时疫所常用。

2. 类方鉴别:银翘散与桑菊饮均为辛凉解表方剂,组成中都有连翘、桔梗、甘草、薄荷、芦根五味中药,但银翘散用银花配伍荆芥、豆豉、牛蒡子、竹叶,清热之力强,为辛凉平剂;桑菊饮以桑叶、菊花配伍杏仁,宣肺止咳之力强,为辛凉轻剂。

麻杏石甘汤

【方源】 《伤寒论》(东汉,张仲景著)。

【组成】 麻黄 9 g,杏仁 9 g,甘草 6 g,石膏 18 g。

【功效】 辛凉宣肺,清热平喘。

【主治】 表邪未解,肺热咳喘证。身热不解,咳逆气急鼻煽,口渴,有汗或无汗,舌苔薄白或黄,脉浮数。

【病机】 诸证为表邪入里化热,壅遏肺气,肺失宣降所致。治宜辛凉宣肺,清热平喘。

【方解】 麻黄辛苦温,宣肺解表而平喘;石膏辛甘大寒,清泻肺胃之热以生津,两药相辅,共为君药。石膏用量加倍于麻黄制麻黄温热之性,使整方不失为辛凉之剂,麻黄得石膏则宣肺平喘而不助热,此乃去性存用之义。杏仁味苦,降利肺气而平喘,与麻黄宣降相宜。甘草调和诸药。四药合用,用于肺热咳喘证。

【方歌】 麻杏石甘仲景方,四药组合有专长,肺热壅盛气喘急,辛凉解表重剂尝。

【用法】 水煎服。麻杏石甘口服液为常用 OTC 中成药。

【应用】 用于感冒、急性支气管炎、上呼吸道感染、支气管肺炎、大叶性肺炎、支气管哮喘等属于表证未尽、热邪壅肺者。

【备注】 麻杏石甘汤为辛凉解表之重剂,银翘散辛凉解表之平剂,桑菊饮为辛凉解表之轻剂,三方并称为辛凉解表三方。

拓展阅读

[1]刘敏,吴承峰,顾成军.仲景解表剂选药配伍规律探析.辽宁中医药大学学报,2008,10(12):33-34.

[2]严兴海,蔡基鸿.麻黄在张仲景治哮喘诸方中的应用浅析.西部中医药,2012,25(3):9-11.

[3]贺倩,黄宝朋,陈威,等.银翘散煎剂与5种银翘解毒成药HPLC特征图谱的比较研究.中药新药与临床药理,2012,23(3):303-305.

复习题

1. 填空题

(1)( )用于外感风寒表实证。

(2)( )用于外感风寒表虚证。

(3)( )用于外感风热,发热、咽痛者。

(4)( )用于外感风热,但咳、身不甚热者。

(5)麻黄汤君药是( )。

(6)桂枝汤君药是( )。

(7)辛凉解表三方包括( )。

(8)麻杏石甘汤中麻黄与石膏的用量比例为( ),此配伍为去性存用之义。

2. 问答题

(1)比较麻黄汤与桂枝汤功效与主治的异同。

(2)比较银翘散与桑菊饮功效与主治的异同。

(3)试述银翘散中荆芥穗、淡豆豉的配伍意义。

(4)试述麻杏石甘汤中石膏用量2倍于麻黄的配伍意义。

第19章 清 热 剂

学习目标 掌握清热剂的含义、功效、分类、代表方、使用注意等。掌握白虎汤、清营汤、龙胆泻肝汤的组成、功效、方解。熟悉六一散、黄连解毒汤的组成与功效。了解左金丸、导赤散、清胃散、泻白散、犀角地黄汤、青蒿鳖甲汤、竹叶石膏汤的主治及白虎汤类方的衍化规律。

凡以清热药为主组成,具有清热、泻火、凉血、解毒等作用,用以治疗里热证的方剂,统称为清热剂。清热剂体现八法中的清法。

清热剂主要用于里热证。根据其作用的不同,清热剂分为清气分热、清营凉血、清热解毒、清脏腑热、清热祛暑、清虚热等六类。清气分热方剂,适用于热在气分,高热烦渴,以白虎汤为代表方。清营凉血方剂,适用于热在营血,斑疹吐衄,以清营汤、犀角地黄汤为代表方。清热解毒方剂,适用于热在三焦之瘟疫、温毒、火毒等症状,以黄连解毒汤为代表方。清脏腑热方剂,适用于脏腑诸热,以龙胆泻肝汤为代表方。清暑热方剂,适用于暑湿证,小便不利,以六一散为代表方。清虚热方剂,适用于虚热证,夜热早凉,以青蒿鳖甲汤为代表方。其治疗范围以现代医学的肺系疾病、脾胃疾病、心脑血管疾病等为主。

清热剂,一般在表证已解,热已入里,且里热虽盛,但尚未结实的情况下使用。若邪热在表,应当解表;里热已成腑实,则宜攻下;表邪未解,热已入里,又宜表里双解。邪在半表半里,当和解。

使用清热剂,注意寒凉药久服易败胃或内伤中阳,必要时应配伍健脾和胃之品,以使祛病而不伤阳碍胃。热病易伤津液,清热燥湿药,又性多燥,也易伤津液,对阴虚的患者,要注意辅以养阴药,祛邪不忘扶正。服用清热剂宜食清淡食物和清凉饮料,忌食辛辣油腻黏腻之品。

清热剂共同药理作用:降低体温、抗病原体抗炎、抗过敏、抗氧化、免疫调节等。

白 虎 汤

【方源】 《伤寒论》(东汉,张仲景著)。

【组成】 石膏 50 g,知母 18 g,甘草 6 g,粳米 9 g。

【功效】 清热除烦,生津止渴。

【主治】 阳明气分热盛证。壮热面赤,烦渴引饮,汗出恶热,脉洪大有力。

【病机】 本方主治阳明气分热盛证。凡伤寒化热内传阳明之经,温病邪传气分,皆能出现本证。里热炽盛,故壮热不恶寒;热灼津伤,故见烦渴引饮;热蒸外越,故汗出;脉洪大有力,为热盛于经所致。因其病变为里热实证,邪已离表,故不可发汗;里热炽盛,尚未致脏腑实便秘,故不宜攻下;热盛伤津,不能苦寒直折,以免伤津化燥,愈伤其阴。治宜清热生津为法。

【方解】 方中石膏甘寒为君药,能清热以治阳明气分内盛之热,并能止渴除烦。知母为臣,苦而性寒质润,寒助石膏清热,润助石膏生津。两者相须为用,加强清热生津之功。石膏、知母为常用的治疗阳明经热证的对药。佐以粳米、炙甘草和中益胃,并可制约君臣药之大寒伤中之弊。炙甘草又可调和诸药。四药合用,乃清气分热的代表方。

【方歌】 白虎膏知甘草粳,气分大热此方清;白虎加参兼益气,热渴汗出兼气虚。

【用法】 水煎服。

【应用】 用于各种传染性疾病,如大叶性肺炎、流行性乙型脑炎、流行性出血热及糖尿病等属于阳明气分热盛者,亦可用于治无名高热。

白虎汤类方

1. 白虎加人参汤

出自《伤寒论》,白虎汤,加人参以益气生津,功效:清热、益气、生津,主治:汗吐下后,里热炽盛,而见白虎汤四大症者;白虎汤证见有背微恶寒,或饮不解渴,或脉浮大而芤,以及暑热病见有身大热属气津两伤者。

2. 白虎加桂枝汤

出自《金匮要略》,白虎汤,加桂枝以通络,功效:清热、通络、和营卫,主治:温疟。症见:其脉如平,身无寒但热,骨节疼烦,时呕,以及风湿热痹,症见壮热,气粗烦躁,关节肿痛,口渴苔白,脉弦数。

3. 白虎加苍术汤

出自《类证活人书》,白虎汤,加苍术以祛湿,功效:清热祛湿,主治:湿温病。症见:身热胸痞,汗多,舌红苔白腻等,以及风湿热痹,见身大热,关节肿痛等。

4. 竹叶石膏汤

出自《伤寒论》,白虎汤,去知母,加人参、竹叶、麦冬、半夏,清热力减,增其和胃扶正之效,功效:清热生津,益气和胃,主治:伤寒、温病、暑病余热未清,气津两伤证。症见:身热多汗,心胸烦闷,气逆欲呕,口干喜饮,或虚烦不寐,舌红少苔,脉细数。

5. 化斑汤

出自《温病条辨》,白虎汤,加玄参、犀角(水牛角代替),兼入血分,功效:清气凉血,主治:气血均热,发热,发斑。

清 营 汤

【方源】 《温病条辨》(清,吴鞠通著)。

【组成】 水牛角 30 g,生地 15 g,玄参 9 g,竹叶心 3 g,麦冬 9 g,丹参 6 g,黄连 5 g,金银花 9 g,连翘 6 g。

【功效】 清营解毒,透热养阴。

【主治】 热入营分证。身热夜甚,神烦少寐,时有谵语,目常喜开或喜闭,口渴或不渴,斑疹隐隐,舌绛而干,脉数。

【病机】 本证由邪热内传营分,耗伤营阴所致。邪热传营,伏于阴分,故身热夜甚;热扰心营,故神烦少寐,时有谵语;热伤血络,血不循经,溢出脉外,则斑疹隐隐;邪热初传营分,气分热邪未尽,灼伤肺胃阴津,则口渴、舌绛而干,脉数。治宜清营解毒,透热养阴。

【方解】 方中以水牛角清热凉血,寒而不遏,且能散瘀,为君药。生地专于凉血滋阴,麦冬清热养阴生津,玄参长于滋阴降火解毒,三药共助君药清营凉血解毒,为臣药。金银花、连翘清热解毒,清宣透邪,使营分之邪透出气分而解,"入营犹可透热转气"。竹叶用心,专清心热;黄连苦寒,清心泻火;丹参清心,而又能凉血活血,助君、臣药清热凉血,并防热与血结。共为佐药。诸药合用,乃清营分热的代表方。

【方歌】 清营汤治热传营,脉数舌绛是主症;犀地丹玄麦凉血,银翘连竹气亦清。

【用法】 水煎服。

【应用】 用于乙型脑炎、流行性脑脊髓膜炎、败血症、肠伤寒或其他热性病证属于热入营分者。

犀 角 地 黄 汤

【方源】 《小品方》录自《外台秘要》(唐,王焘著)。

【组成】 水牛角 30 g,生地黄 30 g,芍药 12 g,牡丹皮 9 g。

【功效】 清热解毒,凉血散瘀。

【主治】

1. 温热病,热入血分证。身热谵语,吐衄发斑,斑色紫黑,舌绛起刺,脉数,或喜忘如狂,但欲漱水不欲咽,大便色黑而易解。

2. 热伤血络证。吐血、衄血、便血、尿血等,舌红绛,脉数。

【病机】 热入血分,热扰心神,则身热谵语。热迫血妄行,则吐衄发斑等。治宜清热解毒,凉血散瘀。

【方解】 本方为治疗热在血分的主方。方中以水牛角清心火而解毒,心火得清,则诸经之火自平,为君药;生地黄凉血而滋阴液,协助水牛角以解血分热毒,为臣药;芍药和营泄热,丹皮凉血散瘀,协助水牛角、生地黄解毒化斑之效,为佐使药。四药合用,共奏清热解毒、凉血散瘀之功。

【方歌】 犀角地黄芍药丹,血升胃热火邪干;斑黄阳毒皆可治,热入营血服之安。

【用法】 水煎服,水牛角镑片先煎,余药后下。

【应用】 用于各种热性传染病伴有出血者,如出血热、乙型脑炎、斑疹伤寒、败血症、肝昏迷、DIC、尿毒症、紫癜等属于热入血分者。

【备注】

1. 若阳虚出血及脾胃虚弱者,不宜使用本方。

2. 类方鉴别:犀角地黄汤与清营汤组成中都有水牛角、生地,清营汤配伍金银花、连翘等透热转气,用于热入营分之斑疹隐隐等;犀角地黄汤配伍凉血散血的芍药、牡丹皮等,用于热入营分之吐衄发斑等。

黄 连 解 毒 汤

【方源】 崔氏方,录自《外台秘要》(唐,王焘著)。

【组成】 黄连 9 g,黄芩、黄柏各 6 g,栀子 9 g。

【功效】 泻火解毒。

【主治】 三焦火毒热盛证。大热烦躁,口燥咽干,错语不眠;或热病吐血,衄血;或热甚发斑,身热下利,湿热黄疸;外科痈疡疔毒,小便黄赤,舌红苔黄,脉数有力。

【病机】 火热炽盛,上扰神明,则大热烦躁,舌红苔黄,脉数有力;热盛伤津,则口燥咽干。

【方解】 方中以大苦大寒之黄连清泻心火为君,因心主神明,火主于心,泻火必先泻心,心火宁则诸经之火自降,兼泻中焦之火。臣以黄芩清上焦之火,佐以黄柏泻下焦之火,以栀子通泻三焦,导热下行,是火热从下(小便)而去。四药合用,共成苦寒直折法的代表方,令火邪去而热毒解,诸证可愈。

【方歌】 黄连解毒汤四味,黄芩黄柏栀子备;躁狂大热呕不眠,吐衄斑黄均可为。

【用法】 水煎服。

【应用】 本方常用于败血症、脓毒血症、痢疾、肺炎、泌尿系感染、流行性脑脊髓膜炎、乙型脑炎及感染性炎症等属热毒为患者。

【备注】 本方为大苦大寒之剂,久服或过量易伤脾胃,非火盛者不宜使用。

龙 胆 泻 肝 汤

【方源】 《医方集解》(清,汪昂著)。

【组成】 龙胆草 6 g,黄芩 9 g,栀子 9 g,柴胡 6 g,泽泻 12 g,木通 6 g,当归 3 g,生地 9 g,生甘草 6 g,车前子 9 g。

【功效】 清肝胆实火,利下焦湿热。

【主治】

1. 肝胆实火上炎证。症见头痛,目赤胁痛,口苦,耳聋,耳肿等,舌红苔黄,脉弦数有力。

2. 肝胆湿热下注证。症见阴肿,阴痒,阴汗,小便淋浊,或妇女带下黄臭等,舌红苔黄腻,脉弦数有力。

【病机】 本证由于肝胆经实火上炎,或湿热循经下注所致。诸证,皆因肝经循行部位为火热或湿热所扰。治之宜清肝胆实火,利下焦湿热。

【方解】 方中以龙胆草大苦大寒,能上清肝胆实火,下利肝胆湿热,为君。黄芩、栀子苦寒,归肝胆三焦经,泻火解毒,燥湿清热,为臣。湿热壅滞下焦,故用渗湿泻热的车前子、木通、泽泻导湿热下行,从水道而去,使邪有出路,则湿热无留,为佐。肝为藏血之脏,肝经实火,易伤阴血,所用药物为苦燥渗利伤阴之品,故用生地养阴,当归补血,使祛邪而不伤正;肝体阴而用阳,性喜疏泄条达而恶抑郁,火邪内郁,肝气不舒,用诸多苦寒降泄之品,也可能使肝胆之气被抑,故又用柴胡疏畅肝胆,并能引诸药归于肝胆经,为佐。甘草为使,缓苦寒之品防其伤胃,并调和诸药。诸药合用,共成清肝胆实火、利下焦湿热之剂。

【方歌】 龙胆泻肝栀芩柴,生地车前泽泻偕;木通甘草当归合,肝经湿热力能排。

【用法】 作水剂煎服,根据病情轻重决定用药剂量。也可制成丸剂,每服 6~9 g,一日两次,温开水送下。龙胆泻肝丸为常用 OTC 中成药。

【应用】 用于头面疾病(顽固性偏头痛、头部湿疹、高血压、急性结膜炎、虹膜睫状体炎、外耳道疖肿、鼻炎等)、肝胆疾病(急性黄疸性肝炎、急性胆囊炎等),以及泌尿生殖系统炎症(急性肾盂肾炎、急性膀胱炎、尿道炎、外阴炎、睾丸炎、腹股沟淋巴腺炎、急性盆腔炎)、带状疱疹等属肝经实火、湿热者。

【备注】 2010 年药典龙胆泻肝丸的组成中,以苦参代替木通,防木通肾毒性。本方药物多为苦寒之性,内服易伤脾胃,注意中病即止,避免多服、久服。故对脾胃虚寒和阴虚阳亢之证,不宜使用。

左 金 丸

【方源】 《丹溪心法》(金元,朱丹溪著)。

【组成】 黄连 180 g,吴茱萸 30 g。

【功效】 清泻肝火,降逆止呕。

【主治】 肝火犯胃证。胁肋疼痛,嘈杂吞酸,呕吐口苦,舌红苔黄,脉弦数。

【病机】 本方证由肝郁化火,横逆犯胃,肝胃不和所致。肝之经脉布于胁肋,肝经自病则胁肋胀痛;犯胃则胃失和降,故嘈杂吞酸、呕吐口苦;舌红苔黄,脉象弦数乃肝经火郁之候。火热当清,气逆当降,故治宜清泻肝火为主,辅以降逆止呕。

【方解】 方中重用黄连为君,清泻肝火,使肝火得清,自不横逆犯胃;黄连亦善清泻胃热,胃火降则其气自和。少佐辛热之吴茱萸,疏肝解郁,以使肝气条达,郁结得开;并制约黄连之寒,使泻火而无凉遏之弊;吴茱萸下气助黄连和胃降逆;为佐使之用。两药合用,共成清泻肝火、降逆止呕之效。

【方歌】 左金连萸六一丸,胁痛吞酸悉能医。再加芍药名戊己,专治泻痢痛在脐。

【用法】 为末,水泛为丸,每服 2～3 g,温开水送服。亦可作汤剂,用量参考原方比例酌定。

【应用】 常用于胃炎、食道炎、胃溃疡等属肝火犯胃者。

【备注】 类方鉴别:左金丸与龙胆泻肝汤都能用于肝经实火之胁肋疼痛、口苦等症状,左金丸泻火作用弱于龙胆泻肝汤,但能降逆止呕,用于肝火犯胃之呕吐吞酸,无清利湿热之功。龙胆泻肝汤泻火作用强,用于肝胆实火上炎目赤、耳聋、耳肿,或肝胆湿热下注之阴肿、阴痒、阴汗、小便淋浊、带下黄臭等,有清利湿热之功,而无降逆止呕之效。

导 赤 散

【方源】 《小儿药证直诀》(明,钱乙著)。

【组成】 生地黄 15 g,木通 9 g,甘草梢、竹叶各 6 g。

【功效】 清心养阴,利水导热。

【主治】 心经火热证。心胸烦热,口渴面赤,意欲饮冷,以及口舌生疮;或心热移于小肠,小便赤涩刺痛,舌尖红,脉数。

【病机】 心火循经上炎,则见心胸烦热,面赤,口舌生疮;火热伤津,口渴,意欲饮冷。心与小肠相表里,心热下移于小肠,小肠泌别失职,则小便赤涩刺痛。

【方解】 方中生地黄清热凉血养阴,为君药;木通、竹叶清心降火而利水,能引热下行,从小便而出,为臣药;甘草梢清热泻火,又能调和诸药,为佐使药,诸药合用而有清心养阴,利水导热之效,泻火而不伤胃,利水而不伤阴。

【方歌】 导赤生地与木通,草梢竹叶四般功。口糜淋痛小肠火,引热同归小便中。

【用法】 水煎服。

【应用】 用于急性泌尿系感染、口腔炎或糜烂、溃疡等属心经热盛者。

清 胃 散

【方源】　《兰室秘藏》(金元,李东垣著)。

【组成】　生地黄、当归身、黄连各 6 g,牡丹皮、升麻各 9 g。

【功效】　清胃凉血。

【主治】　胃火牙痛。牙痛牵引头疼,面颊发热,其齿喜冷恶热;或牙宣出血;或牙龈红肿溃烂;或唇舌颊腮肿痛,口气热臭,口干舌燥,舌红苔黄,脉滑数。

【病机】　本证为胃有积热,热循足阳明经脉上攻所致。牙痛牵引头疼,面颊发热,唇舌颊腮肿痛,牙龈腐烂等,皆是火热攻窜为害。胃为多气多血之腑,胃热每致血分亦热,故易患牙宣出血等症状。

【方解】　方用苦寒之黄连为君,直泻胃府之火。升麻为臣,清热解毒,升而能散,可宣达郁遏之伏火,有"火郁发之"之意,与黄连配伍,则泻火而无凉遏之弊,升麻得黄连,则散火而无升焰之虞。胃热则阴血亦必受损,故以生地凉血滋阴;丹皮凉血清热,皆为臣药。当归养血和血,为佐药。升麻兼以引经为使。诸药合用,共奏清胃凉血之效。《医方集解》载本方有石膏,其清胃之力更强。

【方歌】　清胃散用升麻连,当归生地牡丹全,或加石膏平胃热,口疮吐衄与牙宣。

【用法】　水煎服。

【应用】　常用于牙痛、口腔炎、牙周炎、三叉神经痛等属胃火上攻者。

【备注】　牙痛属风寒及肾虚火炎者不宜。

泻 白 散

【方源】　《小儿药证直诀》(明,钱乙著)。

【组成】　地骨皮、桑白皮各 30 g,炙甘草 3 g,粳米少许。

【功效】　泻肺清热,止咳平喘。

【主治】　肺热喘咳证。气喘咳嗽,皮肤蒸热,日晡尤甚,舌红苔黄,脉细数。

【病机】　本方主治肺有伏火郁热之咳喘证。肺主气,宜清肃下降,火热郁结于肺,则气逆不降而为喘咳;肺合皮毛,肺热则外蒸于皮毛,故皮肤蒸热,午后为甚;舌红苔黄,脉象细数是热邪伤阴分之候。治宜清泻肺热,止咳平喘。

【方解】　方中桑白皮甘寒性降,专入肺经,清泻肺热,平喘止咳,故以为君。地骨皮甘寒入肺,可助君药清降肺中伏火,为臣药。炙甘草、粳米养胃和中,培土生金以扶肺气,共为佐使。四药合用,共奏泻肺清热,止咳平喘之功。

【方歌】　泻白甘草地骨皮,桑皮再加粳米宜;泻肺清热平咳喘,又可和中与健脾。

【用法】　水煎服。

【应用】　常用于小儿麻疹初期、肺炎或支气管炎等属肺中伏火郁热者。

【备注】　本方又名泻肺散,药性平和,尤宜于正气未伤,伏火不甚者。风寒咳嗽或肺虚喘咳者不宜使用。

六 一 散

【方源】　《黄帝素问宣明方论》(金元,刘完素著)。

【组成】 滑石 18 g,甘草 3 g。

【功效】 清暑利湿。

【主治】 暑湿证。身热烦渴,小便不利,或泄泻。

【病机】 本方证乃暑热挟湿所致。暑为阳热之邪,其性升散,易耗气伤津。暑热伤人,故身热;暑气通于心,热扰于心,故心烦;暑伤津液,故见口渴。湿性黏滞,易阻遏气机。暑热挟湿,胶结不解,阻遏三焦,三焦气化不利,升降失司,伤及胃肠,则见呕吐、泄泻;影响膀胱,气化不利,故见小便不利或小便赤涩淋痛;或为砂淋;湿热之邪郁蒸肌肤,或可见湿疹、湿疮、汗疹等。治宜清暑利湿。

【方解】 方中用滑石质重而滑,淡能渗湿,寒能清热,滑能利窍,既能清心解暑热,又能渗湿利小便。臣以生甘草益气和中泻火,防滑石伤胃,助滑石泻火,此乃治暑湿之基础方。

【方歌】 六一散用滑石草,清暑利湿有功效,益元碧玉与鸡苏,砂黛薄荷加之好。

【用法】 水煎服。

【应用】 用于膀胱炎、尿道炎、泌尿系结石等属于湿热者。

六一散类方

1. 益元散

出自《伤寒直格》,六一散加朱砂,增其安神之效,功效:清心解暑,兼能安神,主治:暑湿证兼心悸怔,失眠多梦者。

2. 碧玉散

出自《伤寒直格》,六一散加青黛,以清肝泻火,因青黛色似碧玉而得名,功效:清解暑热,主治:暑湿证兼有肝胆郁热者。

3. 鸡苏散

出自《伤寒直格》,六一散加薄荷,以疏风解表,薄荷别名鸡苏,功效:疏风解暑,主治:暑湿证兼微恶风寒,头痛头胀,咳嗽不爽者。

青 蒿 鳖 甲 汤

【方源】 《温病条辨》(清,吴鞠通著)。

【组成】 青蒿 6 g,鳖甲 15 g,生地 12 g,知母 6 g,丹皮 9 g。

【功效】 养阴透热。

【主治】 温病后期,邪伏阴分证。夜热早凉,热退无汗,舌红苔少,脉细数。

【病机】 邪伏阴分,未能尽解则夜热早凉;津、阴不足,汗源难及肌表则热退无汗、舌红苔少、脉细数。

【方解】 方中用鳖甲入至阴之分,滋阴退热,入络搜邪;青蒿芳香,清热透络,引邪外出,两味相合,"有先入后出之妙,青蒿不能直入阴分,有鳖甲领之入也;鳖甲不能独出阳分,有青蒿领之出也。"共为君药。生地甘凉,滋阴凉血;知母苦寒,滋阴降火,为臣。佐以丹皮辛苦性凉,泻阴中之伏火,使火退而阴生。

【方歌】 青蒿鳖甲知地丹,热自阴来仔细辨,夜热早凉无汗出,养阴透热服之安。

【用法】 水煎服。

【应用】 用于慢性肾盂肾炎、结核性疾病的发热,以及不明原因的发热等属于热伏阴分者。

拓展阅读

[1]肖照岑,刘宏艳.《温病条辨》方剂多频清热类药物应用分析.江苏中医药,2008,40(3):3-5.

[2]丁自可.黄芩在方剂中的配伍意义.长春中医药大学学报,2008,24(3):266-267.

复习题

1. 填空题

(1)白虎汤的君药是（　　　　　　　　），主治阳明气分热盛证。

(2)（　　　　　　　　）主治热入营分证。

(3)黄连解毒汤组成为三黄加（　　　　　　　）。

(4)体现苦寒直折法的方剂是（　　　　　　　）。

(5)龙胆泻肝汤的君药（　　　　　　　）。

(6)（　　　　　　　）的功效是清肝胆实火,泻下焦湿热。

(7)（　　　　　　　）主治胃火牙痛。

(8)（　　　　　　　）主治肺热咳喘。

(9)（　　　　　　　）主治肠痈初起。

(10)（　　　　　　　）主治暑湿证。

(11)（　　　　　　　）主治温病后期,邪伏阴分证。

2. 问答题

(1)比较犀角地黄汤与清营汤组成与主治的异同。

(2)比较左金丸与龙胆泻肝汤功效与主治的异同。

(3)试述黄连解毒汤的方解。

(4)试述龙胆泻肝汤中生地、当归、柴胡的配伍意义。

(5)试述左金丸中吴茱萸的配伍意义。

第 20 章 泻 下 剂

> **学习目标** 掌握泻下剂的含义、功效、分类、代表方、使用注意等。掌握大承气汤的组成、功效、方解。熟悉小承气汤、调胃承气汤、十枣汤的组成与功效。了解承气类方剂的衍化。

凡以泻下药为主组成，具有通导大便、荡涤实热、排除积滞、攻逐水饮等作用，用以治疗里实证的一类方剂，统称为泻下剂。泻下剂体现八法中的下法。

根据泻下剂的不同作用，可分为寒下剂、温下剂、润下剂、逐水剂和攻补兼施剂，分别适应热结证（便秘，伴壮热烦渴，苔黄脉数等）、寒结证（便秘，伴畏寒肢冷，脘腹冷痛，脉沉）、燥结证（便秘，伴肠燥津亏等里实证）、里实正虚便秘，水结证（水肿，腹胀，二便不利）。其治疗范围以现代医学的消化系统病证为主。以大承气汤、小承气汤、调胃承气汤、十枣汤等为代表方。

泻下剂用于治里实证，若表邪未解，里实已成，宜先解表、后治里，或表里双解。泻下剂除润下剂外，性均峻烈，年老体虚，孕妇、产妇，女性月经期，病后伤津亡血者，慎用或禁用。凡重症、急症而必须急下者，可加大剂量煎成汤剂服用；病情控制后逐渐减少攻下药，酌情加入健脾和胃之剂，防止攻伐过度；若病情较缓，只需缓下者，药量不宜过大，可制成丸剂服用。服药期间忌食油腻辛辣和不易消化的食物，以防重伤胃气。另外，泻下剂易伤胃气，得效即止。

泻下剂药理作用参考泻下药，主要是促进肠蠕动等作用。

大 承 气 汤

【方源】 《伤寒论》（东汉，张仲景著）。

【组成】 大黄 20 g，厚朴 40 g，枳实 25 g，芒硝 10 g。

【功效】 峻下热结。

【主治】

1. 阳明腑实证。大便不通，频转矢气，脘腹痞满，腹通拒按，按之硬，甚或潮热谵语，手足濈然汗出。舌苔黄燥起刺，或焦黑燥裂，脉沉实。

2. 热结旁流。下利清水，色纯青，脐腹疼痛，按之坚硬有块，口舌干燥，脉滑实。

3. 里热实证之热厥、痉病或发狂等。

【病机】 热结气滞。可见痞（胸脘痞塞不通）、满（腹满胀大）、燥（数日不大便，燥屎成硬）、实（诸多实热表现）等症状。均由实热内结，胃肠气滞，腑气不通所致。

【方解】 君药大黄苦寒泻热通便,荡涤肠胃实热积滞,臣药芒硝咸寒软坚润燥、泻热通便,佐药厚朴苦温行气消胀除满,使药枳实苦辛破气,开痞散结,四药合用,承顺胃气下行,共成峻下阳明热结之剂。

【方歌】 大承气汤用芒硝,枳实大黄厚朴饶;去硝名曰小承气,调胃承气硝黄草。

【用法】 水煎服,先煎枳、朴,入入大黄,芒硝烊化。

【附方】

1. 小承气汤

出自《伤寒论》,轻下热结代表方,组成:大黄20 g,厚朴10 g,枳实15 g,主治:阳明腑实证,适用于痞、满、实之轻者,乃轻下热结之剂。

2. 调胃承气汤

出自《伤寒论》,缓下热结代表方,组成:大黄20 g,芒硝15 g,炙甘草10 g,主治:阳明腑实证,适用于以燥、实为主要表现者,乃缓下热结之剂。

【应用】 用于急性单纯性肠梗阻、粘连性肠梗阻、蛔虫性肠梗阻、急性胆囊炎及高热等属于热结气滞者。

承气汤类方

1. 温脾汤

出自《备急千金要方》,温下代表方,调胃承气汤加附子、干姜、当归、人参,并以附子、大黄共为君药,去性存用。可用于急性单纯性肠梗阻、幽门梗塞、慢性痢疾等属于脾阳不足,冷积内停者。

2. 麻子仁丸

出自《伤寒论》,润下代表方,小承气汤加麻子仁、杏仁、芍药、蜂蜜,并以麻子仁为君,以大黄为臣。可用于习惯性便秘。

3. 黄龙汤

出自《伤寒六书》,攻补兼施,大承气汤加人参、当归、甘草,以大黄为君。可用于老年性肠梗阻。

4. 桃核承气汤

出自《伤寒论》,破血下瘀,调胃承气汤加桃仁、桂枝,桃仁为君。可用于急慢性盆腔炎等。

十 枣 汤

【方源】 《伤寒论》(东汉,张仲景著)。

【组成】 芫花1.5 g,大戟1.5 g,甘遂1.5 g,大枣10枚。

【功效】 攻逐水饮。

【主治】 悬饮。咳唾胸胁引痛,心下痞硬,干呕短气,头痛目眩,舌苔滑,脉沉弦或沉实。亦治水肿。

【病机】 水饮停于胸胁,阻滞气机,则胸胁引痛。水饮迫肺,肺气不利,则咳唾短气。水饮停于心下,胃失和降,则心下痞硬,干呕。饮阻清阳,则头痛目眩。治宜攻逐水饮。

【方解】 甘遂、芫花、大戟均为攻逐水饮之品,甘遂善行经隧之水,大戟善泄脏腑之水,芫花善消胸胁之伏饮痰癖。三药过峻,易伤正气,故用大枣之甘以缓之,益气护胃,益土以胜水。四药合用,共奏攻逐水饮之功。

【方歌】 十枣攻水效堪夸,甘遂大戟与芫花,悬饮咳唾胸胁痛,大腹肿胀服之佳。

【用法】 先煮枣去滓,内前药末,强人服一钱,虚人五分,或枣肉为丸。清晨空腹服。病不除者,再服,得快下后,糜粥自养。

【应用】 用于渗出性胸膜炎、肝硬化腹水、晚期血吸虫病腹及肾炎水肿等证属水饮内结,形气俱实者。

【备注】 本方攻逐之力峻猛,虚弱之人用量酌减,或配伍补益法。孕妇忌用。

拓展阅读

[1] 赵耀东.大承气汤治疗便秘的实验研究.中国实验方剂学杂志,2013,19(6):246-248.

[2] 历淑芬.大承气汤的质量控制研究.中国新药杂志,2012,21(22):2674-2678.

复习题

1. 填空题

(1) 峻下热结代表方(　　　　　　　　)。

(2) 大承气汤中大黄宜(　　　　　　　　),芒硝宜(　　　　　　　　)。

(3) 大承气汤、小承气汤、调胃承气汤共同的君药是(　　　　　　　　)。

(4) 桃核承气汤由(　　　　　　　　)化裁而来。

2. 问答题

(1) 试述承气汤类方的衍化规律。

(2) 试述十枣汤的主治与应用。

第21章 和 解 剂

> **学习目标** 掌握和解剂的含义、功效、分类、代表方、使用注意等。掌握小柴胡汤、逍遥散的组成、功效、方解。熟悉蒿芩清胆汤的组成、功效。了解小柴胡汤类方的衍化规律。

凡具有和解少阳、调和肝脾、调和寒热、表里双解等作用,治疗伤寒邪在少阳、肝脾不和、寒热错杂,以及表里同病的方剂,统称和解剂。和解剂体现八法中的和法。

根据其功效的不同,和解剂可分为和解少阳、调和肝脾、调和寒热、表里双解等类别。以小柴胡汤、逍遥散、蒿芩清胆汤等为代表方。和解剂用于伤寒少阳证(寒热往来、胸胁苦满、口苦咽干目眩等)、肝脾不和(脘腹胸胁胀痛、神疲食少、泄泻、手足不温等)等。其治疗范围以发热、胃肠疾病等为主。

对邪在肌表,未入少阳,或邪已入里,阳明热盛者,不宜使用和解剂。注意加减变化。病兼虚者,补而和之;病兼滞者,行而和之;病兼寒者,温而和之;病兼热者,凉而和之;病兼表者,散而和之;病兼里者,攻而和之。

和解剂具有促进汗腺分泌、降低体温等共同药理作用。

小 柴 胡 汤

【方源】 《伤寒论》(东汉,张仲景著)。

【组成】 柴胡24g,黄芩9g,人参9g,炙甘草9g,半夏9g,生姜9g,大枣4枚。

【功效】 和解少阳。

【主治】 少阳证。往来寒热,胸胁苦满,默默不欲饮食,心烦喜呕,口苦,咽干,目眩,脉弦,共八大证。亦治热入血室。月经适断,往来寒热,以及疟疾、黄疸等病见少阳证者。

【病机】 伤寒邪在少阳,邪正相争,故往来寒热。胆热犯胃,胃失和降,则默默不欲饮食,心烦喜呕。余症为少阳经气不利、郁而化热之征。

【方解】 柴胡为君药,苦平透泄少阳之邪,疏肝解郁,黄芩为臣药,苦寒清泄少阳之热,两者合用,一散一清,散不透表,清不走里,恰入少阳,和解(清解)少阳之邪。半夏和胃降逆止呕,人参、甘草、生姜、大枣益气健脾,扶正以祛邪外出,补气以御邪内传。共为佐药;甘草兼调和诸药,为使。共成和解少阳之代表方。

【方歌】 小柴胡汤和解功,半夏人参甘草从;更用黄芩加姜枣,少阳为病此方宗。

【用法】 水煎服。小柴胡冲剂为常用OTC中成药。

【应用】 常用于感冒、疟疾、慢性肝炎、胆囊炎等见往来寒热证属少阳者。

小柴胡汤类方

1. 大柴胡汤

出自《金匮要略》,由小柴胡汤合小承气汤加减而成。组成:小柴胡汤去人参、甘草,加大黄、枳实、芍药。用于少阳阳明合病,属于表里双解。现代用于胆系急性感染、胆石症等。

2. 半夏泻心汤

出自《伤寒论》,由小柴胡汤去柴胡、生姜,加黄连、干姜组成,主要用于寒热互结、脾胃升降失常之痞证,症见痞、满、呕、利,相当于急慢性胃肠炎、胃及十二指肠溃疡。

蒿芩清胆汤

【方源】 《重订通俗伤寒论》(清,俞根初著)。

【组成】 青蒿 4.5~6 g,竹茹 9 g,半夏 4.5 g,赤茯苓 9 g,黄芩 4.5~9 g,枳壳 4.5 g,陈皮 4.5 g,碧玉散(滑石、甘草、青黛)(包)9 g。

【功效】 清胆利湿,理气和胃。

【主治】 少阳湿热证。症见寒热如疟,寒轻热重,口苦胸闷,吐酸苦水,或呕黄涎而黏,胸胁胀痛,小便黄少,舌红苔白腻,脉濡数。

【病机】 邪热偏盛,郁滞少阳,湿热痰浊中阻,气机不畅。少阳郁热偏重,故寒热如疟、寒轻热重、口苦胸闷、胸胁胀痛;胆热犯胃,液郁为痰,胃气上逆,故吐酸苦水,或呕黄涎而黏;湿热内阻,水道不畅,故小便黄少。舌红苔白腻,脉濡数为湿热内郁之征。治宜清胆利湿,理气和胃。

【方解】 方中青蒿苦寒以清热,芳香以化湿透邪,黄芩苦寒清热燥湿以利胆,共为君药;竹茹、橘皮、半夏、枳壳理气降逆,和胃化痰,均为臣药;赤茯苓、碧玉散淡渗利湿,并导胆热下行,为佐使药。诸药相合,治少阳湿热、热重寒轻者。

【方歌】 蒿芩清胆碧玉需,陈夏茯苓枳竹茹,热重寒轻痰挟湿,胸痞呕恶总能除。

【用法】 水煎服。碧玉散包煎。

【应用】 用于急性黄疸性肝炎、急性胆囊炎、胆汁返流性胃炎、肾盂肾炎、疟疾、盆腔炎等属少阳湿遏热郁者。

【备注】 类方鉴别:蒿芩清胆汤与小柴胡汤均能和解少阳,治疗邪在少阳,往来寒热,胸胁不适者。但蒿芩清胆汤以青蒿、黄芩配茯苓、碧玉散,兼清热利湿、理气和胃之效,宜于少阳湿遏热郁、热重寒轻者;小柴胡汤以柴胡、黄芩配伍人参、大枣、甘草,兼有益气扶正之效,宜于邪在少阳,胆胃不和者。

逍 遥 散

【方源】 《太平惠民和剂局方》(宋,我国第一部由政府编纂的成药典)。

【组成】 当归、茯苓、芍药、白术、柴胡各 30 g,炙甘草 15 g。

【功效】 疏肝解郁,养血健脾。

【主治】 肝郁脾虚血虚证。胁肋疼痛,烦躁易怒,头痛目眩,神疲食少,或月经不调,乳房胀痛,舌淡苔白,脉弦而虚。

【病机】 肝郁经气不利,则可见胁肋疼痛、烦躁易怒、乳房胀痛;血虚失于充养,则可见头痛目眩、口燥咽干、月经不调;脾虚运化无力,则可见四肢无力、饮食减少。治宜疏肝解郁,养血健脾。

【方解】 柴胡苦平,疏肝解郁,白芍、当归养血敛阴、柔肝缓急,补肝体而助肝用,白术、茯苓培土抑木,健脾以化生气血。甘草调和诸药,且助健脾。煎服过程中,加少量薄荷、生姜以疏肝和胃。

【方歌】 逍遥散用当归芍,柴苓术薄加姜草,肝郁脾虚血虚证,调和肝脾功效著。

【用法】 加少量薄荷、生姜,水煎服。逍遥丸为常用OTC中成药。

【应用】 主要用于慢性肝炎、慢性胃炎、经前期紧张症、乳腺小叶增生、更年期综合征等疾患。

拓展阅读

[1]要全保.小柴胡汤及其"和法"探析.中国中医基础医学杂志,2011,17(8):906-907.

[2]张保国,李昌勤,刘庆芳.小柴胡汤现代药效学研究.中成药,2010,32(4):648-651.

[3]金火星.逍遥散内科现代临床应用概述.中成药,2012,34(9):1780-1785.

[4]包祖晓.《局方》逍遥散方证特征分析.中成药,2010,32(6):1046-1047.

复习题

1. 填空题

(1) 小柴胡汤的君药和臣药分别是( )。

(2) 和解少阳的代表方是( )。

(3) 小柴胡汤证最主要的症状是( )。

(4) 逍遥散功效是( ),主治( )。

2. 问答题

(1) 试述小柴胡汤中人参、大枣、甘草的配伍意义。

(2) 比较蒿芩清胆汤与小柴胡汤组成与主治的异同。

第22章 温里剂

学习目标 掌握温里剂的含义、功效、分类、代表方、使用注意等。掌握理中丸、四逆汤的组成、功效、方解。熟悉吴茱萸汤、小建中汤、大建中汤的组成、功效、主治。了解回阳救急汤的主治。

凡以温热药为主组成,具有温里助阳、散寒通脉等作用,治疗里寒证方剂,统称为温里剂。温里剂体现八法中的温法。

根据其作用的不同,温里剂分温中散寒剂、回阳救逆剂、温经散寒剂等,适用于中焦虚寒、元气欲脱、寒凝经脉等病证。其治疗范围以现代医学的消化系统疾病、各种疾病的休克期为主,以理中丸、四逆汤、吴茱萸汤、小建中汤等为代表方。

本类方药多是辛燥温热,忌用于热证、阴虚证。对于真热假寒证,应当详细分辨,防止误用。

理 中 丸

【方源】 《伤寒论》(东汉,张仲景著)。

【组成】 人参、干姜、炙甘草、白术各 9 g。

【功效】 温中散寒,补益脾胃。

【主治】 脾胃虚寒证。脘腹疼痛,喜温喜按,不欲饮食,呕吐下利,畏寒肢冷,舌淡苔白,脉沉细。亦治阳虚所致的衄血、便血、崩漏及霍乱吐泻、小儿慢惊、病后喜唾、胸痹等。

【病机】 脾胃虚寒,运化无权,升降失常,故呕吐下利、不欲饮食。脾胃虚寒,失于温煦,故脘腹疼痛,喜温喜按,畏寒肢冷。治宜温中散寒,补益脾胃。

【方解】 本方是治疗脾胃虚寒的常用方剂。方中以干姜温运中焦,祛散寒邪,恢复脾阳,为君药;臣药以人参补气健脾,振奋脾胃功能;佐药以白术健脾燥湿;使药以炙甘草调和诸药而兼补脾和中,合用具有温中祛寒,补益脾胃的作用。

【方歌】 理中丸主理中乡,甘草人参术干姜,呕利腹痛阴寒盛,或加附子总扶阳。

【用法】 可炼蜜为丸,名理中丸;作汤剂,名人参汤。理中丸、附子理中丸为常用 OTC 中成药。

【应用】 常用于慢性胃炎、溃疡病、慢性结肠炎、胃下垂等中焦虚寒者。

【备注】 理中丸,加熟附子,名附子理中丸;或再加肉桂,名桂附理中丸,以加强温阳祛寒之力。

小 建 中 汤

【方源】 《伤寒论》(东汉,张仲景著)。

【组成】 饴糖 30 g,桂枝 9 g,芍药 18 g,生姜 9 g,大枣 6 枚,炙甘草 6 g。

【功效】 温中补虚,和里缓急。

【主治】 中焦虚寒,肝脾不和证。腹中拘急疼痛,喜温喜按,神疲乏力,虚怯少气;或心中悸动,虚烦不宁,面色无华;或伴四肢酸楚,手足烦热,咽干口燥。舌淡苔白,脉细弦。

【病机】 本方病证因中焦虚寒,肝脾失和,化源不足所致。中焦虚寒,肝木乘土,故腹中拘急疼痛、喜温喜按。脾胃为气血生化之源,中焦虚寒,化源匮乏,气血俱虚,故见心悸、面色无华、发热、口燥咽干等。治当温中补虚、和里缓急。

【方解】 本方由桂枝汤倍芍药加饴糖组成。方中重用甘温质润之饴糖为君药,温补中焦,缓急止痛。臣药以辛温之桂枝温阳气,祛寒邪,与饴糖相伍,辛甘化阳,温中焦而补脾虚。酸甘之白芍养营阴,缓肝急,止腹痛。佐药以生姜温胃散寒,大枣补脾益气。炙甘草益气和中,调和诸药,是为佐使药之用。其中,甘草与芍药相配,酸甘化阴,缓肝急而止腹痛。六药合用,温中补虚缓急之中,蕴有柔肝理脾,益阴和阳之意,用之可使中气强健,阴阳气血生化有源,故名之"建中"。

【方歌】 小建中汤芍药多,桂枝甘草姜枣和;更加饴糖补中气,虚劳腹痛服之瘥。

【用法】 水煎服,取药汁冲服饴糖。

【应用】 适用于胃及十二指肠溃疡、慢性肝炎、慢性胃炎、神经衰弱、再生障碍性贫血、功能性发热等属中焦虚寒、肝脾不和者。

【备注】 呕吐或中满者不宜使用,阴虚火旺之胃脘疼痛忌用。

大 建 中 汤

【方源】 《金匮要略》(东汉,张仲景著)。

【组成】 蜀椒 6 g,干姜 12 g,人参 6 g,饴糖 30 g。

【功效】 温中缓急,散寒止痛。

【主治】 中阳衰弱,阴寒内盛之脘腹剧痛证。腹痛连及胸脘,痛势剧烈,其痛上下走窜无定处,或腹部时见块状物上下攻撑作痛,呕吐剧烈,不能饮食,手足厥冷,舌质淡,苔白滑,脉沉伏而迟。

【病机】 本方治证系中阳衰弱,阴寒内盛所致。寒性收引,阴寒内盛,阳失温煦,故脘腹大寒,拘急作痛。中寒内盛,胃失和降,故呕而不能食。此时,急当温中缓急,散寒止痛。

【方解】 方中以味辛性热之蜀椒为君药,温脾胃,助命火,散寒止痛。以辛热之干姜温中散寒,助蜀椒散寒之力;以甘温之饴糖温补中虚,缓急止痛,助蜀椒止痛之功,共为臣药。佐药以人参补脾益气,配合饴糖甘温补中而益脾胃,中气盛则邪不可干。四药配伍,共奏补虚缓急,散寒止痛之效。

【方歌】 大建中汤建中阳,蜀椒干姜参饴糖;阴盛阳虚腹冷痛,温补中焦止痛强。

【用法】 水煎服,取药汁冲服饴糖。服后饮粥、温覆衣被以护脾胃、助药力。

【应用】 用于胃肠痉挛、肠粘连、胃下垂、肠管狭窄、疝气、蛔虫性肠梗阻等属于中阳衰弱、阴寒内盛者。

【备注】 方辛甘温热之性较强,素体阴虚者慎用,寒凝气滞者亦不宜应用。

吴茱萸汤

【方源】 《伤寒论》(东汉,张仲景著)。

【组成】 吴茱萸 15 g,人参 9 g,生姜 18 g,大枣 4 枚。

【功效】 温中补虚,降逆止呕。

【主治】 肝胃虚寒,浊阴上逆证。食后欲呕,或呕吐酸水,或干呕,或吐清涎冷沫,胸满脘痛,巅顶头痛,畏寒肢凉,甚则伴手足逆冷,大便泄泻,烦躁不宁,舌淡苔白滑,脉沉弦或迟。

【病机】 肝胃虚寒,胃失和降,浊阴上逆,故食后欲吐,或呕吐酸水,或干呕,或吐清涎冷沫;厥阴之脉夹胃属肝,上行与督脉会于头顶部,胃中浊阴循肝经上扰于头,故巅顶头痛;浊阴阻滞,气机不利,故胸满脘痛;肝胃虚寒,四肢失于温煦,故畏寒肢冷;脾胃互为表里,胃病及脾,脾不升清,则大便泄泻;舌淡苔白滑,脉沉弦而迟等均为虚寒之象。治宜温中补虚,降逆止呕。

【方解】 方中吴茱萸味辛苦而性热,既能温胃暖肝以祛寒,又善和胃降逆以止呕,为君药。重用生姜温胃散寒,降逆止呕,用为臣药,与君药相配,增其温降之力。人参甘温,益气健脾,为佐药。大枣甘平,合人参以益脾气,合生姜以调脾胃,并能调和诸药,为佐使药之用。四药配伍,温中与降逆并施,寓补益于温降之中,共奏温中补虚,降逆止呕之功。

【方歌】 吴茱萸汤重用姜,人参大枣共煎尝,厥阴头痛胃寒呕,温中补虚降逆良。

【用法】 水煎服。

【应用】 用于慢性胃炎、妊娠呕吐、神经性呕吐、神经性头痛、耳源性眩晕等属肝胃虚寒者。

【备注】 胃热呕吐、阴虚呕吐及肝阳上亢之头痛者禁用本方。

四 逆 汤

【方源】 《伤寒论》(东汉,张仲景著)。

【组成】 生附子 15 g,干姜 9 g,炙甘草 6 g。

【功效】 回阳救逆。

【主治】 少阴证,阳气虚衰,阴寒内盛。四肢厥逆,恶寒倦卧,呕吐不渴,神衰欲寐,腹痛下利,舌苔白滑,脉微细等证。亦治误汗或大汗所致的亡阳证。

【病机】 本方证为寒邪深入少阴所致之心脾肾阳气衰微。肾阳衰微,机体失于温煦,故四肢厥逆,恶寒倦卧。脾阳衰微,失于运化,清阳不升,浊阴不降,则呕吐下利。寒性凝滞,主收引,则腹痛。神失所养,则神衰欲寐。阳气虚衰,无力鼓动血脉,则脉微细。治宜回阳救逆。

【方解】 方中以附子大辛大热、归心、脾、肾,祛散寒邪,回阳救逆,通行十二经脉,迅达内外,为君药。臣药以干姜温中散寒,助附子回阳之力;佐药以炙甘草补脾胃,并能缓和姜、附之过于燥烈,共成回阳救逆之剂。

【方歌】 温中散寒四逆汤,附子甘草与干姜,脉微欲绝可复原,四肢厥逆可回阳。

【用法】 水煎服。

【应用】 常用于心肌梗死、心力衰竭、急慢性胃肠炎吐泻过度、高热大汗所致之虚脱,以及各种因素所致的休克等属于阳衰阴盛者。

【备注】 四逆汤加人参,名四逆加人参汤,功能回阳复阴,适用于泄泻不止,大汗或大出血后的手足厥冷、脉细欲绝的证候。

回 阳 救 急 汤

【方源】 《伤寒六书》(明,陶节庵著)。

【组成】 熟附子 9 g,干姜 6 g,人参 6 g,炙甘草 6 g,炒白术 9 g,肉桂 3 g,陈皮 6 g,五味子 3 g,茯苓 9 g,制半夏 9 g。

【功效】 回阳固脱,益气生脉。

【主治】 寒邪直中三阴,真阳衰微证。四肢厥冷,神衰欲寐,恶寒蜷卧,吐泻腹痛,口不渴,甚则身寒战栗,或指甲口唇青紫,或吐涎沫,舌淡苔白,脉沉迟,甚或无脉。

【病机】 本方证是由寒邪直中三阴,阴寒内盛,真阳衰微欲脱所致。素体阳虚,寒邪直中,三阴受寒,故见腹痛、吐泻、肢厥、神衰、脉微等症状;身寒战栗、唇指青紫、无脉乃阴寒内盛,真阳欲脱之兆。治当回阳固脱,益气生脉。

【方解】 本方以四逆汤合六君子汤,再加肉桂、五味子、麝香、生姜组成。方中以附子配干姜、肉桂,则温里回阳,祛寒通脉之功尤著。六君子汤补益脾胃,固守中州,并能除阳虚水湿不化所生的痰饮。人参合附子,益气回阳以固脱;配五味子益气补心以生脉。麝香三厘(一厘等于 0.05 克),辛香走窜,通行十二经脉,与五味子之酸收配合,则散中有收,使诸药迅布周身,而无虚阳散越之弊。诸药相合,共回阳救急之剂。

【方歌】 回阳救急用六君,桂附干姜五味并;加麝三厘或胆汁,三阴寒厥建奇勋。

【用法】 加生姜两片水煎服,麝香 0.1 g 冲服。

【应用】 常用于急性胃肠炎吐泻过多、食物中毒、休克、心力衰竭等属亡阳欲脱者。

拓展阅读

［1］王均宁,张成博,鲍捷,等.基于方剂组成统计分析的附子减毒配伍规律探讨.中国中医药信息杂志,2011,18(5):23-26.

［2］张保国,丛悦,刘庆芳.吴茱萸汤现代药效学研究与临床应用.中成药,2010,32(10):1775-1778.

［3］张保国,刘庆芳.理中丸(汤)现代药效学研究与临床应用.中成药,2010,32(11):1957-1960.

复习题

1. 填空题

(1) 理中丸的君药是( )。

(2) 小建中汤的君药是( )。

(3) ( )主治中阳衰弱、阴寒内盛之脘腹剧痛证。

(4) ( )主治巅顶头痛。

(5) 四逆汤的组成包括( )。

(6) ( )主治寒邪直中三阴、真阳衰微证。

2. 问答题

试述理中丸的方解。

第23章 理 气 剂

学习目标 掌握理气剂的含义、功效、分类、代表方、使用注意等。掌握半夏厚朴汤、旋覆代赭汤的组成、功效、方解。熟悉越鞠丸、枳实薤白桂枝汤的组成、功效、主治。了解金铃子散、苏子降气汤的主治。

凡以理气药为主组成,具有行气或降气作用,治疗气滞或气逆证的一类方剂,统称为理气剂。体现八法中的消法。

理气剂,以辛温香窜的理气药为主要组成,具有疏畅气机,调整脏腑功能,主要治疗肝胆、脾胃气滞,胸胁胀痛,脘腹胀满,嗳气吞酸,恶心食少,大便失常,或疝气痛,月经不调、痛经,以及胃气上逆、呕吐、呃逆;肺气上逆,咳喘等。

气病的范围较为广泛,但不外气虚、气滞、气逆三个方面。气虚证治之以补益剂中的补气剂;气滞当以行气;气逆当以降气。故本章方剂分为行气和降气两大类。

使用理气剂,首先应辨明病情的虚实,气滞实证方可使用理气剂,若误投补气剂,壅塞气机,则气滞更甚。气滞而兼气逆者,宜行气与降气并用;若兼气虚者,则需配伍补气之品,以虚实兼顾。理气药多辛温香燥,易耗气伤阴,气阴不足者,不宜多用。年老体弱者或阴虚火旺者及孕妇,均当慎用。

理气剂的药理作用可参考理气中药章节。以越鞠丸、半夏厚朴汤、枳实薤白桂枝汤、旋覆代赭汤等为代表方。

越 鞠 丸

【方源】 《丹溪心法》(金元,朱丹溪著)。

【组成】 香附、川芎、苍术、神曲、栀子各6g。

【功效】 行气解郁。

【主治】 六郁。胸膈痞闷,脘腹胀痛,嗳腐吞酸,恶心呕吐,饮食不消等。

【病机】 本方用于气、血、痰、火、食、湿六郁,而以气郁为主。胸膈痞闷,脘腹胀痛,嗳腐吞酸,恶心呕吐,饮食不消诸证均为气郁升降不行,运化失常所致。

【方解】 方中香附行气解郁,兼理血,以治气郁,为君药;川芎为血中之气药,既可活血祛瘀,以治血郁,又可助香附行气解郁之功;栀子清热泻火,以治火郁;苍术燥湿运脾,以治湿郁;神曲消食导滞,以治食郁,共为臣佐使药。气顺则火、湿、痰、食诸郁皆消。

【方歌】 越鞠丸治六般郁,气血痰火食湿因,芎苍香附兼栀曲,气畅郁舒痛闷伸。

【用法】 丸剂,每服6～9g,也可水煎服。

【应用】 用于消化系统的炎症（如胃肠溃疡、慢性胃炎、胆囊炎、肝炎）及胃神经官能症、肋间神经痛等属于六郁者。

半 夏 厚 朴 汤

【方源】 《伤寒论》（东汉，张仲景著）。

【组成】 半夏 12 g，厚朴 9 g，茯苓 12 g，生姜 15 g，苏叶 6 g。

【功效】 行气散结，降逆化痰。

【主治】 梅核气。咽中如有物阻，咯吐不出，吞咽不下，胸膈满闷，或咳或呕，舌苔白润或白腻，脉弦缓或弦滑。

【病机】 梅核气多由于情志不畅，肝气郁结，横犯肺胃，宣降失常，津聚为痰，与气搏结于咽喉，故咽中如有物阻，咯吐不出，吞咽不下。肺之宣降失宜，则胸膈满闷，或咳或呕。治宜行气散结，降逆化痰。

【方解】 方中半夏辛苦温燥，化痰散结，降逆和胃为君药；厚朴行气开郁，下气除满，助半夏散结降逆为臣药；茯苓甘淡，健脾以杜生痰之源，渗湿助半夏以化痰；生姜辛散温通，助半夏和胃止呕，且制半夏之毒，共为佐药；苏叶气味辛香，宣发解郁，助厚朴行气宽胸，宣通郁结之气；轻宣引药上行，为使药。诸药合用，为治梅核气之名方。

【方歌】 半夏厚朴用紫苏、茯苓、生姜共煎服，痰凝气结梅核气，行气化痰气自舒。

【用法】 水煎服。

【应用】 用于癔病、胃神经官能症、慢性胃炎、慢性气管炎等属于痰气郁阻者。

【备注】 因其用药多苦温辛燥，故津伤较重或阴虚者不宜使用。

枳实薤白桂枝汤

【方源】 《金匮要略》（东汉，张仲景著）。

【组成】 枳实 12 g，厚朴 12 g，薤白 9 g，桂枝 6 g，瓜蒌 12 g。

【功效】 通阳散结，祛痰下气。

【主治】 胸痹。胸满而痛，甚或胸痛彻背，喘息咳唾，短气，气从胁下冲逆，上攻心胸，舌苔白腻，脉沉弦或紧。

【病机】 本方证因胸阳不振，痰浊中阻，气结于胸所致。胸阳不振，津液不布，聚而成痰，痰为阴邪，易阻气机，结于胸中，则胸满而痛，甚或胸痛彻背；痰浊阻滞，肺失宣降，故见咳唾喘息、短气；胸阳不振则阴寒之气上逆，故有气从胁下冲逆，上攻心胸之候。治当通阳散结，祛痰下气。

【方解】 本方为治胸痹之常用方。方中瓜蒌味甘性寒入肺，涤痰散结，开胸通痹；薤白辛温，通阳散结，化痰散寒，能散胸中凝滞之阴寒，化上焦结聚之痰浊，宣胸中阳气以宽胸，乃治疗胸痹之要药，共为君药。枳实下气破结，消痞除满；厚朴燥湿化痰，下气除满，两者同用，共助君药宽胸散结、下气除满、通阳化痰之效，均为臣药。佐以桂枝通阳散寒，降逆平冲。诸药配伍，使胸阳振，痰浊降，阴寒消，气机畅，则胸痹而气逆上冲诸证可除。

【方歌】 枳实薤白桂枝汤，厚蒌合治胸痹方，胸阳不振痰气结，通阳下结散气强。

【用法】 水煎服。

【应用】 常用于冠心病心绞痛、肋间神经痛、非化脓性肋软骨炎等属胸阳不振，痰气互结者。

金 铃 子 散

【方源】 《素问病机气宜保命集》(金元,刘完素著)。

【组成】 金铃子、延胡索各9g。

【功效】 疏肝泄热,活血止痛。

【主治】 肝郁化火证。心胸胁肋诸痛,时发时止,口苦,舌红苔黄,脉弦数。

【病机】 本方治证为肝郁气滞,气郁化火所致。肝藏血而主疏泄,性喜条达,其经脉布胁肋,抵少腹,循阴器。肝部气滞,疏泻失常,血行不畅,故见心腹胁肋诸痛,时发时止;气郁化火,故口苦、舌红苔黄、脉弦数。治宜疏肝泻热,行气止痛。

【方解】 方中金铃子苦寒,行气疏肝,清泻肝火,为君药。延胡索苦辛温,行气活血,增强川楝子止痛之功,为臣佐药。两药合用,既可疏肝泻热,又能行气止痛,使肝火清,气血畅,诸痛自止。

【方歌】 金铃子散止痛方,玄胡酒调效更强,疏肝泻热行气血,心腹胸胁诸痛匡。

【用法】 为细末,每服9g,酒调下。

【应用】 常用于胃及十二指肠溃疡、慢性胃炎、慢性肝炎、胆囊炎等属肝郁化火者。

苏 子 降 气 汤

【方源】 《太平惠民和剂局方》(宋,我国第一部由政府编纂的成药典)。

【组成】 紫苏子、半夏各9g,当归、炙甘草、前胡、厚朴各6g,肉桂3g。

【功效】 降气平喘,祛痰止咳。

【主治】 下虚上实之咳喘证。气喘咳嗽,痰涎壅盛,气短,胸膈满闷,或腰痛脚软,或肢体浮肿,舌苔白滑或白腻,脉弦滑。

【病机】 肺为气之主,痰浊壅阻于肺,则见肺气上逆之气喘咳嗽、胸膈满闷。肾为气之根,肾虚不能纳气,则气短。腰痛脚软为肾虚之征。肾主水,肾虚水泛,或见肢体浮肿。治宜降气平喘,祛痰止咳。

【方解】 治上者:苏子、半夏、厚朴、前胡。针对上实(痰气壅滞),皆为降药。治下者:当归可治咳逆上气;养血润燥以佐制半夏、苏子辛燥之性;肝肾同源,当归补肝血、滋肝阴,肉桂温补下元,补命火,皆针对下虚(肾元不足)。甘草、大枣和中调药。在大量的降气药中加入少量苏叶,使气机升降相得益彰,但量要小。原书一方用橘红,则燥湿化痰之力更强。全方用于下虚上实之咳喘证,而以治上实(痰气壅滞)为主。

【方歌】 苏子降气半夏归,前胡桂朴草姜随,下虚上实痰嗽喘,或加沉香去肉桂。

【用法】 加两片生姜、一枚大枣、五片苏叶,水煎服。

【应用】 用于慢性支气管炎、肺气肿、支气管哮喘等属于下虚上实者。

旋 覆 代 赭 汤

【出自】 《伤寒论》(东汉,张仲景著)。

【组成】 旋覆花9g,代赭石3g,半夏9g,生姜15g,人参10g,大枣3枚,甘草9g。

【功效】 降逆化痰,益气和胃。

【主治】 心下痞硬,噫气不除,或反胃呕逆,舌淡,苔白滑,脉弦而虚。

【病机】 本方治证为表证误治后,胃气虚弱,痰浊内阻,胃失和降,虚气上逆。

【方解】 君药旋覆花散饮消痰,降逆和胃。代赭石重镇降逆,止呕除哕,半夏、生姜下气化痰,降逆止噫,均为臣药。人参、大枣、甘草补益胃气,补已虚之胃气,防代赭石重坠伤胃,均为佐药,甘草调和诸药,兼为使药。

【方歌】 旋覆代赭用人参,半夏姜甘大枣临;重以镇逆咸软坚,痞硬噫气力能禁。

【用法】 水煎服。

【应用】 用于胃神经官能症、神经性呃逆、慢性胃炎、胃肠溃疡等属于胃气虚弱,痰浊内阻者。

拓展阅读

[1]尹中信,季春红,华浩明. 理气祛邪六法小议. 山东中医杂志,2008,27(11):785-786.

[2]肖琳,李岩. 加减半夏厚朴汤治疗伴心理因素功能性消化不良随机对照研究. 中国中西医结合杂志,2013(3):298-302.

复习题

1. 填空题

(1)越鞠丸的君药(   ),主治(   )。

(2)越鞠丸功效(   )。

(3)半夏厚朴汤主治(   ),君药(   )。

(4)(   )主治胸阳不振痰气互结之胸痹。

(5)(   )主治肝郁化火证。

(6)(   )主治上实下虚之咳喘证。

(7)旋覆代赭汤的君药是(   ),主治(   )。

2. 问答题

试述半夏厚朴汤的组成、主治与方解。

第24章 消 食 剂

学习目标 掌握消食剂的含义、功效、分类、代表方、使用注意等。掌握保和丸的组成、功效、方解。熟悉健脾丸组成、功效、主治。

凡以消食药为主组成,有消食导滞、消痞除满、开胃进食等作用,主治食积内停等证的方剂,统称为消食剂。消食剂体现八法中的消法。

根据其作用的不同,消食剂分为消食化滞、健脾消食等类别。消食化滞剂适用于饮食失节,食积内停,脘腹胀满,嗳腐吞酸,食欲不振,恶食呕吐,泄泻或便秘,舌苔厚腻者;健脾消食剂适用于食积内停,脾胃气虚,兼见面色萎黄,倦怠乏力,大便溏泄者。以保和丸、健脾丸等为代表方。

使用消食剂需根据病情适当配伍。如食积气阻,脘腹胀痛加剧者,可配行气宽中药同用;若食积兼见湿浊中阻,脘痞不饥者,当配芳香化湿药同用;若食积化热,便秘尿赤者,可配清热泻火通便药同用。消导剂虽有渐消缓散之性,但究属攻伐之剂,若见脾胃虚弱积滞日久,正气受戕者,当选用消补兼施剂,或用消食导滞剂配健脾和胃药同用,使消积而不伤正气,以求标本兼顾。服药期间忌食油炸黏腻,寒冷固硬,不易消化的食物。

保 和 丸

【方源】 《丹溪心法》(金元,朱丹溪著)。

【组成】 山楂18 g,神曲、莱菔子各6 g,半夏、茯苓各9 g,陈皮、连翘各3 g。

【功效】 消食和胃。

【主治】 食积。胸脘痞满,腹胀时痛,嗳腐吞酸,恶食,或大便泄泻,舌苔厚腻而黄,脉滑等症状。

【方解】 方中山楂善消油腻肉滞;神曲能消酒食陈腐之积;莱菔子消面食痰浊之滞;陈皮、半夏、茯苓理气和胃,燥湿化痰,连翘散结清热,共成消食和胃之剂。

【方歌】 保和丸用曲与楂,陈夏苓翘莱菔加,消食和中兼化湿,随方亦有用砂芽。

【用法】 丸剂,每丸重6～9 g。可作煎剂服用。

【应用】 用于急性胃炎、急慢性肠炎、消化不良、婴幼儿腹泻等属于食积内停者。

健 脾 丸

【方源】 《证治准绳》(明,王肯堂著)。

【组成】 白术炒75 g,木香、黄连、甘草各22 g,茯苓60 g,人参45 g,神曲、陈皮、砂仁、麦芽、山楂、山药、肉豆蔻各 30 g。

【功效】 健脾和胃,消食止泻。

【主治】 脾虚食积证。食少难消,脘腹痞闷,大便溏薄,倦怠乏力,舌苔腻微黄,脉虚弱。

【病机】 本方证因脾虚胃弱,运化失常,食积停滞,郁而生热所致。脾胃纳运无力,故见食少难消,大便溏薄;气血生化不足,则倦怠乏力、脉象虚弱;食积阻滞气机,生湿化热,故脘腹痞闷、苔腻微黄。治当健脾和胃,消食止泻,消补兼施。

【方解】 本方重用白术、茯苓为君药,健脾祛湿以止泻。山楂、神曲、麦芽消食和胃,除已停之积;人参、山药益气补脾,增苓、术健脾之力,为臣药。取木香、砂仁、陈皮芳香之性,理气开胃,醒脾化湿,既可解除脘腹痞闷,又使全方补而不滞;肉豆蔻温涩,合山药以涩肠止泻;黄连清热燥湿,且可清解食积所化之热,均为佐药。甘草和药补中,是为佐使药之用。诸药合用,脾健则泻止,食消则胃和,诸证自愈。

【方歌】 健脾参苓术草陈,肉蔻香连和砂仁,楂肉山药曲麦炒,消补兼施不伤正。

【用法】 共为细末,糊丸或水泛小丸,每服 6～9 g,温开水送下,每日 2 次。健脾丸为常用 OTC 中成药。

【应用】 常用于慢性胃炎、消化不良等脾虚食滞者。

拓展阅读

张培中. 保和丸的临床应用. 湖南中医杂志,2011,27(2):72-74.

复习题

1. 填空题

(1) (　　　　　　　)主治伤食积滞。

(2) (　　　　　　　)主治脾虚食积证。

(3) 健脾丸的君药是(　　　　　　)。

2. 问答题

试述保和丸的组成和方解。

第 25 章　理　血　剂

学习目标　掌握理血剂的含义、功效、分类、代表方、使用注意等。掌握桃核承气汤、血府逐瘀汤的组成、功效、方解。熟悉补阳还五汤的组成、功效、主治。熟悉补阳还五汤、丹参饮、桂枝茯苓丸、大黄牡丹汤的组成、功效、主治。了解十灰散、小蓟饮子的主治及血府逐瘀汤类方衍化规律。

　　凡以理血药为主配伍组成，具有活血化瘀或止血作用，治疗瘀血证和出血证的方剂统称为理血剂。理血剂体现八法中的消法。

　　血分疾病包含血虚、血热、血瘀、出血等诸证，治疗时血虚宜补血，血热宜凉血，血瘀宜活血，出血宜止血。补血方药和凉血方药分别列入补益剂和清热剂章节。

　　根据其作用的不同，理血剂分活血剂、止血剂等。活血剂用于瘀血证，止血剂用于出血证。以桃核承气汤、血府逐瘀汤、补阳还五汤、十灰散、小蓟饮子等为代表方。

　　活血过猛易伤正气，活血剂的应用，尤当注意中病即止，使祛瘀不伤正，必要时可配补益之品。凡月经过多及孕妇均当慎用。止血过度易于留邪，止血剂的应用，注意止血而不留瘀。

　　对于活血剂的药理作用可参考活血中药的药理。活血剂广泛应用于头痛、脑卒中、冠心病、心肌梗死、高血压等心脑血管疾病及各种妇科疾病。

　　止血剂的药理作用可参考止血中药的药理。止血剂广泛用于呼吸、消化、血液、泌尿、生殖等多系统、多种原因导致的出血性疾病。急救时一般需配合现代止血技术。

桃核承气汤

【方源】　《伤寒论》（东汉，张仲景著）。

【组成】　桃仁 12 g，大黄 12 g，桂枝 6 g，炙甘草 6 g，芒硝 6 g。

【功效】　逐瘀泻热。

【主治】　下焦蓄血证。少腹急结，小便自利，甚则谵语烦躁，其人如狂，至夜发热，以及血瘀经闭，痛经，脉沉实或涩者。

【病机】　本方证为太阳不解，传入下焦，瘀热互结所致的下焦蓄血证。瘀热互结于少腹，故少腹急结。病在血分，故至夜发热；与气分无涉，膀胱气化未受影响，故小便自利。心主血脉而藏神，瘀热上扰，心神不宁，故其人如狂。

【方解】　方由调胃承气汤加桃仁、桂枝组成。方中桃仁破血祛瘀，大黄攻下瘀积，两者瘀热并治而为君药；芒硝软坚散结，桂枝"温经通脉""散下焦蓄血"共为臣药；炙甘草护胃安中，缓和药性，以为佐使药。服后"微利"，使蓄血去，瘀热清，诸证自平。

【方歌】 桃核承气五般施,甘草硝黄并桂枝;瘀热互结小腹胀,蓄血如狂最相宜。

【用法】 水煎服。

【应用】 适用于各种妇科炎症,急慢性盆腔炎、附件炎、子宫内膜异位症等,以及肠梗阻、急性脑出血等属于瘀热互结于下者。

丹 参 饮

【方源】 《时方歌括》(清,陈念祖著)。

【组成】 丹参30g,檀香、砂仁各6g。

【功效】 活血祛瘀,行气止痛。

【主治】 血瘀气滞,心胃诸痛。兼胸闷脘痞。

【病机】 本方证由气血瘀滞,互结于中所致。治宜祛瘀行气以止痛。

【方解】 丹参味苦微寒,活血化瘀止痛而不伤气血为君药,配檀香、砂仁温中行气止痛为臣。全方药仅三味,药性平和,气血并治而重在化瘀,使瘀化气畅则疼痛自止。尤宜于心胃痛而偏瘀偏热者。

【方歌】 丹参饮中用檀香,砂仁合用成妙方,血瘀气滞两相结,心胃诸痛用之良。

【应用】 常用于心绞痛、慢性胃炎、胃及十二指肠溃疡、胃神经官能症等属于气滞血瘀者。

【用法】 水煎服。

【备注】 因丹参有活血作用,且用量较大,故出血性疾病慎用本方。

血 府 逐 瘀 汤

【方源】 《医林改错》(清,王清任著)。

【组成】 桃仁12g,红花9g,当归9g,生地9g,川芎5g,赤芍6g,牛膝9g,桔梗5g,柴胡3g,枳壳6g,甘草3g。

【功效】 活血祛瘀,行气止痛。

【主治】 胸中血瘀证。胸痛,头痛日久,痛如针刺而有定处,但与漱水不欲咽,或呃逆日久不止,或内热烦闷,或心悸失眠,急躁易怒,入暮潮热,唇暗或两目暗黑,舌暗红或有瘀斑,脉涩或弦紧。

【病机】 本方证由瘀血内阻胸部、气机郁滞所致。

【方解】 本方由桃红四物汤合四逆散加桔梗、牛膝而成。当归、川芎、赤芍、桃仁、红花活血化瘀;牛膝引瘀血下行;柴胡疏肝解郁,升达清阳;桔梗、枳壳桔梗开宣肺气,载药上行,合枳壳一升一降,开胸行气,使气行则血行;生地凉血清热,合当归又能养阴润燥,使祛瘀不致伤血;甘草调和诸药。各药相合,行血分瘀滞,又解气分郁结,活血而不耗血,祛瘀又能生新。

【方歌】 血府当归生地桃,红花甘草壳赤芍,柴胡芎桔牛膝等,血化下行不作劳。

【用法】 水煎服。

【应用】 用于冠心病心绞痛、头痛、胸部挫伤等属于血瘀气滞者。

血府逐瘀汤类方

1. 通窍活血汤

出自《医林改错》,由桃红四物汤加麝香、葱白等温通经脉之品组成,功效:活血通窍。主治头面瘀阻的头痛昏晕等症状。

2. 膈下逐瘀汤

出自《医林改错》，由桃红四物汤加五灵脂、香附等行气止痛之品组成，功效：活血祛瘀，行气止痛。主治膈下瘀血，形成积块，或小儿痞块，或肚腹疼痛，痛处不移等症状。

3. 少腹逐瘀汤

出自《医林改错》，组成中有当归、白芍、川芎、小茴香、干姜、延胡索、蒲黄、五灵脂等温经止痛之品，功效：活血祛瘀，温经止痛。主治少腹淤积疼痛，经期少腹胀满，或瘀血阻滞久不受孕等。

4. 身痛逐瘀汤

出自《医林改错》，组成中有桃仁、红花、当归、川芎、牛膝、秦艽、羌活、地龙等祛风除湿通络之品，功效：活血行气，祛瘀通络，通痹止痛。主治气血闭阻经络所致的身痛，经久不愈者。

补阳还五汤

【方源】 《医林改错》(清，王清任著)。

【组成】 黄芪 120 g，当归尾 6 g，赤芍 5 g，地龙 3 g，川芎 3 g，红花 3 g，桃仁 3 g。

【功效】 补气活血通络。

【主治】 卒中后遗症。半身不遂，口眼歪斜，语言謇涩，口角流涎，小便频数或遗尿不禁，舌黯淡，苔白，脉缓。

【病机】 该证由气虚血滞、脉络瘀阻所致。气为血之帅，正气亏虚，气不行血，致脉络瘀阻，筋脉肌肉失去濡养，故半身不遂，口眼歪斜；舌体失去濡养，故语言謇涩。气虚固摄无权，则口角流涎、小便频数或遗尿不禁。舌黯淡、苔白、脉缓为气虚血滞之象。治宜补气活血通络。

【方解】 本方为补气活血的代表方。方中重用黄芪大补脾胃之气，使气旺则血行，为君药；当归尾长于活血，且化瘀不伤血，为臣药；川芎、赤芍、桃仁、红花助归尾活血祛瘀；地龙通经活络，均为佐药。本方大量补气药与少量活血药相配，使气旺则血行，活血而不伤正，共奏补气活血通络之功。

【方歌】 补阳还五赤芍芎，归尾桃红佐地龙；四两黄芪为主药，补气活血类中风。

【用法】 水煎服。

【应用】 用于中风后遗症、冠心病、脊髓灰质炎后遗症、偏瘫、痿证等属于气虚血瘀者。

【备注】 本方为补气活血的代表方。黄芪生用，用量宜重，从 30～60 g 开始，逐渐增加。

桂枝茯苓丸

【方源】 《金匮要略》(东汉，张仲景著)。

【组成】 桂枝、茯苓、丹皮、桃仁、芍药各 9 g。

【功效】 活血化瘀，缓消症块。

【主治】 瘀阻胞宫证。妇人素有症块，妊娠胎漏不止，或胎动不安，血色紫黑晦黯，腹痛拒按，或经闭，或产后恶露不尽而腹痛拒按者，舌质紫黯或有瘀点，脉沉涩。

【病机】 胞宫素有症块，阻遏经脉，以致血溢脉外，故见胎漏不止；胞宫素有症块，冲任失调，胎元不固，则胎动不安；血行不畅，不通则痛，故见腹痛拒按，或经闭，或产后恶露不尽而腹痛拒按。治宜活血化瘀，缓消症块。

【方解】 方中桂枝辛甘而温,温通血脉,以行瘀滞,为君药;桃仁苦甘而性平,活血祛瘀,助桂枝化瘀消症,为臣药;丹皮、芍药味苦而微寒,凉血活血,消瘀清热,芍药并缓急止痛;瘀血易化水,茯苓甘淡而平,健脾渗湿,共为佐药;白蜜甘缓而润,缓各药破泄之力,为使。诸药合用,共奏活血化瘀、缓消症块之效。

【方歌】 金匮桂枝茯苓丸,芍药桃仁与牡丹;等分为末蜜丸服,活血化瘀症块散。

【用法】 共为细末、炼蜜和丸,每服 3～5 g;或制胶囊,或成汤剂。

【应用】 用于子宫肌瘤、子宫内膜异位症、卵巢囊肿、各种妇科炎症等属于瘀血阻滞者。

大 黄 牡 丹 汤

【方源】 《金匮要略》(东汉,张仲景著)。

【组成】 大黄 12 g,牡丹 3 g,桃仁 12 g,冬瓜子 15 g,芒硝 9 g。

【功效】 泻热逐瘀,散结消痈。

【主治】 肠痈初起。证见少腹肿痞,按之痛甚,小便自调,或右足屈而不伸,伸则痛甚,舌苔黄腻,脉滑数。

【病机】 肠痈初起,多由湿热郁蒸,气血凝聚,热结不散所致。湿热邪毒内结肠腑,血气凝滞,则右少腹疼痛拒按;热盛肉腐,脓液内蓄,故局部肿痞;病在肠,与膀胱气化无干,故小便仍能自调;正邪相争,营卫失调,则发热恶寒。六腑以通为用。治宜泻热逐瘀,散结消痈。

【方解】 该方治症属于热毒蕴结于肠,气血瘀滞不通而成。方中大黄苦寒攻下,清热解毒,祛瘀通便;桃仁性平,与大黄相伍,破瘀泻热,共为君药。芒硝咸寒,软坚散结,助大黄荡涤肠腑,给邪以出路,为臣药;丹皮凉血化瘀,冬瓜仁排脓散结消痈,均为佐药。五味合用,共奏泻热逐瘀,散结消痈之功。

【方歌】 金匮大黄牡丹汤,桃仁瓜子芒硝襄,肠痈初起腹按痛,泻热逐瘀自能康。

【用法】 水煎服,取药汁,纳芒硝,再煎沸,顿服之。

【应用】 急性阑尾炎、子宫附件炎、盆腔炎、输精管结扎术后感染等属于湿热郁蒸,气血凝聚者。

十 灰 散

【方源】 《十药神书》(元,葛可久著)。

【组成】 大蓟、小蓟、荷叶、侧柏叶、白茅根、茜草、栀子、大黄、牡丹皮、棕榈皮各等分。

【功效】 凉血止血。

【主治】 血热妄行之上部出血证。吐血、咯血、嗽血、衄血,来势急骤,血色鲜红,舌红脉数。

【病机】 本方主治上部出血诸证,因其火热炽盛、气火上冲,损伤血络所致。治宜凉血止血。

【方解】 方中大蓟、小蓟、荷叶、茜草、白茅根、侧柏叶凉血止血;棕榈皮收涩止血;栀子清肝泻火,大黄导热下行以治病因;丹皮配大黄凉血祛瘀,使血止而不留瘀。本方炒炭存性用,意在加强收涩止血作用;用藕汁或萝卜汁磨京墨调服,意在增加清热止血作用。诸药合用,以凉血止血为主。

【方歌】 十灰散用十般灰,柏茅茜荷丹桐煨,二蓟栀黄各炒黑,上部出血势能摧。

【用法】 各药烧炭存性,研为细末,藕汁或萝卜汁磨京墨适量,调服 9 g,也可外敷治外伤出血;或水煎服,用量按原方比例酌定。

【应用】 常用于消化道出血、支气管扩张及肺结核咯血等属气火上逆者。

【备注】 忌烟、酒、辛辣等物。若出血属于虚寒者忌用。

小 蓟 饮 子

【方源】 《玉机微义》(明,徐用诚著)。

【组成】 生地黄、小蓟、滑石、通草、淡竹叶、炒蒲黄、藕节、当归、栀子、炙甘草各9g。

【功效】 凉血止血,利尿通淋。

【主治】 下焦热结。症见血淋尿血,小便频数,赤涩热痛,舌红,脉数。

【病机】 由下焦瘀热,损伤膀胱血络,故血淋尿血;膀胱气化失司,故见小便频数、赤涩热痛。治宜凉血止血,利尿通淋。

【方解】 方中小蓟、生地黄凉血止血、清下焦热为君药;蒲黄、藕节止血消瘀为臣药;因病势下迫,宜因势利导,故佐以滑石、通草、淡竹叶、栀子清下焦热结,利水通淋,当归活血和营,止血不留瘀,共为佐药;甘草缓急止痛,调和诸药为使药。合而用之,共奏凉血止血,利尿通淋之功。

【方歌】 小蓟饮子藕蒲黄,通草滑石生地黄,归草黑栀淡竹叶,血淋热结服之良。

【用法】 水煎服。

【应用】 常用于急性尿路感染、急性肾小球肾炎、肾盂肾炎、肾结石、肾结核等证属热结下焦者。

【备注】 本方不宜久服,孕妇忌用。

拓展阅读

〔1〕李华. 血府逐瘀汤的临床应用概况. 临床合理用药,2012(8):151.

〔2〕夏敏,陈晓虎. 活血化瘀中药抗血栓作用研究进展. 中医药导报,2012,18(4):83-84,87.

复习题

1. 填空题

(1)桃核承气汤的君药(　　　　　　　　),主治(　　　　　　　　)。

(2)(　　　　　　　)主治血瘀气滞,心胃诸痛。

(3)血府逐瘀汤出自医书(　　　　　　　),主治(　　　　　　　)。

(4)补阳还五汤的君药是(　　　　　　　),主治(　　　　　　　)。

(5)补气活血法的代表方是(　　　　　　　)。

(6)桂枝茯苓丸中桂枝的配伍意义是(　　　　　　　　)。

(7)(　　　　　　　)主治瘀阻胞宫证。

(8)(　　　　　　　)主治血热妄行之出血。

(9)(　　　　　　　)主治下焦热结之血淋尿血。

2. 问答题

试述补阳还五汤的方解。

第 26 章 祛 湿 剂

> **学习目标** 掌握祛湿剂的含义、功效、分类、代表方、使用注意等。掌握独活寄生汤、平胃散、茵陈蒿汤、五苓散的组成、功效、方解。熟悉藿香正气散、真武汤、猪苓汤的组成与主治。了解平胃散类方衍化规律,了解苓桂术甘汤、草薢分清饮的主治。

凡以祛湿药为主组成,具有化湿利水、通淋泻浊作用,治疗水湿为病的一类方剂统称为祛湿剂。祛湿剂体现八法中的消法。

湿邪为病,有外湿、内湿之分。根据其作用的不同,祛湿剂分为:祛风除湿(痹症)、化湿和胃(湿浊内阻)、清热祛湿(湿热)、利水渗湿(水湿壅盛)、温化水湿(寒湿)五类。祛风除湿剂,适用于痹证,以独活寄生汤为代表方;化湿和胃剂,适用于湿浊内阻,脾胃失和所致的脘腹痞满,嗳气吞酸,呕吐泄泻,食少体倦等症。以平胃散为代表方。清热祛湿剂,适用于湿热外感,或湿热内盛,以及湿热下注所致的湿温、黄疸、霍乱、热淋、痢疾、泄泻等,以茵陈蒿汤为代表方;利水渗湿剂,适用于水湿内盛所致的蓄水、水肿、癃闭、淋浊、泄泻等,以五苓散为代表方。温化水湿剂适用于阳虚气不化水或湿从寒化所致的痰饮、水肿、白浊、脚气等。以苓桂术甘汤、完带汤、草薢分清饮为代表方。

祛湿剂多由芳香温燥或淡渗利湿之品组成,易于伤津耗液,故对于素体阴虚津亏,病后体弱及孕妇等,均应慎用。

祛湿剂多具有利尿、解热、抗菌、降血脂、利胆保肝、抑制乙醇性肝损害等药理作用,可用于水肿、急性泌尿系感染、高血脂、急性肝炎、胆系感染等疾病。

独活寄生汤

【方源】 《备急千金要方》(唐,孙思邈著)。

【组成】 独活 9 g,桑寄生、细辛、秦艽、防风、肉桂、牛膝、杜仲、熟地、当归、川芎、白芍、人参、茯苓、甘草各 6 g。

【功效】 祛风湿,止痹痛,益肝肾,补气血。

【主治】 痹证。症见腰膝冷痛,肢体屈伸不利,心悸气短,或麻痹不仁,畏寒喜温,舌淡苔白,脉细弱。

【病机】 本方主治痹证日久,肝肾两亏,气血不足者。风寒湿邪停滞于筋骨肌肉,经络气血阻滞,失于充养,故腰膝冷痛、肢体屈伸不利,或麻痹不仁;气血虚弱,心失所养,故心悸气短。治宜祛风湿,止痹痛,益肝肾,补气血。

【方解】 方中用独活、桑寄生祛风除湿,活络通痹,桑寄生尚补益肝肾,为君药;牛膝、杜仲、熟地黄补益肝肾、强壮筋骨为臣药;川芎、当归、芍药补血活血;人参、茯苓、甘草益气扶脾,细辛、肉桂、秦艽、防风祛周身风寒湿邪,均为佐药。诸药合用,是为标本兼顾,扶正祛邪之剂,为治疗风寒湿痹日久的常用方剂。

【方歌】 独活寄生艽防辛,芎归地芍桂苓均;杜仲牛膝人参草,风湿顽痹屈能伸。

【用法】 水煎服。

【应用】 用于慢性关节炎、风湿性关节炎、类风湿关节炎、风湿性坐骨神经痛、腰肌劳损、骨质增生症等属风寒湿痹日久,正气不足者。

【备注】 痹证之属湿热实证者忌用。

平 胃 散

【方源】 《太平惠民和剂局方》(宋,这是我国第一部由政府编纂的成药典)。

【组成】 苍术 15 g,厚朴、陈皮各 9 g,甘草 6 g,生姜 2 片,大枣 2 枚。

【功效】 燥湿运脾,行气和胃。

【主治】 湿滞脾胃证。脘腹胀满,不思饮食,呕吐恶心,嗳气吞酸,肢体沉重,怠惰嗜卧,常多自利,舌苔白腻而厚,脉缓。

【病机】 所治脾胃不和,是由痰湿留滞,困遏脾胃,或感受山岚瘴气,或水土不服所致。脾胃被困,则升运和降失常,诸证遂起。

【方解】 苍术味苦性燥,燥湿健脾;厚朴行气除满,行气以利湿,既苦温燥湿,又芳香化湿;陈皮疏理脾胃气机,芳香醒脾;甘草调和诸药,煎加姜枣调和脾胃。为治疗湿滞脾胃的基础方,临症可酌情加减。

【方歌】 平胃散用苍术朴,陈皮甘草姜枣佐;除湿散满驱瘴岚,调胃诸方从此扩。

【用法】 水煎服。

【应用】 用于胃肠炎症、溃疡或功能紊乱等属于湿滞脾胃者。

平胃散类方

1. 柴平汤

出自《景岳全书》,由平胃散和小柴胡汤组成,功效:和解少阳,燥湿健脾,治温疟,脉濡,一身尽痛,手足沉重,寒多热少者。

2. 不换金正气散

出自《和剂局方》,由平胃散加藿香、半夏组成,治感冒四时不正之气,头痛发热,呕吐泄泻者。

3. 加味平胃散

出自《医方集解》,由平胃散加麦芽、神曲组成,治脾胃湿滞,宿食不消,吞酸嗳腐,不思饮食。

藿 香 正 气 散

【方源】 《太平惠民和剂局方》(宋,这是我国第一部由政府编纂的成药典)。

【组成】 大腹皮、白芷、紫苏、茯苓各 5 g,半夏曲、白术、陈皮、厚朴、桔梗各 10 g,藿香 15 g,炙甘草 12 g。

【功效】 解表化湿,理气和中。

【主治】 外感风寒,内伤湿滞证。风寒霍乱,上吐下泻,恶寒发热,头痛,脘腹疼痛,舌苔白腻以及山岚瘴疟等。

【病机】 霍乱吐泻,为外感风寒,内伤湿滞所致。夏季湿气较盛,湿伤于头目,则头昏、头痛;伤于中焦脾胃则胸膈痞闷、脘腹胀满,或呕或吐;伤于下焦则引发便溏或泄泻。外感风寒,正邪相争,则恶寒发热。治宜解表化湿,理气和中。

【方解】 藿香辛温而解在表之邪,芳香而化在里之湿浊;紫苏、白芷辛温解表,加强其辛温解表之力;桔梗宣肺利膈、大腹皮、厚朴,下气除满,升降相宜,令气化则湿化;半夏曲、陈皮,燥湿和胃,降逆止呕;茯苓、白术,健脾运湿;姜枣、甘草:调药和中。藿香正气散以芳香化湿药为主,为夏季防病治病常用的药物。

【方歌】 藿香正气腹皮苏,甘桔陈苓厚朴术,夏曲白芷加姜枣,风寒暑湿并能驱。

【用法】 散剂,每服 6 g,生姜、大枣煎汤送服,亦可作汤剂。现有市售的软胶囊、口服液等多种剂型。

【应用】 用于胃肠感冒(急性胃肠炎)、溃疡性结肠炎等属于外感风寒、内伤湿滞者。

茵 陈 蒿 汤

【方源】 《伤寒论》(东汉,张仲景著)。

【组成】 茵陈蒿 18 g,栀子 9 g,制大黄 6 g。

【功效】 清热利湿退黄。

【主治】 湿热黄疸(阳黄)。一身面目俱黄,黄色鲜明,腹微满,口中渴,小便短赤,舌苔黄腻,脉沉数等。

【病机】 湿热交蒸,热不得外越,湿不得下泄,湿热合邪,郁蒸肌肤,故一身面目俱黄,小便不利。

【方解】 方中茵陈清热利湿退黄,为黄疸之要药;栀子清热降火,通利三焦,引湿热自小便出。大黄泻热逐瘀,导湿热从大便出。三药合用,导瘀热由二便而下,前后分消,给邪以出路。

【方歌】 茵陈蒿汤治疸黄,阴阳寒热细推详;阳黄大黄栀子入,阴黄附子与干姜。

【用法】 水煎服。

【应用】 用于黄疸型肝炎、胆囊炎、胆结石等属于湿热熏蒸者。

【附方】

1. 栀子柏皮汤:栀子、甘草、黄柏,功效:清热利湿,主治:伤寒身热发黄。其病机为热重于湿。

2. 茵陈四逆汤:干姜、炙甘草、附子、茵陈,功效:温里助阳,利湿退黄,主治:阴黄。黄色晦暗,皮肤冷,背恶寒,手足不温,身体沉重,神倦食少,脉紧细或沉细无力。其病机为寒湿为患。

【备注】 黄疸的发生与消退与小便有密切的关系。小便不利,则湿热无从分消,故郁蒸发黄;小便通利,则湿热得以下泄,而黄疸自退。

五 苓 散

【方源】 《伤寒论》(东汉,张仲景著)。

【组成】　泽泻 15 g,猪苓 9 g,白术 9 g,茯苓 9 g,桂枝 6 g。

【功效】　利水渗湿,温阳化气。

【主治】　蓄水证。小便不利,头痛微热,烦渴欲饮,甚则水入即吐,舌苔白,脉浮。亦治疗水湿内停之水肿,泄泻,小便不利,以及霍乱等。

【病机】　证由外感风寒,表邪未解,内传入腑,膀胱气化失司,水湿内停,而致诸证。

【方解】　茯苓、猪苓、泽泻淡渗利湿,治标;白术健脾助运化,治本;桂枝辛温解表,用以解肌发表,温阳化气,以助膀胱气化。

【方歌】　五苓散治太阳腑,白术泽泻猪茯苓;温阳化气添桂枝,利水解表治水停。

【用法】　散剂,每服 6 g,也可作汤剂。水煎服。

【应用】　用于急慢性肾炎、水肿、尿潴留、脑积水等属于水湿内停者。

猪 苓 汤

【方源】　《伤寒论》(东汉,张仲景著)。

【组成】　猪苓、茯苓、泽泻、阿胶、滑石各 9 g。

【功效】　利水渗湿,养阴清热。

【主治】　水热互结证。小便不利,发热,口渴欲饮,或心烦不寐,或兼有咳嗽,呕恶,下利等,舌红苔白或微黄,脉细数者。

【病机】　水热互结、气化不行,则小便不利;内里有热,热灼津伤,则口渴欲饮;热扰心神则心烦不寐;水犯肺胃,故或兼有咳嗽,呕恶,下利。舌红苔白或微黄、脉细数为水热互结伤阴之征。治宜利水渗湿,养阴清热。

【方解】　猪苓、茯苓、泽泻、滑石均淡渗利湿,猪苓、泽泻、滑石兼清热,阿胶养阴,补已伤之阴,又防诸渗利之品伤阴。

【方歌】　猪苓汤用猪茯苓,泽泻滑石阿胶并,小便不利兼烦渴,利水养阴热亦平。

【用法】　水煎服,阿胶烊化、兑服。

【应用】　用于泌尿系感染、肾炎、膀胱炎、产后尿潴留等属于水热互结者。

苓桂术甘汤

【方源】　《伤寒论》(东汉,张仲景著)。

【组成】　茯苓 12 g,桂枝 9 g,白术 9 g,甘草 6 g。

【功效】　温阳化饮,健脾利湿。

【主治】　痰饮。胸胁支满,目眩心悸,或短气而咳,舌苔白滑,脉弦滑。

【病机】　痰饮多由中阳不足,脾失健运,水湿内停所致。痰饮随气升降,无处不到。停于胸胁,见胸胁支满;阻碍清阳不升,见头晕目眩;上凌心肺,则心悸,或短气而咳。治宜温阳化饮,健脾利湿。

【方解】　本方为“病痰饮者,当以温药和之”之法的代表。茯苓健脾利湿化饮,既消已聚之饮,又杜饮生之源,为君药。桂枝温阳化饮,为臣药。白术健脾燥湿,助茯苓治生痰之本,为佐药。甘草合苓、术健脾益气,培土制水,调药和中,兼佐使之用。

【方歌】　苓桂术甘化饮剂,温阳化饮又健脾,饮邪上逆胸胁满,水饮下行悸眩去。

【用法】　水煎服。

【应用】 用于慢支、心源性水肿、眩晕、肾小球肾炎性水肿等属于中阳不足、水湿内停者。

真 武 汤

【方源】 《伤寒论》(东汉,张仲景著)。

【组成】 附子(炮)9g,茯苓9g,白术9g,生姜9g,白芍9g。

【功效】 温阳利水。

【主治】

1. 脾肾阳虚,水气内停证。小便不利,四肢沉重疼痛,腹痛下利,或肢体浮肿,苔白不渴,脉沉。

2. 太阳病发汗太过,阳虚水泛。汗出不解,其人仍发热,心下悸,身瞤动,振振欲擗地。

【病机】 本证为脾肾阳虚,水气内停。肾阳虚不能化气行水,脾阳虚不能运化水湿,水湿泛滥,故可见小便不利,四肢沉重疼痛,腹痛下利,或肢体浮肿等。治宜温阳利水。

【方解】 附子温肾助阳以化气行水,暖脾土以温运水湿,为君药;茯苓淡渗利水;白术健脾利湿;生姜温散水湿;白芍利小便、柔肝止痛、敛阴舒筋,防附子燥热伤阴。共成温阳利水之剂。

【方歌】 温阳利水真武汤,茯苓术芍附生姜,小便不利水湿停,阳虚水肿服之良。

【用法】 水煎服。

【应用】 用于慢性肾小球肾炎、心源性水肿、甲状腺功能低下、慢性支气管炎等属于脾肾阳虚,水气内停者。

萆薢分清饮

【方源】 《杨氏家藏方》(宋,杨倓著)

【组成】 益智仁、川萆薢、石菖蒲、乌药各9g。

【功效】 温暖下元,利湿化浊。

【主治】 下焦虚寒之白浊、膏淋。小便频数,白如米泔,凝如膏糊,舌淡苔白,脉沉。

【病机】 本方证为肾气不足,下焦虚寒,湿浊下注,肾失固摄所致。由于肾虚失封藏,膀胱失约,则小便频数,肾阳不足,气化无权,清浊不分,则小便混浊,白如米泔,或稠如膏糊。治宜温肾利湿化浊。

【方解】 方中萆薢为君善于利湿,分清化浊,为治白浊之要药。益智仁温肾阳,缩小便,为臣药。乌药温肾祛寒,暖膀胱以助气化;乌药、益智仁含缩泉丸之方意。石菖蒲芳香化浊,分利小便,共为佐药。食盐少许为使,取其咸入肾经,直达病所之意。诸药合用,共奏温暖下元、分清化浊之功。

【方歌】 萆薢分清石菖蒲,萆薢乌药益智俱,或益茯苓盐煎服,通心固肾浊精驱。

【用法】 水煎服,加入食盐少许。

【应用】 用于乳糜尿、慢性前列腺炎、慢性肾盂肾炎、慢性肾炎、慢性盆腔炎等下焦虚寒、湿浊下注者。湿热白浊者忌用。

拓展阅读

[1] 杨力强.水湿病的治法要点及其组方配伍规律探讨.江苏中医药,2008,40(5):62-

63.

[2]刘瑶,邱蔚芬.平胃散实验研究进展.中国药物滥用防治杂志,2012,18(4):225-228.

复习题

1. 填空题

(1)(　　　　　　　　)为治疗湿滞脾胃的基础方。

(2)(　　　　　　　　)为治疗阳黄的代表方。

(3)五苓散的君药是(　　　　　　　　)。

(4)苓桂术甘汤中桂枝的配伍意义是(　　　　　　　　)。

(5)茵陈蒿汤的组成是(　　　　　　　　)。

(6)(　　　　　　　　)为治疗膏淋的代表方。

2. 问答题

试述平胃散的组成、功效和方解。

第27章 祛痰剂

学习目标 掌握祛痰剂的含义、功效、分类、代表方、使用注意等。掌握二陈汤、半夏白术天麻汤的组成、功效、方解。熟悉清气化痰丸、贝母瓜蒌散、苓甘五味姜辛汤的组成与主治。熟悉二陈汤类方的衍化规律。

凡以祛痰药为主组成,具有消除痰饮作用,治疗各种痰病的方剂,统称为祛痰剂。祛痰剂体现了八法中的消法。祛痰剂分为燥湿化痰、清热化痰、润燥化痰、温化寒痰、化痰熄风五类,分别针对湿痰证、热痰证、燥痰证、寒痰证、风痰证。

痰由湿生,湿责之于脾,因此治痰剂中常配伍健脾祛湿之品;治痰剂中常配伍理气药,令气化则湿化;对于痰流经络、肌腠而为瘰疬、痰核者,常结合软坚散结之法;有咳血倾向者,不宜用燥烈之剂,以免引起大量咯血;表邪未解或痰多者,慎用滋润之品,防壅滞留邪。

祛痰剂在药理作用方面与祛痰药类似,主要用于呼吸系统疾病。以二陈汤类方、贝母瓜蒌散、苓甘五味姜辛汤等为代表。

二 陈 汤

【方源】 《太平惠民和剂局方》(宋,这是我国第一部由政府编纂的成药典)。

【组成】 半夏、橘红各 15 g,白茯苓 9 g,炙甘草 4.5 g。

【功效】 燥湿化痰,利气和中。

【主治】 湿痰咳嗽。痰多色白易咯,胸膈痞闷,恶心呕吐,肢体倦怠,或头眩心悸,舌苔白润,脉滑。

【病机】 痰随气升降,无处不到,湿痰阻气机,则胸膈痞闷;湿痰停于胃,失于和降,则恶心呕吐等。治宜燥湿化痰,利气和中。

【方解】 本方为治湿痰之主方。方中半夏辛温性燥,善燥湿化痰,且又能降逆和胃,为君;橘红为臣,理气燥湿祛痰;痰由湿生,湿自脾来,故以茯苓健脾渗湿。煎加生姜,因其可以降逆化饮,既能制半夏之毒,又能助半夏、橘红行气消痰,和胃止呕;复用少量乌梅收敛肺气,与半夏相伍,散中有收,使祛痰不伤正。

【方歌】 二陈汤用半夏陈,益以茯苓甘草成;利气调中兼祛湿,煎加梅姜消痰饮。

【用法】 加生姜 7 片、乌梅 1 个,水煎服。

【应用】 用于慢性支气管炎、肺气肿、慢性胃炎、妊娠呕吐等属于湿痰为患者。

【备注】 《医方集解》论:治痰通用二陈,风痰加南星、白附、皂角、竹沥,寒痰加干姜、姜汁,火痰加石膏、青黛,湿痰加苍术、白术,燥痰加瓜蒌、杏仁,食痰加山楂、麦芽、神曲,老痰加枳实、海浮石、芒硝,气痰加香附、枳壳,胁痰在皮里膜外加白芥子,四肢痰加竹沥。

二陈汤类方

1. 温胆汤

出自《三因极一病症方论》,由二陈汤加竹茹、枳实组成,理气化痰,清胆和胃。主治胆胃不和,痰热内扰证。胆怯易惊,虚烦不宁,失眠多梦,呕吐呃逆,癫痫等。

2. 导痰汤

出自《传信适用方》,由二陈汤加天南星、枳实组成,燥湿祛痰,行气开郁。主治湿痰重证之痰厥、头晕目眩等。

3. 涤痰汤

出自《证治准绳》,由温胆汤加石菖蒲、人参组成,涤痰开窍。主治中风痰迷心窍,舌强不能言。

4. 清气化痰丸

录自《医方考》,由二陈汤加杏仁、枳实、黄芩、瓜蒌仁、胆南星等组成,清热化痰,理气止咳。主治痰热咳嗽之痰稠色黄,咯之不爽,胸膈痞闷,甚则气急呕恶,舌质红,苔黄腻,脉滑数。

5. 半夏白术天麻汤

出自《医学心悟》,由二陈汤加天麻、白术组成,半夏、天麻共为君药,燥湿化痰,平肝息风。主治风痰上扰证之眩晕头痛,胸闷呕恶,舌苔白腻,脉弦滑等。

清气化痰丸

【方源】 录自《医方考》(明,吴昆著)。

【组成】 陈皮、杏仁、枳实、黄芩、瓜蒌仁、茯苓各6 g,胆南星、制半夏各9 g。

【功效】 清热化痰,理气止咳。

【主治】 痰热咳嗽。痰稠色黄,咯之不爽,胸膈痞闷,甚则气急呕恶,舌质红,苔黄腻,脉滑数。

【病机】 痰热为患,壅肺则肺失清肃,故见咳嗽气喘、咯痰黄稠;痰阻气机,则胸膈痞闷,甚则气逆于上,发为气急呕恶;痰热扰乱心神,可见烦躁不宁。治宜清热化痰,理气止咳。

【方解】 方中胆南星为君,清热化痰,治痰热之壅闭;瓜蒌仁、黄芩为臣,瓜蒌仁甘寒,长于清肺化痰;黄芩苦寒,善能清泻肺火;用枳实以治气逆;橘红理气宽中,燥湿化痰;又用茯苓健脾渗湿,杏仁宣利肺气,半夏燥湿化痰。

【方歌】 清气化痰杏瓜蒌,茯苓枳芩胆星投,陈夏姜汁糊丸服,专治肺热咳痰稠。

【用法】 姜汁为丸,每服6 g;或加生姜三片,水煎服。

【应用】 常用于肺炎、急性支气管炎、慢性支气管炎急性发作等属痰热内结者。

贝 母 瓜 蒌 散

【方源】 《医学心悟》(清,程钟龄著)。

【组成】 贝母4.5 g,瓜蒌3 g,花粉、茯苓、橘红、桔梗各2.5 g。

【功效】 润肺清热,理气化痰。

【主治】 燥痰咳嗽。咯痰不爽，涩而难出，咽喉干燥，苔白而干等。

【病机】 燥痰不化，清肃无权，以致肺气上逆，咳嗽呛急；燥伤津液，故咯痰不爽、涩而难出、咽喉干燥哽痛；苔白而干为燥痰之佐证。治宜润肺清热，理气化痰。

【方解】 川贝苦甘微寒，清热润肺，化痰止咳，尤善治燥痰咳嗽，用为君药。瓜蒌甘寒滑润，清肺化痰，利气宽胸，且其润滑通肠，导痰浊下行，为臣药。天花粉清热生津，润燥化痰；茯苓祛湿消痰，以杜生痰之源；橘红理气化痰，使气顺则痰消；三药共为佐药。桔梗宣利肺气，止咳化痰，兼佐使之用。共成润燥化痰之剂。

【方歌】 贝母瓜蒌散茯苓，陈皮桔甘花粉增，咳嗽咽干痰难咯，润燥化痰病自清。

【用法】 水煎服。

【应用】 用于肺结核、肺炎等属燥痰证者。肺肾阴虚、虚火上炎者忌用。

苓甘五味姜辛汤

【方源】 《金匮要略》（东汉，张仲景著）。

【组成】 茯苓 12 g，甘草 9 g，干姜 9 g，细辛 5 g，五味子 5 g。

【功效】 温肺化饮。

【主治】 寒饮咳嗽。咳痰量多，清稀色白，胸膈不快，舌苔白滑，脉弦滑等。

【病机】 证由脾阳不足，寒从中生，运化失司，则停湿成饮。饮凌于肺，清肃失令，则胸膈不快。治宜温肺化饮。

【方解】 干姜、细辛、五味子为仲景温化寒饮常用组合；茯苓健脾渗湿；甘草和中调药，共成温肺化饮之剂。

【方歌】 苓甘五味姜辛汤，温阳化饮常用方，半夏杏仁均可入，寒痰冷饮保安康。

【用法】 水煎服。

【应用】 用于慢性支气管炎、肺气肿属寒饮而咳痰清稀者。凡中气不足，脾肾阳虚、孕妇等应慎用。

半夏白术天麻汤

【方源】 《医学心悟》（清，程钟龄著）。

【组成】 半夏 9 g，天麻、茯苓、橘红各 6 g，白术 18 g，甘草 3 g。

【功效】 燥湿化痰，平肝息风。

【主治】 风痰上扰证。眩晕头痛，胸闷呕恶，舌苔白腻，脉弦滑等。

【病机】 肝风上扰清空，加之痰浊上犯，阻遏清阳，故见眩晕头痛。痰阻胸脘，则见胸闷呕恶。治宜燥湿化痰，平肝息风。

【方解】 方中以半夏燥湿化痰，降逆止呕，天麻平肝息风而止头眩；两者合用，为治疗风痰眩晕的要药，共为君药；白术运脾燥湿，茯苓健脾渗湿为臣药；橘红理气化痰，生姜、大枣调和脾胃为佐；甘草协调诸药为使药。诸药相伍，共奏燥湿化痰，平肝息风之功。

【方歌】 半夏白术天麻汤，苓草橘红大枣姜；眩晕头痛风痰证，热盛阴亏切莫尝。

【用法】 加生姜 1 片，大枣 2 枚，水煎服。

【应用】 用于眩晕症、高血压、神经衰弱、癫痫等属于风痰上扰者。

拓展阅读

［1］陈玉兴,等.二陈汤 3 种剂型的药理作用对比研究.时珍国医国药,2009,20(4):795-796.

［2］王欣.小半夏汤研究述要.中成药,2010(9):1578-1581.

复习题

1. 填空题

(1) 二陈汤的二陈指(   )。

(2) 治湿痰咳嗽的主方是(   )。

(3) 治风痰眩晕的主方是(   )。

(4) 治热痰咳嗽的主方是(   )。

(5) 治燥痰咳嗽的主方是(   )。

(6) (   )主治寒饮咳嗽。

(7) 半夏白术天麻汤的君药是(   )。

2. 问答题

试述二陈汤的组成、功效和方解。

第28章 安 神 剂

> **学习目标** 掌握安神剂的含义、功效、分类、代表方、使用注意等。掌握酸枣仁汤的组成、功效、方解。熟悉朱砂安神丸、天王补心丹的组成与主治。

凡以滋养心神、金石贝类重镇药为主组成的具有安神作用的一类方剂,统称为安神剂。主要治疗因气血不足、痰热内扰等引起的心神不安,虚烦失眠,心悸怔忡,健忘,或惊狂癫痫,躁扰不宁等。

根据作用不同,安神剂可分为滋养安神剂、重镇安神剂。重镇安神剂中多为金石类药物,质重碍胃,故脾胃虚弱者宜慎用,某些安神药有一定毒性,只宜暂服,不可久用。服用安神剂期间忌服茶叶、咖啡等兴奋性饮料,饮食宜清淡。

安神剂具有镇静、催眠、改善记忆等药理作用,以朱砂安神丸、天王补心丹、酸枣仁汤等为代表方。

朱 砂 安 神 丸

【方源】 《内外伤辨惑论》(金元,李东垣著)。

【组成】 朱砂1g,甘草16g,酒黄连18g,当归8g,生地黄5g。

【功效】 重镇安神,清热养血。

【主治】 心火亢盛,阴血不足证。失眠多梦,惊悸怔忡,心烦神乱,舌尖红,脉细数。

【病机】 本方证乃因心火亢盛,灼伤阴血所致。心火亢盛则心神被扰,阴血不足则心神失养,故见失眠多梦、惊悸怔忡、心烦等症状;舌红,脉细数是心火盛而阴血虚之征。治宜重镇安神,清热养血。

【方解】 方中朱砂甘寒质重,专入心经,寒能清热,重可镇怯,既能重镇安神,又可清心火,治标之中兼能治本,为君药。黄连苦寒,入心经,清心泻火,以除烦热为臣药。君、臣相伍,重镇以安神,清心以除烦,以收泻火安神之功。佐以生地黄之甘苦寒,以滋阴清热;当归之辛甘温润,以补血,合生地黄滋补阴血以养心。使以炙甘草调药和中,以防黄连之苦寒、朱砂之质重碍胃。诸药相合,共奏重镇安神、清热养血之功。

【方歌】 朱砂安神东垣方,归连甘草合地黄,怔忡不寐心烦乱,养阴清热可复康。

【用法】 为蜜丸,每服6~9g,临睡前服用。

【应用】 常用于神经衰弱所致的失眠、心悸、健忘及精神忧郁症引起的神志恍惚等属于心火亢盛,阴血不足者。

【备注】 方中朱砂含硫化汞,不宜多服、久服,以防汞中毒;阴虚或脾弱者不宜服。应用朱砂安神丸时忌食辛辣油腻及有刺激性食物,忌烟酒;孕妇忌服。

天王补心丹

【方源】 《校注妇人良方》(明,薛己著)。

【组成】 人参、茯苓、玄参、丹参、桔梗、远志各 5 g,当归、天冬、麦冬、五味子、酸枣仁各 10 g,生地 15 g。

【功效】 滋阴清热,养心安神。

【主治】 阴虚血少,神志不安证。心悸失眠,虚烦神疲,梦遗健忘,手足心热,口舌生疮,舌红少苔,脉细而数。

【病机】 本方证是由阴亏血少,心肾之阴不足所致。虚烦少寐,心悸神疲,皆由阴虚血少,阴虚阳亢而生。梦遗健忘,是由于心动则神摇于上,精遗于下。血燥津枯,故大便不利,舌为心之外候,心火上炎,故口舌生疮。治宜滋阴清热,养心安神。

【方解】 本方重用生地,一滋肾水以补阴,水盛则能制火,一入血分以养血,血不燥则津自润,为君药。玄参、天冬、麦冬有甘寒滋润以清虚火之效,丹参、当归用作补血、养血之助。方中人参、茯苓益气宁心,酸枣仁、五味子以收敛心气而安心神,柏子仁、远志、朱砂养心安神。共为佐药。方中桔梗,载药上行为使药。诸药合用,补阴血不足之本,治虚烦少寐之标,标本兼治。

【方歌】 天王补心柏枣仁,二冬生地当归身,三参桔梗朱砂味,远志茯苓共养神。

【用法】 丸剂,朱砂为衣,每服 6～9 g,临睡前服。或水煎服。

【应用】 用于神经衰弱、精神分裂症、心脏病、甲状腺功能亢进等属阴虚血少、神志不安者。

酸枣仁汤

【方源】 《金匮要略》(东汉,张仲景著)。

【组成】 酸枣仁 15 g,茯苓 6 g,知母 6 g,川芎 6 g,甘草 3 g。

【功效】 养血安神,清热除烦。

【主治】 虚烦不眠证。失眠心悸,虚烦不安,头晕目眩,夜间盗汗,咽干口燥,舌红,脉弦细。

【病机】 本证由于肝血不足,虚热内扰所致。肝藏魂,内寄相火,肝血虚则魂不安,虚火扰心则神不宁,故出现虚烦不得眠、心悸;虚阳上扰,故头晕目眩;虚热迫津外泄,故夜间盗汗;咽干口燥,脉细弦或数,为阴虚内热之象。

【方解】 方中酸枣仁养血补肝,宁心安神;茯苓宁心安神;知母滋阴清热;川芎调气疏肝;生甘草清热和中。诸药合用,为治虚烦不眠之佳剂。

【方歌】 酸枣仁汤治失眠,川芎知草茯苓煎,养血除烦清虚热,安然入睡梦香甜。

【用法】 汤剂,水煎服;丸剂、合剂、糖浆剂宜可选用。

【应用】 用于神经衰弱、不眠症、嗜眠症、健忘症、惊悸、神经官能症、更年期综合征等属肝血不足、心神不安者。

拓展阅读

[1] 王桂艳. 含朱砂中成药的应用. 按摩与康复医学,2011,2(5):173-174.

[2] 杨家福,莫晓乡. 天王补心丹的研究进展. 中国药房,2012,23(19):1819-1820.

复习题

1. 填空题

(1)(　　　　　　　　　)主治心火亢盛、阴血不足之失眠多梦。

(2)(　　　　　　　　　)主治阴虚血少、神志不安证。

(3)(　　　　　　　　　)主治虚烦不眠证。

(4) 天王补心丹的君药是(　　　　　　　　　)。

2. 问答题

试述酸枣仁汤的方解。

第29章 治 风 剂

学习目标　掌握治风剂的含义、功效、分类、代表方、使用注意等。掌握川芎茶调散的组成、功效、方解。熟悉消风散、镇肝息风汤的组成与功效。了解羚角钩藤散的主治。

凡以辛散祛风或息风止痉的药物为主组成,具有疏散外风或平息内风作用,治疗风病的方剂,统称治风剂。

适用治风病。风病的范围很广,病情变化也比较复杂,概言之,可分为外风与内风两大类。外风是指风邪外袭,侵入人体,病变在肌表、经络、肌肉、筋骨、关节等;其他如皮肉破伤、风毒之邪从伤处侵入人体所致的破伤风等。主要表现为头痛,恶风,肌肤瘙痒,肢体麻木,筋骨挛痛,关节屈伸不利,或口眼歪斜,甚则角弓反张等。内风是内生之风,由脏腑功能失调所致,其发病机理,有热极生风、肝阳化风、阴虚风动及血虚生风等。常表现为眩晕,震颤,四肢抽搐,语言謇涩,足废不用,甚或猝然昏倒,不省人事,口角歪斜,半身不遂等。

使用治风剂,首先应辨别风病是属内还是属外。外风宜疏散,内风宜平息,而忌用辛散。应分别病邪的兼夹及病情的虚实,进行适当的配伍,才能切合病情。外风与内风,亦常相互影响,外风可以引动内风,内风又可兼夹外风,这种错综复杂的证候,应该分清主次,全面兼顾。

以川芎茶调散、消风散、镇肝熄风汤、羚角钩藤散等为代表方。

川芎茶调散

【方源】　《太平惠民和剂局方》(宋,这是我国第一部由政府编纂的成药典)。

【组成】　薄荷叶 240 g,川芎、荆芥各 120 g,细辛 30 g,防风 45 g,白芷、羌活、甘草各 60 g。

【主治】　风邪头痛,或偏或正,或巅顶作痛,作止无时,或见恶寒发热,目眩鼻塞,舌苔薄白,脉浮者。

【病机】　本方所治之头痛,为外感风邪所致。风为阳邪,头为诸阳之会,清空之府。风邪外袭,循经上犯头目,阻遏清阳之气,故头痛、目眩;鼻为肺窍,风邪侵袭,肺气不利,故鼻塞;风邪犯表,则见恶风发热、舌苔薄白、脉浮等表证;若风邪稽留不去,头痛日久不愈,风邪入络,其痛或偏或正,时发时止,休作无时,即为头风。

【方解】　外风宜散,故当疏散风邪以止头痛。方中川芎辛温香窜,为血中气药,上行头目,为治诸经头痛之要药,善于祛风活血而止头痛,长于治少阳、厥阴经头痛(头顶或两侧头痛),故为方中君药。薄荷、荆芥辛散上行,以助君药疏风止痛之功,并能清利头目,共为臣药。其中薄荷用量独重,以其之凉,可制诸风药之温燥,又能兼顾风为阳邪,易于化热化燥之特点。羌活、白芷疏风止痛,其中羌活长于治太阳经头痛(后脑连项痛),白芷长于治阳明经头痛(前额及眉棱骨痛),李东垣谓"头痛须用川芎。如不愈,各加引经药,太阳羌活,阳明白芷"(《本草纲目》卷14);细辛祛风止痛,善治少阴经头痛(脑痛连齿),并能宣通鼻窍;防风辛散上部风邪。上述诸药,协助君、臣药以增强疏风止痛之功,共为方中佐药。甘草益气和中,调和诸药为使。服时以茶清调下,取其苦凉轻清,清上降下,既可清利头目,又能制诸风药之过于温燥与升散,使升中有降,亦为佐药之用。诸药合用,共奏疏风止痛之功。

【方歌】　川芎茶调散荆防,辛芷薄荷甘草羌,目昏头痛风攻上,正偏头痛皆能除。

【用法】　上药研为细末。每服6g,食后用茶清调下。按比例入汤剂。

【应用】　常用于感冒头痛、偏头痛、血管神经性头痛、慢性鼻炎头痛等属于风邪所致者。

【备注】

1. 对于气虚、血虚、肝肾阴虚、肝阳上亢、肝风内动等引起的头痛,均不宜使用。

2. 风为百病之长,外感风邪,多有兼夹。若属外感风寒头痛,宜减薄荷用量,酌加苏叶、生姜以加强祛风散寒之功;外感风热头痛,加菊花、僵蚕、蔓荆子以疏散风热;外感风湿头痛,加苍术、藁本以散风祛湿;头风头痛,宜重用川芎,酌加桃仁、红花、全蝎、地龙等以活血祛瘀、搜风通络。

消 风 散

【方源】　《外科正宗》(明,陈实功著)。

【组成】　当归、生地、防风、蝉蜕、知母、苦参、胡麻仁、荆芥、苍术、牛蒡子、石膏各6g,甘草、木通各3g。

【功效】　疏风除湿,清热养血。

【主治】　风疹,湿疹。皮肤疹出色红,或遍身云片斑点,瘙痒,抓破后渗出津水,苔白或黄,脉浮数。

【病机】　病由风湿或风热浸淫血脉,内不得疏泄,外不得透达,郁于肌肤腠理之间所致。

【方解】　荆芥、防风为君药,善去血中之风,疏风以止痒。苦参、苍术为臣药,燥湿止痒,又散风除热。佐以牛蒡子疏散风热、透疹、解毒,蝉蜕散风热、透疹,此两味不仅可增荆芥、防风祛风之力,更能疏散风热透疹。石膏、知母清热泻火,木通利湿热,胡麻仁、生地、当归滋阴养血润燥,且生地善清血中之热,与清气分热之石膏、知母共除内热。当归兼可活血,有治风先行血,血行风自灭之理。甘草清热解毒,又可调和诸药,用为佐使药。诸药合用,令风邪去,湿热除,血脉和,则瘙痒自止。

【方歌】　消风散内有荆防,蝉蜕胡麻苦参苍,知膏蒡通归地草,风疹湿疹服之康。

【用法】　水煎服。

【应用】　用于荨麻疹、过敏性皮炎、稻田性皮炎、药物性皮炎、神经性皮炎等属风热或风湿为患者。

【备注】　服药期间不宜食辛辣、鱼腥、烟酒、浓茶、咖啡等,以免影响疗效。

羚角钩藤汤

【方源】　《通俗伤寒论》(清,俞根初著)。

【组成】　羚角片先煎4.5g,钩藤后下9g,霜桑叶6g,滁菊花9g,鲜生地15g,生白芍

9 g,川贝母 12 g,淡竹茹 15 g,茯神木 9 g,生甘草 3 g。

【功效】 凉肝息风,增液舒筋。

【主治】 肝热生风证。高热不退,烦闷躁扰,手足抽搐,发为痉厥,甚则神昏,舌绛而干,或舌焦起刺,脉弦而数。

【病机】 本方治证为热邪传入厥阴,肝经热盛,热极动风所致。邪热炽盛,故高热不退;热扰心神,则烦闷躁扰,甚则神昏。由于热灼阴伤,热极动风,风火相煽,以致手足抽搐,发为痉厥。治宜清热凉肝息风为主,配合增液舒筋为法。

【方解】 方中羚羊角入肝经,凉肝息风;钩藤清热平肝,息风解痉,共为君药。配伍桑叶、菊花辛凉疏泄,清热平肝熄风,以加强凉肝息风之效,用为臣药。热极动风,风火相煽,最易耗阴劫液,故用鲜生地、白芍药、生甘草三味相配,酸甘化阴,滋阴增液,柔肝舒筋,亦为臣药,君臣相伍,标本兼顾,可以加强息风解痉之功;邪热亢盛,每易灼津成痰,故用川贝母、鲜竹茹以清热化痰;热扰心神,又以茯神木平肝、宁心安神,以上俱为佐药。生甘草调和诸药,又为使药。诸药合用,共成凉肝息风的代表方剂。

【方歌】 俞氏羚角钩藤汤,桑菊茯神鲜地黄,贝草竹茹同芍药,肝风内动急煎尝。

【用法】 水煎服。

【应用】 用于流行性乙型脑炎、高血压病引起的头痛、眩晕、抽搐等属肝经热盛者,均可应用。若热邪内闭,神志昏迷者,配合紫雪,安宫牛黄丸等清热开窍之剂同用。

【备注】 若热病后期,阴虚风动,而病属虚风者,不宜应用。

镇肝息风汤

【方源】 《医学衷中参西录》(清,张锡纯著)。

【组成】 怀牛膝 30 g,生赭石 30 g,生龙骨、生牡蛎、生龟板、生杭芍、玄参、天冬各 15 g,川楝子、生麦芽、茵陈各 6 g,甘草 4.5 g。

【功效】 镇肝息风,滋阴潜阳。

【主治】 类卒中。头晕目眩,目胀耳鸣,脑部热痛,心中烦热,面色如醉,或时常噫气,或肢体渐觉不利,口角渐形歪斜;甚或眩晕颠仆,昏不知人,移时始醒;或醒后不能复原,脉弦长有力者。

【病机】 本方所治类中风,张氏又称为"内卒中",其病为肝肾阴亏,肝阳偏亢,气血逆乱所致。肝为风木之脏,肝肾阴亏,肝阳偏亢,甚则阳亢化风。风阳上扰,故头晕目眩,脑部热痛,目胀耳鸣,面色如醉。肝肾阴亏,肾水不能上济于心,故心中烦热。若肝阳过亢,血气并走于上,则出现眩晕颠仆,不知人事,或肢体不利,半身不遂等卒中症状。治宜镇肝息风,滋阴潜阳。

【方解】 方中怀牛膝性味苦酸而平,归肝肾经,重用以引血下行,并有补益肝肾之效。《本草经疏》谓其"走而能补,性善下行",用为君药。又用代赭石镇肝降逆,龙骨、牡蛎、龟板、白芍益阴潜阳,镇肝息风,共为臣药。玄参、天冬以滋阴清热,壮水涵木;肝喜条达而恶抑郁,纯用重镇之品影响其条达之性,故用茵陈、川楝子、生麦芽清泻肝热,疏肝理气,均为佐药。甘草调和诸药,与生麦芽相配,并能和胃调中,防止金石类药物碍胃之弊,为使药。本方配伍特点,重用镇潜诸药,配伍滋阴之品,镇潜以治其标,滋阴以治其本,标本兼顾,以治标为主。诸药成方,共奏镇肝息风之效。

【方歌】 镇肝息风芍天冬,玄参牡蛎赭茵供,麦龟膝草龙川楝,肝风内动有奇功。

【用法】 水煎服。

【应用】 用于高血压病、血管性头痛等属肝肾阴亏、肝阳上亢者。

拓展阅读

段昱方,张海滨. 张炳厚教授应用类方经验介绍. 新中医,2012,44(4):147-149.

复习题

1. 填空题

(1)(　　　　　　　　)是治疗头痛的代表方。

(2)(　　　　　　　　)主治风寒湿三气着于筋骨的痹证。

(3)(　　　　　　　　)主治风疹湿疹。

(4)(　　　　　　　　)主治肝热生风证。

(5)(　　　　　　　　)主治类卒中。

2. 问答题

(1) 试述川芎茶调散的组成和方解。

(2) 试述消风散的组成与功效。

第30章 补 虚 剂

> **学习目标**　掌握补虚剂的含义、功效、分类、代表方、使用注意等。掌握四君子汤、四物汤、六味地黄汤、肾气丸的组成、功效、方解。熟悉当归补血汤、归脾汤、参苓白术散、补中益气汤的组成与功效。了解炙甘草汤、八珍汤、地黄饮子的主治。

　　凡以补益药为主组成,具有补养人体气、血、阴、阳等作用,主治各种虚证的方剂,统称为补虚剂。补虚剂体现八法中的补法。补虚剂分为补气、补血、气血双补、补阴、补阳、阴阳并补六类。

　　补气法,适用于脾肺气虚之证。此处所补之气为宗气也,其源自脾肺水谷之气和肺吸入之清气。脾主运化,为后天之本,气血生化之源;肺主气,司呼吸,朝百脉。脾气虚,健运不力则有食少便溏,倦怠乏力;中气下陷则有久泻脱肛甚则内脏下垂。肺气虚则见少气懒言,语声低微,动则气喘,脉虚大或虚弱。补血法,适用于营血亏虚的病症。血虚多由失血过多,化源不足或瘀血不去而成。心主血,肝藏血,脾统血,故血虚证主要影响心、肝、脾三脏。心血不足,则心神失养,血脉不充,故见心悸失眠,脉细无力;血不荣面,则面色苍白或萎黄;肝血不足,筋爪失养,故唇爪色淡;血不荣于上,则头昏眼花;血海空虚,则妇女经少经闭。脾不统血,则见衄血便血,经色淡,淋漓不止。补阴法,适用于五脏阴虚的病证。五脏均有阴虚,见有阴虚共有症状(形体消瘦,头晕耳鸣,潮热颧红,无心烦热,盗汗失眠,腰酸遗精,咳嗽咯血,口燥咽干)及五脏各自的特征性症状。补阳法,主要适用于心阳虚、肾阳虚的病证。肾阳为人体阳气之根,具有温煦脏器的功能,是人体一切机能活动的原动力。阳虚不得温煦,阴寒内生,故见阳虚诸证,面色苍白,形寒肢冷,腰膝酸痛,下肢软弱无力,小便不利,或小便频数,以及各种机能减退的表现。

　　气与血两者相互依存,关系密切,气能行血、气能生血、气能摄血、血为气母。故补气与补血常常同时进行,血虚者,补血时宜加入补气之品,以助生化;气虚者,补气常少加入补血之品,过则阴柔碍胃;若气血两虚则宜气血双补。由于阴阳互根,故"善补阳者,必于阴中求阳,则阳得阴助而生化无穷;善补阴者,必于阳中求阴,则阴得阳升而泉源不竭。"补益的方法可以分为直接补益法和间接补益法。前者直接补益虚损的本脏,后者"虚则补其母",以补其相生之脏。

　　应用补虚剂时,要注意辨别虚实的真假。对虚不受补者,宜先调理脾胃,可适当配合健脾和胃,理气消导之品,以资运化,使之补而不滞。

　　补益剂以四君子汤、四物汤、肾气丸、六味地黄丸等方剂为代表方,是应用领域最广泛的一类方剂,具有防病、强身、疗疾等多种保健、治疗作用。主要应用于糖尿病、抗感染、心律失常、更年期、卵巢癌、肾炎等。

四 君 子 汤

【方源】 《太平惠民和剂局方》(宋,这是我国第一部由政府编纂的成药典)。

【组成】 人参、白术、茯苓各9g,炙甘草6g。

【功效】 益气健脾(祛湿)。

【主治】 脾胃气虚证。面色㿠,语言低微,气短乏力,食少便溏,舌淡苔白,脉虚弱。

【病机】 面色晄白,语言低微,气短乏力诸证为气虚之征。食少便溏为脾胃特征性症状。治宜益气健脾。

【方解】 方中人参甘温益气,既可大补脾胃之气,又可补益肺气,为君药。白术为臣药,苦温健脾燥湿。佐药以茯苓甘淡健脾渗湿;苓、术合用,健脾除湿之功更强。炙甘草甘温,益气和中,调和诸药。此方能使脾胃之气健旺,运化复常,资生气血,故为补气的基本方。参、术、草均为甘温壅滞之品,有碍于脾胃气机,得茯苓之淡渗利窍,则补中有利,补而不滞。

【方歌】 四君子汤中和义,参术茯苓甘草比;益以夏陈名六君,祛痰补气阳虚饵;除去半夏名异功,或加香砂胃寒使。

【用法】 水煎服。

【应用】 四君子汤可调节胃肠运动、抗胃溃疡、促进消化吸收、增强免疫、促进血液生成、抗肿瘤、抗突变、促进代谢等,用于脾胃气虚之慢性胃炎、消化性溃疡、结肠炎、慢性肝炎、消化不良、贫血、慢支等属于脾胃气虚者。

四君子汤类方

1. 异功散

出自《小儿药证直决》,组成:四君子汤加陈皮、生姜、大枣,功效:益气健脾,行气化滞,主治:小儿脾胃气虚吐泻,不思乳食。

2. 六君子汤

出自《医学正传》,组成:异功散加半夏,功效:益气健脾,燥湿化痰,主治:脾胃气虚兼痰湿证,食少便溏,胸脘痞闷,呕逆。

3. 香砂六君子汤

出自《古今名医方论》,组成:六君子汤加砂仁、木香,去大枣,功效:益气健脾,行气化痰,主治:脾胃气虚,痰阻气滞证。以脘腹胀满或疼痛等为主症。

4. 参苓白术散

出自《和剂局方》,组成:四君子汤加山药、莲子肉、白扁豆、薏苡仁、砂仁、桔梗,功效:益气健脾,渗湿止泻,主治:脾虚夹湿证。

5. 八珍汤

出自《正体类要》,组成:四君子汤合四物汤,加生姜3片、大枣5枚,功效:益气补血,主治:气血两虚证。面色苍白或萎黄,头晕目眩,四肢倦怠,气短懒言,心悸怔忡,饮食减少,舌淡苔薄白,脉细弱或虚大无力。

6. 十全大补汤

出自《和剂局方》,组成:八珍汤加肉桂、黄芪,功效:温补气血,主治:气血不足,饮食减少,久病体虚,肢膝无力,面色萎黄,精神倦怠,以及疮疡不敛,妇女崩漏。

补中益气汤

【方源】 《脾胃论》(金元,李东垣著)。

【组成】 黄芪18g,炙甘草9g,人参6g,当归3g,陈皮6g,升麻6g,柴胡6g,白术9g。

【功效】 补中益气,升阳举陷。

【主治】

1. 脾胃气虚证。饮食减少,体倦肢软,少气懒言,面色㿠,大便稀溏,脉虚软。

2. 气虚下陷证。脱肛、子宫脱垂、久泻、久痢、崩漏等。

3. 气虚发热证。身热,自汗,渴喜热饮,气短懒言,食少,舌淡,脉虚大无力。

【病机】 本方证因饮食劳倦伤脾,致脾胃元气虚衰,清阳下陷,脾湿下注,郁遏阳气。治宜补中益气,升阳举陷。

【方解】 本方是补气升阳的代表方,也是甘温除热法的代表方。方中重用黄芪,味甘微温,归脾肺经,补中益气,升阳固表止汗,为君药。配伍人参、炙甘草、白术补气健脾为臣,与黄芪合用,以增强其补中益气之功。用当归养血和营,防气虚时久而致营血亏虚,以协助人参、黄芪以补气养血。陈皮理气和胃,化痰湿而醒脾气,使诸药补而不滞,共为佐药。并以少量升麻、柴胡升阳举陷,协助君药以升提下陷之中气,为佐使药。炙甘草调和诸药。全方配伍,补气健脾以治气虚之本;升阳举陷,以求清升浊降,令脾胃和调,水谷精微生化有源,脾胃气虚诸证即可自愈。

【方歌】 补中益气芪术陈,升柴参草当归身,升阳举陷功独善擅,气虚发热亦堪珍。

【用法】 水煎服。补中益气丸为常用OTC中成药。

【应用】 用于胃下垂、子宫脱垂、脱肛、重症肌无力、贫血、功能性发热等属于气虚者。

【附方】

1. 升陷汤:生黄芪18g,知母9g,柴胡4.5g,桔梗4.5g,升麻3g,功效:益气升陷,主治:中气下陷证。

2. 升阳益胃汤:黄芪30g,半夏、人参、炙甘草各15g,独活、防风、白芍、羌活各9g,陈皮6g,茯苓、柴胡、泽泻、白术各5g,黄连1.5g,生姜五片,大枣两枚,功效:益气升阳,清热除湿,主治:脾胃虚弱,湿热滞留中焦。

【备注】 各种发热鉴别选方:外感发热(与恶寒并见):麻桂;辛凉解表三方。少阳发热(往来寒热):小柴胡汤。气分大热(四大症):白虎汤。阳明腑实发热(日晡潮热):三承气汤。热入营血发热(身热夜甚、斑疹、出血):清营汤、犀角地黄汤。气虚发热(体倦乏力,少气懒言,面色晃白,脉虚无力):补中益气汤。血虚发热(类似四大症,但脉洪大而虚):当归补血汤。阴虚发热(潮热盗汗等):当归六黄汤。

四 物 汤

【方源】 《仙授理伤续断秘方》(唐,蔺道人著)。

【组成】 熟地12g,当归9g,白芍9g,川芎6g。

【功效】 补血和血。

【主治】 营血虚滞证。心悸失眠,气短,头晕目眩,面色无华,妇人月经不调,量少或经闭不行,脐腹作痛,舌淡,脉细弦或细涩。

【病机】 诸证为血虚失养所致。治宜补血和血。

【方解】 本方以熟地善能滋养阴血,补肾填精,为君药;当归补血养肝,和血调经,为臣药;白芍养血柔肝和营,川芎为血中之气药,活血行气,畅通气血,共为佐。四味相合,则补血而不滞血,和血而不伤血,为补血和血的基础方。

【方歌】 四物地芍与归芎,血家百病此方通;加入参芪名圣愈,气血双补功独崇;桃红四物祛瘀滞,补血活血调月经。

【用法】 水煎服,并有市售四物合剂可选用。

【应用】 四物汤可促进造血功能、抑制血小板聚集(阿魏酸)、抗血栓、抑制子宫收缩等药理作用,用于妇产科各种经带胎产及各种头痛等属于营血虚滞者。

四物汤类方

1. 胶艾汤

出自《金匮要略》,四物汤由此方衍化,组成:四物汤加阿胶、艾叶、甘草,功效:养血止血,调经安胎,主治:妇人冲任虚损,崩漏下血,月经过多或胎漏。

2. 桃红四物汤

出自《医宗金鉴》,组成:四物汤加桃仁、红花,功效:养血活血,主治:血虚血瘀导致的月经不调、痛经,如妇女经期超前,血多有块,色紫黏稠等。

3. 圣愈汤

出自《医宗金鉴》,组成:四物汤加人参、黄芪,功效:养血补气,主治:气血两虚而气不统血的月经先期。

当 归 补 血 汤

【方源】 《内外伤辨惑论》(金元,李东垣著)。

【组成】 黄芪 30 g,当归 6 g。

【功效】 补气生血。

【主治】 血虚发热证。肌热面红,烦渴欲饮,脉洪大而虚,重按无力。亦治妇人经期、产后血虚发热头痛,或疮疡溃后,久不愈合者。

【病机】 诸证由血虚,阳气无所依附,虚阳外浮所致。治宜补气生血。

【方解】 本方为补气生血代表方。方中重用黄芪大补脾肺之气,以资气血生化之源,为君;配伍当归甘辛而温,养血和营,为臣药。气能生血,方中黄芪五倍于当归,取"有形之血不能速生,生于无形之气也"之义。如此则阳生阴长,气旺血生,诸证自除。

【方歌】 当归补血东垣方,黄芪一两归二钱,血虚发热口烦渴,脉大而虚宜此煎。

【用法】 水煎服。

【应用】 用于各种贫血、白细胞减少、血小板减少紫癜等属于血虚气弱者。

归 脾 汤

【方源】 《正体类要》(明,薛己著)。

【组成】 白术 9 g,茯神 9 g,黄芪 12 g,龙眼肉 12 g,酸枣仁 12 g,人参 6 g,木香 6 g,炙甘草 3 g,当归 9 g,远志 6 g。

【功效】 益气补血,健脾养心。

【主治】

1. 心脾气血两虚证。心悸怔忡,健忘失眠,盗汗虚热,体倦食少,面色萎黄,舌淡,苔薄白,脉细弱。

2. 脾不统血证。便血,皮下紫癜,妇女崩漏,月经超前,量多色淡,或淋漓不止,舌淡,脉细者。

【病机】 诸证为心脾两虚,气衰血少,以及血失统摄所致。治宜益气补血,健脾养心。

【方解】 方中黄芪补脾益气;龙眼肉补脾气,养心血,共为君药;人参、白术甘温补气,当归滋养营血,为臣药;茯神、酸枣仁、远志宁心安神;木香理气醒脾,与补气养血药配伍,使之补而不滞,俱为佐药。本方的配伍特点:一是心脾同治,重在健脾,使脾旺则气血生化有源;二是气血并补,而重在补气,意在补气以生血。诸药合用,共奏益气补血、健脾养心之功。

【方歌】 归脾汤用术参芪,归草茯神远志随,酸枣木香龙眼肉,煎加姜枣益心脾,怔忡健忘俱可却,便血崩漏总能医。

【用法】 加姜枣,水煎服。人参归脾丸为常用OTC中成药。

【应用】 用于神经衰弱、贫血、出血等属于心脾气血两虚者。

六 味 地 黄 丸

【方源】 《小儿药证直诀》(宋,钱乙著)。

【又名】 地黄丸。

【组成】 熟地24 g,山茱萸、山药各12 g,泽泻、牡丹皮、茯苓各9 g。

【功效】 滋阴补肾。

【主治】 肾阴虚证。腰膝酸软,头晕目眩,耳鸣耳聋,盗汗,遗精,消渴,骨蒸潮热,手足心热,口燥咽干,牙齿动摇,足跟作痛,小便淋漓,以及小儿囟门不合,舌红少苔,脉沉细数。

【病机】 头晕目眩,耳鸣耳聋,盗汗,遗精,消渴,骨蒸潮热,手足心热,口燥咽干等诸证为阴虚证共有表现,腰膝酸软,牙齿动摇,足跟作痛等为肾特征性症状。治宜滋阴补肾。

【方解】 方中重用熟地滋阴补肾,填精益髓,为君药;山茱萸补养肝肾,并能涩精,山药补益脾阴,亦可固精,共为臣药;三药相配,三阴并补以补肾阴为主,为"三补"。配伍泽泻利湿以泄肾浊,防熟地滋腻之性;丹皮清泻相火,并制山茱萸之温涩;茯苓淡渗利湿,助山药之健运。三药为"三泻",渗湿浊,清虚热,均为佐药。三补三泻,以补为主。共成滋阴补肾之名方。

【方歌】 钱乙六味地黄丸,山山茯苓泽泻丹,知柏地黄清虚火,杞菊地黄可明目,都气丸加五味子,滋补肺肾麦味添。

【用法】 丸剂,或水煎服。六味地黄丸及其衍化方都是常用的OTC中成药。

【应用】 六味地黄丸可延缓衰老、保肝,其他:降血压、降血脂、降血糖、抗肿瘤、抗心律失常,用于肾阴亏虚之慢性肾炎、糖尿病、无排卵性功能性子宫出血、更年期综合征、冠心病、防治肿瘤等。

六味地黄丸类方

1. 知柏地黄丸

出自《医方考》,由六味地黄丸加知母、黄柏组成,功效:滋阴降火,主治:阴虚火旺证。骨蒸潮热,虚烦盗汗,腰脊酸痛,遗精等。

2. 杞菊地黄丸

出自《麻疹全书》,由六味地黄丸加枸杞子、菊花组成,功效:滋肾养肝明目,主治:肝肾阴虚证。两目昏花,视物模糊,或眼睛干涩,迎风流泪等。

3. 都气丸

出自《症因脉治》,由六味地黄丸加五味子组成,功效:滋肾纳气,主治:肾虚气喘,或呃逆之证。

4. 麦味地黄丸

出自《体仁汇编》,由六味地黄丸加麦冬,五味子组成,又称八仙长寿丸,功效:滋补肺肾,主治:肺肾阴虚,或喘或咳者。

肾 气 丸

【方源】 《金匮要略》(东汉,张仲景著)。

【又名】 桂附地黄丸、崔氏八味丸、金匮肾气丸、八味肾气丸。

【组成】 干地黄 24 g,山药、山茱萸各 12 g,泽泻、茯苓、牡丹皮各 9 g,桂枝、附子各 3 g。

【功效】 补肾助阳。

【主治】 肾阳不足证。腰痛脚软,身半以下常有冷感,少腹拘急,小便不利,或小便反多,入夜尤甚,阳痿早泄,舌淡而胖,脉虚弱,尺部沉细,以及痰饮,水肿,消渴,脚气,转胞等。

【病机】 证由肾阳不足、温煦无权,气化失司,水液代谢失常所致。腰为肾之府,肾虚则腰痛脚软;阳虚不能温养下焦,则身半以下常有冷感。肾主水,与膀胱相表里,肾阳不足,不能化气行水,则小便不利、少腹拘急,甚则水肿;若膀胱失约,则小便反多,入夜阳消阴长,则入夜尤甚。阳虚不能蒸化水液,津不上承,则口渴,水湿凝聚成痰。治宜补肾助阳。

【方解】 本方治证为肾阳不足所致。方中重用干地黄以滋补肾阴,为君药;臣药以山茱萸、山药补肝脾而益精血;加以附子、桂枝之辛热,助命门以温阳化气;佐药以泽泻、茯苓利水渗湿,且可使滋阴而不滋腻,丹皮清肝泻火,使补阳不动相火。滋阴之中配以少量桂、附以温阳,目的在于阴中求阳,少火生气。方中干地黄现多用熟地。桂枝现多用肉桂。

【方歌】 金匮肾气治肾虚,熟地怀药及山萸,丹皮苓泽加附桂,引火归原热下趋。

【用法】 水煎服,或作丸服,每服 6~9 g。肾气丸为常用 OTC 中成药。

【应用】 肾气丸可抗衰老、增强免疫、雌、雄性激素样作用及降血脂、降血糖、降血压、抗心律失常、抗心肌缺血、缺氧、抑制血小板聚集等,主要用于肾阳不足之泌尿生殖系统疾病(慢性肾炎、尿毒症、产后尿潴留、前列腺肥大、老年尿失禁、性功能减退、更年期综合征、男子不育等)及糖尿病等。

【附方】 加味肾气丸:出自《济生方》,亦名济生肾气丸,组成:附子 9 g,白茯苓、泽泻、山茱萸、山药、车前子、牡丹皮各 6 g,官桂 3 g,川牛膝 6 g,熟地 6 g,功效:温补肾阳,利水消肿,主治:肾阳虚水肿,腰重脚肿,小便不利。

炙 甘 草 汤

【方源】 《伤寒论》(东汉,张仲景著)。

【组成】 生地 50 g,炙甘草 12 g,生姜 9 g,桂枝 9 g,人参 6 g,阿胶 6 g,麦冬 10 g,麻仁

9 g,大枣 10 枚。

【功效】 滋阴养血,益气温阳,复脉止悸。

【主治】 阴血不足,阳气虚弱证。脉结代,心动悸,虚羸少气,舌光少苔,或质干而瘦小者,亦治虚劳肺痿。咳嗽,痰唾多,形瘦短气,虚烦不眠,自汗盗汗,咽干舌燥,大便干结,脉虚数。

【病机】 证由心之阴血不足,阳气虚弱所致。治宜滋阴养血,益气温阳,复脉止悸。

【方解】 方中重用生地滋阴养血为君药;配以炙甘草、人参、大枣益心气,补脾气,以资气血生化之源;阿胶、麦冬、麻仁滋心阴,养心血,充血脉,共为臣药;佐药以桂枝、生姜辛温性散,以温心阳,通血脉。用法中加酒煎服,意在以清酒之辛热,温通血脉,以行药力。诸药合用,使阴血足而血脉充,阳气足而心脉通,共成阴阳并补之剂。如此则气血充足,阴阳调和,悸定脉复。

【方歌】 炙甘草汤参枣姜,麦冬生地麻仁襄,大枣阿胶加酒服,通阳复脉第一方。

【用法】 以水或水、酒各半煎服。阿胶烊化、兑服。

【应用】 用于各种功能性心律不齐、冠心病、风心病、病毒性心肌炎等气血阴阳俱不足,心失所养者。

地 黄 饮 子

【方源】 《黄帝素问宣明论方》(金元,刘完素著)。

【组成】 熟地、巴戟天、山茱萸、肉苁蓉、石斛、炮附子、五味子、官桂、茯苓(各一两)各10 g,麦冬、石菖蒲、远志(各半两)各 5 g。

【功效】 滋肾阴,补肾阳,开窍化痰。

【主治】 喑痱。舌强不能言,足废不能用,口干不欲饮,足冷面赤,脉沉细弱。

【病机】 喑痱乃下元虚衰,虚阳上浮,痰浊随之上泛,堵塞窍道所致。喑者,舌强不能言;痱者,足废不能用。肾主骨,下元虚衰,则筋骨痿软无力,甚至足废不能用。肾脉通于舌,肾虚精气不能上承,舌本失养,加之虚阳上浮,痰浊随之上泛,堵塞窍道,故舌强不能言。余症皆为肾阴不足、虚阳上浮之征。

【方解】 方中以甘温的熟地与酸温的山茱萸相配,补肾填精;肉苁蓉、巴戟天温肾壮阳。四药合用,阴阳并补,治下元虚衰,共为君药。配以桂、附之辛热,以温养下元,摄纳浮阳,引火归源;石斛补胃阴、麦冬补肺阴、五味子敛阴,以壮水济火。五药合用,助君药滋阴温阳补肾之力,为臣药。石菖蒲与远志、茯苓合用,可开窍化痰、交通心肾,为佐药。加少许薄荷疏郁而轻清上行,疏散外风;姜、枣以和中调药,用为佐使药。诸药相合,共成阴阳并补之名方。

【方歌】 地黄饮子山茱斛,麦味菖蒲远志茯,苁蓉桂附巴戟天,少入薄荷姜枣服。

【用法】 加生姜三片,大枣两枚,水煎服。

【应用】 用于高血压病、脑动脉硬化、老年性痴呆、卒中后遗症等属于肾阴阳两虚者。

拓展阅读

[1] 沈琴峰,邢斌,李威,等.补中益气汤类方用药规律探析.上海中医药大学学报,2008,22(5):29-32.

[2] 李雅琴.张景岳补虚法探析.中华中医药学刊,2008,26(10):2128-2129.

［3］齐方洲,岳仁宋,王锦,等.浅析张仲景治疗五脏虚损的组方思路.河南中医,2012,32(8):953-954.

复习题

1. 填空题

（1）补气的代表方剂是（　　　　　　　　　　　）,药味组成是（　　　　　　　　　）。

（2）补血的代表方剂是（　　　　　　　　　　　）,药味组成是（　　　　　　　　　）。

（3）补阴的代表方剂是（　　　　　　　　　　　）,药味组成是（　　　　　　　　　）。

（4）补阳的代表方剂是（　　　　　　　　　　　）,药味组成是（　　　　　　　　　）。

（5）气血双补的代表方剂是（　　　　　　　　　　　）。

（6）阴阳并补的代表方剂是（　　　　　　　　　　　）。

（7）治疗气虚发热的代表方剂是（　　　　　　　　　　）。

（8）治疗血虚发热的代表方剂是（　　　　　　　　　　）。

（9）补气生血的代表方剂是（　　　　　　　　　　　）。

（10）治疗气虚下陷证的代表方剂是（　　　　　　　　　　　）。

（11）（　　　　　　　　　　　）的功效是益气补血、健脾养心。

（12）六味地黄丸组成中三补指（　　　　　　　　）,三泻指（　　　　　　　　　）。

（13）炙甘草汤的君药是（　　　　　　　　　）。

（14）炙甘草汤主治证特征性症状是（　　　　　　　　　　　）。

（15）地黄饮子主治（　　　　　　　　　　　）。

2. 问答题

（1）试述补中益气汤的组成与主治。

（2）试述六味地黄丸的方解。

（3）试述四物汤类方的演化规律。

（4）试述四君子汤类方的演化规律。

（5）试述六味地黄丸类方的演化规律。

（6）试述肾气丸中桂枝、附子的配伍意义。

第31章 固 涩 剂

> **学习目标** 掌握固涩剂的含义、功效、分类、代表方、使用注意等。掌握牡蛎散、真人养脏汤的组成、功效、方解。熟悉九仙散、金锁固精丸、缩泉丸、固冲汤的组成与功效。

凡以固涩药为主组成,具有敛汗、固脱、涩精、止泻、止遗、止带等作用,治疗气、血、精、津液耗散滑脱等证的方剂,统称为固涩剂。

固涩剂主要用于阳气虚弱、卫外不固之汗出不止;肾虚失藏、精关不固或膀胱失约之遗精滑泄、尿频遗尿;脾胃虚寒之久泻久痢、滑脱不禁、带下量多色白等病证。根据其作用不同,可分为敛汗固表剂、敛肺止咳剂、涩精止遗剂、涩肠止泻剂、固崩止带剂。以牡蛎散、九仙散、真人养脏汤、金锁固精丸、固冲汤等为代表方。

固涩剂常与补益剂同用,以收标本兼顾之效。有实邪者,如热病多汗,痰浊壅肺实证喘咳,实热积滞泄泻痢疾,湿热下注或虚火扰动遗精滑泄,湿热淋证,湿热带下及火毒疮溃初起者,均不宜用。凡属外感邪实者,应当禁用或慎用,以免留邪。而虚极欲脱之证亦非收敛药所能奏效,治当求本。

牡 蛎 散

【方源】 《太平惠民和剂局方》(宋,这是我国第一部由政府编纂的成药典)。

【组成】 煅牡蛎、黄芪、麻黄根各 30 g,浮小麦 15 g。

【功效】 敛阴止汗,益气固表。

【主治】 自汗、盗汗。体虚自汗、夜卧尤甚,心悸惊惕,短气烦倦,舌质淡红,脉细弱。

【病机】 本方证是表虚不固,营阴不能内守所致。治宜敛阴止汗,益气固表。

【方解】 方中牡蛎敛阴潜阳,固涩止汗,为君药;生黄芪益气固表止汗,为臣药;浮小麦入心经,敛心阴,止虚汗;麻黄根甘平,专于止汗,两药协助黄芪,牡蛎益气固表,敛阴止汗之效,共为佐使药。共成固表止汗之剂。

【方歌】 牡蛎散内用黄芪,小麦麻根合用宜,卫虚自汗或盗汗,固表收敛见效奇。

【用法】 前三味为粗末,每服 9 g,浮小麦同煎;也可作汤剂,水煎服,用量按病情酌定。

【应用】 常用于病后、手术后及产后自汗、盗汗,属卫外不固,阴液外泄者。

九 仙 散

【来源】 《卫生宝鉴》(元,罗天益著)。

【组成】 人参、款冬花、桑白皮、桔梗、五味子、阿胶、乌梅各 30 g,贝母 15 g,罂粟壳

24 g。

【功效】 敛肺止咳,益气养阴。

【主治】 久咳肺虚证。久咳不已,咳甚则气喘自汗,痰少而黏,脉虚数。

【病机】 本方证为久咳不愈,气阴两虚所致。肺主气,久咳必耗伤肺气,累及肺阴。肺虚不敛,则咳嗽不愈,甚则气喘。肺合皮毛,肺气不足,卫外不固,故见自汗。痰少而黏,脉虚数均为气阴不足之征。治宜敛肺止咳,益气养阴。

【方解】 方中重用罂粟壳,其味酸涩,功专敛肺止咳,为君药。五味子、乌梅亦酸涩之品,助君药敛肺止咳,以防肺之气阴耗散,为臣药。君臣相合,体现了急则治其标。人参补益肺气;阿胶滋养肺阴;款冬花、桑白皮、贝母降气平喘,止咳化痰,皆为佐药。桔梗止咳化痰,并载诸药上行入肺,为使药。诸药合用,敛降与滋补同施,但重在敛肺以止咳,是治疗久咳肺虚之良方。

【方歌】 九仙散中罂粟君,五味乌梅共为臣,参胶款桑贝桔梗,敛肺止咳益气阴。

【用法】 上药为末。每服 9 g,亦可汤剂,水煎服,用量按比例酌定。

【应用】 用于治疗支气管炎、支气管哮喘、百日咳、慢性气管炎、肺气肿等属久咳肺虚,气阴两亏者。

真人养脏汤

【方源】 《太平惠民和剂局方》(宋,这是我国第一部由政府编纂的成药典)。

【组成】 人参、当归、白术各 18 g,肉豆蔻 15 g,肉桂、甘草炙各 24 g,白芍药 48 g,木香 42 g,诃子 36 g,罂粟壳 108 g。

【功效】 涩肠固脱,温补脾肾。

【主治】 久泻久痢,脾肾虚寒证。泻痢无度,滑脱不禁,甚至脱肛,或下痢赤白,或大便脓血,里急后重,日夜无度,脐腹疼痛,喜温喜按,倦怠食少,舌淡苔白,脉迟细。

【病机】 本方证是由脾肾虚寒、失于温煦固涩所致。治宜涩肠固脱,温补脾肾。

【方解】 本方中罂粟壳涩肠止泻;肉豆蔻、诃子暖脾温中,涩肠止泻;人参、白术益气健脾;当归、白芍养血和血;肉桂温补脾肾;木香理气醒脾;炙甘草调和诸药。诸药合用则可温补脾肾,以补脾为主并涩肠固脱,使得脾气升而健运,肾阳充而暖脾,肠得涩而固,诸证自解。

【方歌】 真人养脏诃粟壳,肉蔻当归桂木香,术芍参甘为涩剂,脱肛久痢早煎尝。

【用法】 水煎服。

【应用】 现代常加减运用于治疗慢性结肠炎、慢性痢疾且日久不止有上述证候者。

金锁固精丸

【方源】 《医方集解》(清,王昂著)。

【组成】 沙苑蒺藜、芡实、莲须各 60 g,龙骨、牡蛎各 30 g,莲子 6 g。

【功用】 补肾涩精。

【主治】 肾虚不固之遗精。遗精滑泄、腰酸耳鸣、四肢无力、脉细弱。

【病机】 肾主藏精,肾虚封藏失司,精关不固,则遗精滑泄。腰为肾之府,肾开窍于耳,肾虚故腰酸耳鸣;肾虚气弱,则四肢无力、脉细弱。治宜补肾涩精。

【方解】 本方为治疗肾虚遗精证的常用方。方中用沙苑蒺藜补肾益精,为君药;莲子肉、芡实固肾涩精,健脾宁神,为臣药;龙骨、牡蛎潜阳涩精,莲须为涩精要药,均为佐使药。诸药合用,成为补肾涩精之剂。

【方歌】 金锁固精芡莲须,蒺藜龙骨与牡蛎,莲粉糊丸盐汤下,补肾涩精止滑遗。

【用法】 为丸剂,每服9 g,空腹淡盐汤下;或作汤剂,用量按病情酌定。

【应用】 可用于神经衰弱的梦遗、滑精、遗尿、失眠等属于肾虚不固者。

【备注】 本方多为收涩之品,以固肾涩精为主。如属湿热下注所致者,宜用龙胆泻肝汤之类清热利湿,非本方所宜。

缩 泉 丸

【方源】 《魏氏家藏方》(宋,魏岘著)。

【组成】 乌药、山药、益智仁各9 g。

【功效】 温肾祛寒,缩尿止遗。

【主治】 下元虚寒之小便频数。小便频数、遗尿,舌淡,脉沉弱。

【病机】 肾与膀胱相表里,肾气不足则膀胱虚冷,不能约束小便,故小便频数或遗尿。

【方解】 益智仁温补脾肾、涩精缩尿;乌药温膀胱助气化,止小便频数;山药健脾补肾,三药相合,令肾气健,寒邪去,则膀胱缩泉之功复常。

【方歌】 缩泉丸治小便频,膀胱虚寒遗尿斟,乌药益智各等分,山药糊丸效更珍。

【用法】 为丸,每服9 g,盐汤或米饮送服;或作汤剂,水煎服。

【应用】 用于神经性尿频、尿崩症等属膀胱虚寒者,亦可用于治多涕症属脾肾虚寒者。

固 冲 汤

【来源】 《医学衷中参西录》(清,张锡纯著)。

【组成】 白术30 g,生黄芪24 g,煅龙骨、煅牡蛎、萸肉各24 g,生杭芍、海螵蛸各12 g,茜草、棕榈炭各6 g,五倍子1.5 g。

【功效】 固冲摄血,益气健脾。

【主治】 本方为治脾肾虚弱,冲脉不固所致崩漏而设,表现为血崩或月经过多,月经色淡质稀,心悸气短,腰膝酸软,舌质淡,脉细弱或虚大。

【病机】 脾为后天之本,脾气健旺,气血生化有源,则冲脉盛,血海盈;肾为先天之本,肾气健固,封藏有司,则月事能按期而来,适度而止。若脾虚而不摄,肾虚而不固,以致冲脉滑脱,则血下如崩,或漏下难止。气血既虚,故见头晕肢冷、心悸气短、神疲腰酸、舌淡脉弱诸证。治宜固冲摄血,益气健脾。

【方解】 山萸肉甘酸而温,既能补益肝肾,又能收敛固涩,故重用为君药。龙骨味甘涩,牡蛎咸涩收敛,龙、牡煅用,收涩之力更强,共助君药固涩滑脱,均为臣药。脾主统血,气随血脱,又当益气摄血,白术补气健脾,以助健运统摄;黄芪既善补气,又善升举,两药合用,令脾气旺而统摄有权,亦为臣药。生白芍味酸收敛,能补益肝肾,养血敛阴;棕榈炭、五倍子味涩收敛,善收敛止血;海螵蛸、茜草固摄下焦,既能止血,又能化瘀,使止血而不留瘀,以上共为佐药。诸药合用,共奏固冲摄血、益气健脾之功。

【应用】 常用于治疗功能性子宫出血,产后出血过多,溃疡病出血等属脾气虚弱,冲任不固者。

【方歌】　固冲汤中用术芪，龙牡芍萸茜草施，五倍海蛸棕榈炭，崩中漏下总能医。

【用法】　上药煎汤，用药汁冲服五倍子末1.5 g。

【备注】　凡阴虚血热、冲任热盛或胞宫血瘀引起的月经过多，不宜应用。

拓展阅读

赵春春，王明艳.山茱萸及含山茱萸中药复方抗衰老研究进展.中医药信息，2010，27(1)：113-116.

复习题

1．填空题

(1)（　　　　　　　）主治体虚自汗。

(2)（　　　　　　　）主治久咳肺虚证。

(3)（　　　　　　　）主治肾虚遗精证。

(4)（　　　　　　　）主治小便频数、遗尿。

(5)（　　　　　　　）主治脾虚不摄、冲脉滑脱所致崩漏。

2．问答题

(1)试述牡蛎散的组成、功效和方解。

(2)试述真人养脏汤的组成、功效和方解。

参 考 文 献

[1] 段富津. 方剂学. 上海：上海科学技术出版社，1995.

[2] 段富津. 方剂学. 北京：中国中医药出版社，2002.

[3] 邓中甲. 方剂学. 北京：中国中医药出版社，2010.

[4] 李冀. 方剂学. 北京：中国中医药出版社，2012.

[5] 李冀. 方剂学（双语教材）. 北京：高等教育出版社，2006.

[6] 李笑然. 中药学. 苏州：苏州大学出版社，2004.

[7] 雷载权. 中药学. 上海：上海科学技术出版社，1995.

[8] 刘德军. 中药方剂学. 北京：中国中医药出版社，2006.

[9] 陶忠增. 中药方剂学. 北京：人民卫生出版社，2005.

[10] 李铁男. 中药方剂学. 北京：人民卫生出版社，2005.

[11] 高学敏. 中药学. 北京：中国中医药出版社，2007.

[12] 段国峰. 中药方剂学基础. 北京：科学出版社，2009.